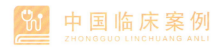

中国临床案例
ZHONGGUO LINCHUANG ANLI

# 胃肠道疑难疾病临床思维与案例精选

王承党　刘益娟　**主　编**

中国出版集团有限公司

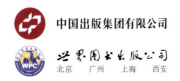

世界图书出版公司
北京　广州　上海　西安

图书在版编目（CIP）数据

胃肠道疑难疾病临床思维与案例精选 / 王承党 , 刘
益娟主编 . -- 北京 : 世界图书出版有限公司北京分公司 ,
2025.3. -- ISBN 978-7-5232-1988-1

Ⅰ . R573

中国国家版本馆 CIP 数据核字第 2025VG4827 号

| | | |
|---|---|---|
| 书　　名 | 胃肠道疑难疾病临床思维与案例精选 | |
| | WEICHANGDAO YINAN JIBING LINCHUANG SIWEI YU ANLI JINGXUAN | |
| 主　　编 | 王承党　刘益娟 | |
| 总 策 划 | 吴　迪 | |
| 责任编辑 | 张绪瑞 | |
| 特约编辑 | 李圆圆 | |
| 出版发行 | 世界图书出版有限公司北京分公司 | |
| 地　　址 | 北京市东城区朝内大街 137 号 | |
| 邮　　编 | 100010 | |
| 电　　话 | 010-64033507（总编室）　 0431-80787855　 13894825720（售后） | |
| 网　　址 | http://www.wpcbj.com.cn | |
| 邮　　箱 | wpcbjst@vip.163.com | |
| 销　　售 | 新华书店及各大平台 | |
| 印　　刷 | 长春市印尚印务有限公司 | |
| 开　　本 | 787 mm×1092 mm　 1/16 | |
| 印　　张 | 15.5 | |
| 字　　数 | 273 千字 | |
| 版　　次 | 2025 年 3 月第 1 版 | |
| 印　　次 | 2025 年 3 月第 1 次印刷 | |
| 国际书号 | ISBN 978-7-5232-1988-1 | |
| 定　　价 | 218.00 元 | |

# 《胃肠道疑难疾病临床思维与案例精选》
# 编委会

## 主　编

王承党　刘益娟

## 副主编

郑玮玮　陈金通

## 编　委
（按姓氏笔画排序）

丁　健　许　烨　严　琪

李文清　杨沁瑜　吴奕隆

沈　莞　张　钦　张琳琳

陆　崟　陈　威　陈雪娥

林艺娟　林燕君　郑秋英

俞　星　黄燕妮

薛梦丽　魏凯艳

注：

上述编委会人员工作单位均为：福建医科大学附属第一医院，福建省肝病与肠道疾病临床医学研究中心。

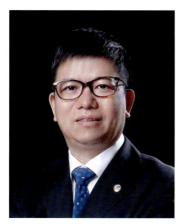

王承党，男，主任医师，教授，博士生导师，现为福建医科大学附属第一医院消化内科行政主任、消化内镜支部书记，福建省肝病与肠道疾病临床医学研究中心主任，福建省炎症性肠病中心主任，福建医科大学第一临床学院教学教授委员会主任委员，福建医科大学教学委员会委员，福建医科大学内科学教研室主任联席会议主席，福建医科大学《内科学》和《临床思维》课程团队总负责人、研究生精品课程《临床思维与人际沟通》课程负责人。现任中华医学会消化病学分会全国委员，中华医学会消化病学分会胃肠动力学组委员和消化心身疾病协作组委员，福建省医学会消化病学分会主任委员，福建省消化医师协会副会长和胃肠病学专业委员会主任委员，福建省医学会内科学会常务委员，福建省炎症性肠病学组组长，福建炎症性肠病联盟理事长，福建省炎症性肠病医师联盟主任委员，福建省消化心身联盟主任委员，中国医药教育协会炎症性肠病委员会常务委员，北京奖励医学基金会炎症性肠病专家委员会常务委员，中国医疗保健国际交流促进会消化病学分会常务委员，中国研究型医院协会神经胃肠病学专业委员会常务委员。曾任中华消化学会炎症性肠病学组委员，中华内科学会青年委员会委员等。

主要从事消化系统疾病临床、教学和研究工作，擅长炎症性肠病和功能性胃肠病等，是福建省炎症性肠病临床和基础研究的开拓者和推动者。所在的消化内科连年进入中国医院影响力排行榜百强和中国医院科技量值百强榜，位列福建省第一名。

承担国家自然科学基金、福建省自然基金（重大课题）等研究工作，发表研究论文130多篇，主编学术专著4部、参编《内科学》等著作16部，3项研究成果荣获省部级科技进步奖。被评为全国医德标兵、福建省卫生行业医德标兵、福建省优秀教师、福建医科大学"十佳教师"和"十佳医师"等。

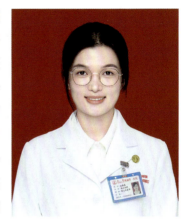

刘益娟，女，医学博士，副主任医师，现为福建省肝病与肠道疾病临床医学研究中心、福建医科大学附属第一医院消化内科主诊组长。兼任中华医学会消化病学分会食管协作组成员，福建省医学会消化病学分会青年委员会副主任委员和幽门螺杆菌学组秘书，福建省医师协会消化医师分会青年委员会副主任委员和消化内镜学组委员，福建省医学会消化内镜分会小肠疾病和结直肠疾病学组委员，福建省炎症性肠病学组委员和福建省炎症性肠病医师联盟秘书，福建省消化心身疾病联盟理事，中国医药教育协会炎症性肠病委员会委员等。

主要从事消化系统疾病的临床、教学和科研工作，擅长炎症性肠病和幽门螺杆菌等疾病的临床诊治，主要研究方向为炎症性肠病和肠道微生物，主持多项省、厅级课题，参与多项全国多中心临床研究。

医者仁心，悬壶济世。医学，作为人类对抗疾病、追求健康的科学，承载着人类对于生命秘密的探索与敬畏。消化系统包括胃肠道及附属脏器肝、胆、胰等，还有众多的神经、血管、内分泌和免疫细胞或组织等。消化系统的生理功能非常复杂，除了营养物质的消化吸收功能之外，还具有免疫、内分泌等功能；胃肠道微生态的稳态对维持机体健康至关重要。

消化系统的疾病谱很广，有各种类型的器质性疾病和功能性疾病；其他系统的疾病也可累及消化系统，甚至以消化系统损伤为首发表现；许多药物也会导致消化道损伤，如非甾体消炎药引起的胃肠道溃疡、PD-1抑制剂诱发的免疫相关性肠炎等。此外，近年来，消化系统的疾病谱也发生了一些变化，以前的少见病、罕见病现在也逐渐增多，常见的疾病出现不典型的表现，以及多种疾病重叠存在等，给临床思维、疾病诊断带来不小的挑战。

从临床真实案例中寻找规律、学习和总结临床经验，是提升疑难病临床思维的途径之一。福建医科大学附属第一医院消化内科王承党教授团队从2003年开始就将炎症性肠病和肠道疑难疾病作为重点研究方向之一，他们是福建省炎症性肠病中心、福建省肝病与肠道疾病临床医学研究中心，20多年来积累了大量胃肠道典型、非典型、疑难及罕见病案例，为了总结临床经验，提升胃肠道疑难疾病的临床思维水平，王承党教授团队精心挑选了30个案例，编写成《胃肠道疑难疾病临床思维与案例精选》，这些案例有的是罕见病、有的是不典型表现的案例、有的是诊断明确但治疗过程波折的案例，每个案例各具特色。每个案例的写作都契合了临床病历书写和疑难病例多学科讨论（multi-disciplinary treatment，MDT）的习惯，包括病历摘要、诊疗经过、病例讨论、体会等，并综合了最新文献资料和研究进展，内容丰富，文笔流畅，可读性强，对临床医生有很好的借鉴价值。

我非常愿意将此书推荐给广大消化专业相关的临床医师。此为序。

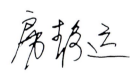

## 序言专家简介

房静远，博士，主任医师，上海交通大学讲席教授，上海交通大学医学院二级教授、博士研究生导师；上海交通大学医学院消化科学院院长，上海交通大学医学院附属仁济医院副院长、消化病中心主任；上海市消化疾病研究所所长，上海市消化内科临床医学中心主任、上海市消化内科临床质控中心主任，国家卫健委内科消化重点实验室主任；中华医学会消化病学分会候任主任委员，亚太消化病学会理事。国家杰出青年基金获得者、教育部"长江学者"特聘教授。

消化系统疾病包含很多组织器官，如食管、胃、肠道，以及附属脏器肝、胆、胰等，还包含众多的神经、血管、内分泌和免疫细胞或组织等。消化系统除了营养物质的消化、吸收功能之外，还具有免疫、内分泌等功能；胃肠道微生态的稳态，不但有利于消化系统功能的正常发挥，还可以通过神经 – 免疫 – 内分泌，以及肠 – 肝轴、肠 – 脑轴等影响整个机体的功能健全。消化系统的疾病谱很广，有众多类型的器质性疾病和复杂的功能性疾病，但是，它们的临床表现却多为非特异性的，如腹痛、腹胀、食欲减退、腹泻或便秘、血便等均缺乏特异性；其他系统的疾病也可以累及消化系统、甚至以消化系统症状为首发表现，如各种类型的血管炎、遗传性疾病等；此外，多种类型的药物也会导致消化道损伤，如非甾体消炎药引起的胃肠道溃疡、PD-1 抑制剂诱发的免疫相关性肠炎等。随着社会经济发展、环境和生活习惯变化，消化系统的疾病谱也逐渐发生变化，以前的少见病、罕见病（如炎症性肠病、黑斑 – 息肉综合征等）逐渐增多。因此，就疾病诊断而言，以症状为基础的疾病诊断思路要正确、视野要更加开阔，要有整体的观念。在此基础上，以正确的诊断思维为指导，正确选择性价比高的检验、检查技术手段，达到高效、准确诊断的目的；以正确的治疗思维为指导，正确选择安全、有效、性价比高的治疗方法才能达成理想的治疗效果。尽管如此，仍有部分患者因临床表现不典型、或者罹患少见病或罕见病、或者涉及多学科问题等，其诊断或者治疗存在一定难度，需要多学科医生进行会诊、讨论（MDT），才能形成准确的诊断，做出合理的治疗策略。

目前，各级医院的临床专科愈发细分，专科医生很难在短时间内学到成系列的、有难度的、有借鉴意义的病例。所以，收集、分析和总结消化系统疑难及少见病例非常重要，可学习同行诊治疑难及少见病例的经验，借鉴误诊、误治的教训，这对培养临床思维具有重要意义。

福建医科大学附属第一医院消化内科从 2003 年开始将炎症性肠病和肠道疑难疾病作为重点研究方向之一，积累了大量的典型、非典型及疑难案例，我们团队的医生从中筛选了 30 个案例，整理形成《胃肠道疑难疾病临床思维与案例精选》一书，这些案例的首发表现是临床医生所熟悉的消化系统症状，如腹痛、腹泻等，但病因各不相同且极具迷惑性；有的案例诊断明确，但是病情波动，治疗波折；有的案例是罕见病、多系统疾病等，每个案例各具特色。在编写方面，为了契合临床病历书写和疑难病例 MDT 讨论的习惯，每个案例都包括病历摘要、诊疗经过、病例讨论、体会等内容，由当时的经治医生详尽介绍曲折的诊治过程，由症状到诊断，抽丝剥茧逐步分析，逐渐出现柳暗花明的诊治结局；在病例讨论中，结合最新文献，形成对该疾病的系统认识；在体会中，高度概括该疾病或者该种状况的特点、注意事项等，起到画龙点睛的作用；此外，每个案例都体现了多学科协作（MDT）的重要性。因此，本书对临床医生有很好的参考借鉴价值。

本书适合广大消化内科医生、消化内镜医生、胃肠外科医生、规范化培训和专业培训医生、消化相关专业研究生等阅读，也可用于临床医学专业本科生案例教学使用。

本书主编、副主编及全体编委都是活跃在消化专业领域的一线临床医生，具有比较丰富的临床、教学和研究经验；参与 MDT 的专家包括胃肠外科、风湿科、皮肤科、影像科、超声医学科、病理科、药学等专家。在本书的编写过程中，各位编写者确保了每个案例的真实性和数据的准确性，并查阅了大量国内外文献。尽管如此，因为临床实践中每个案例的病情演变和诊治过程的不确定性，尤其是一些病程长、时间跨度大的病例，诊治方法可能受当时客观条件及医生对疾病认知程度的影响，存在不少局限性；此外，编者的理论水平和临床经验有限，书中难免存在一些不完善或纰漏之处，敬请读者和同道不吝赐教、批评指正。

最后，衷心感谢中华医学会消化病学分会候任主任委员、上海交通大学医学院附属仁济医院、上海消化疾病研究所房静远教授给予的鼓励，并热情为本书作序。

2024 年 4 月 15 日

# 目　录

# 病例 1　腹痛、腹泻、黏液血便、发热、肠道溃疡

## 一、病历摘要

### （一）基本资料

患者女性，32 岁，因"腹痛、腹泻 3 周，加重伴黏液血便、发热 2 周"于 2019 年 6 月 11 日收住我科。

现病史：患者 3 周前可疑不洁饮食后出现腹痛，位于脐周与左下腹，范围约巴掌大小，呈阵发性绞痛，排便后腹痛稍减轻；大便每日 3 ～ 5 次，呈稀水样便或糊状便，无黏液、脓血，每次量约 200 mL，伴里急后重感、排便不尽感。口服"蒙脱石散、肠炎宁、左氧氟沙星"等药物，症状无明显改善。2 周前腹泻次数增加到每日 7 ～ 8 次，每次量 50 ～ 100 mL，伴黏液、脓血，呈鲜红色或暗红色，偶有暗红色血凝块，体温波动于 38.0 ～ 38.5℃，食欲下降，食量减退为原来的 1/2，体重下降约 3 kg。拟"黏液血便、发热原因待查"收入院。发病以来无畏冷、咳嗽、咳痰，无尿频、尿急、尿痛，无口腔溃疡、鼻出血、牙龈出血等，精神、睡眠欠佳。

其他病史：平素大便每日 1 次，正常；饮食规律。无烟、酒嗜好和吸毒史；无长期抗生素及非甾体类药物使用史；无特殊旅居史；无急性阑尾炎病史。家族史无特殊。

### （二）体格检查

体温 38.5℃，脉搏 99 次 / 分，呼吸 19 次 / 分，血压 117/85 mmHg，体重指数（body mass index，BMI）18.62。神志清楚，轻度贫血外观，全身皮肤未见皮疹，浅表淋巴结不大。巩膜无黄染，结膜稍苍白，角膜正常。双下肺呼吸音清，未闻及干湿性啰音。心率 99 次 / 分，心律齐，心脏各瓣膜区未闻及杂音。腹平坦，腹肌软，左下腹压痛，无反跳痛，余腹无压痛、反跳痛，肝脾未触及，未触及包块，移动性浊音阴性，肠鸣音 3 次 / 分。肛门直肠指检无异常。双下肢无水肿。

### （三）辅助检查

血常规：WBC $13.28×10^9$/L，N% 83.7%，HGB 112 g/L，PLT $342×10^9$/L；CRP 48.70 mg/L（正常参考值 0.00 ～ 5.00 mg/L），ESR 31.00 mm/h（正常参考值 0 ～ 15 mm/h）；PCT 正常；粪便常规 WBC 20 ～ 30/HPF，RBC 大量，隐血阳性；粪便寄生虫及幼虫鉴定、粪便阿米巴检查、艰难梭菌、粪便培养阴性；生化全套、CEA、AFP、CA125、CA199、糖化血红蛋白、甲状腺功能正常；肥达试验、结核感染 T 细胞、CMV-DNA、EB-DNA 均阴性；ANA、dsDNA、ANCA、免疫蛋白电泳正常。

全腹部磁共振平扫＋增强：全结肠、直肠肠壁增厚、强化，考虑炎性病变（病例 1 图 1）。

因病情较重，故行乙状结肠镜检查：进镜至距肛缘 20 cm 乙状结肠处，所见结直肠黏膜弥漫性充血水肿，血管纹理消失，片状糜烂及不规则溃疡，表面脓性分泌物附着及活动性渗血（病例 1 图 2 a、病例 1 图 2 b）。

肠镜活检组织病理学：（乙状结肠）黏膜急慢性炎症，隐窝结构紊乱，见隐窝炎及隐窝脓肿，原位杂交结果提示 CMV（－），EBER（－）（病例 1 图 2 c）。

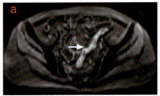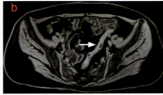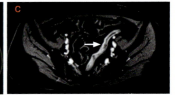

**病例 1 图 1　全腹部磁共振平扫＋增强**

磁共振弥散加权成像（diffusion weighted imaging，DWI）提示乙状结肠呈高信号（图 a 白色箭头），肠壁增厚（图 b 白色箭头），明显强化（图 c 白色箭头）。

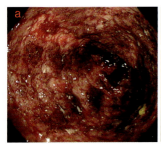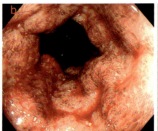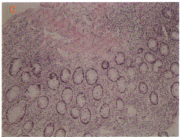

**病例 1 图 2　电子结肠镜及活检组织病理**

直肠、乙状结肠黏膜弥漫性糜烂、不规则溃疡，活动性渗血（a、b），病理学提示隐窝结构紊乱，中性粒细胞浸润（c）。

## 二、诊疗经过

### （一）诊断

腹泻、便血：感染性肠炎可能性大

### （二）治疗及转归

予头孢哌酮舒巴坦静脉滴注抗感染治疗、蒙脱石散对症治疗、静脉营养支持治疗，次日起患者体温恢复正常，大便次数逐渐减少至 2～3 次，黄色糊状便，无明显黏液脓血。治疗 1 周后出院，复查血常规：WBC　9.85×10⁹/L，N% 63.4%，HGB　110 g/L，PLT　351×10⁹/L；CRP　28.20 mg/L，ESR　26.00 mm/h，PCT 正常，继续"头孢地尼"口服抗感染 1 周后停药，大便每日 1～2 次，糊状便，无黏液、脓血，无腹痛、发热。出院后 3 个月复查电子结肠镜提示：回肠末端黏膜未见明显异常，全结肠、直肠黏膜呈细沙砾样改变，见多发针尖样浅溃疡及糜烂，病灶连续，未见正常黏膜，原乙状结肠片状糜烂及溃疡现已消失（病例 1 图 3 a、病例 1 图 3 b）。肠镜活检组织病理学提示（回盲部、升结肠、横结肠、降结肠、乙状结肠、直肠）黏膜慢性炎，隐窝减少、隐窝萎缩，部分扩张，个别呈分枝状（病例 1 图 3 c）。调整治疗方案：美沙拉嗪肠溶片 1.0 g 口服 3 次／日、美沙拉嗪肠溶片 1.0 g 灌肠。大便每日 1～2 次，黄色成形便，无黏液、脓血。

定期门诊随访，复查血常规、CRP、ESR 正常。

1 年后复查电子结肠镜提示全结肠、直肠多发瘢痕形成，黏膜下血管透见差，未见糜烂、溃疡（病例 1 图 4 a、病例 1 图 4 b）。肠镜活检组织病理学提示（乙状结肠、直肠）黏膜慢性炎，固有层局灶浆细胞增多，隐窝结构轻度改变（病例 1 图 4 c）。

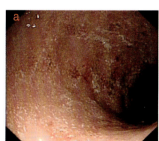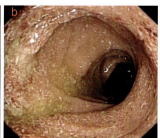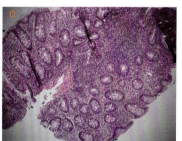

**病例 1 图 3　治疗 3 个月后电子结肠镜及活检组织病理**

结肠弥漫性针尖样溃疡（a、b），病理见隐窝密度减少，隐窝扩张（c）。

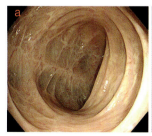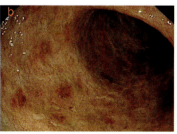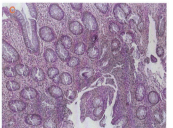

**病例 1 图 4　1 年后电子结肠镜及活检组织病理**

结肠血管纹理消失，瘢痕形成（a、b），病理见隐窝轻度改变（c）。

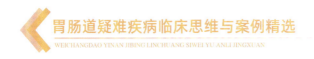

最后诊断：溃疡性结肠炎（初发型，广泛结肠型，活动期，重度）伴肠道感染。

## 三、病例讨论

本病例特点：患者年轻女性，病程短（＜6周），表现为腹泻、黏液血便、发热，乙状结肠镜提示结直肠多发糜烂及溃疡。该患者的疾病分为两个阶段：发病初期有可疑不洁饮食史，出现腹痛、腹泻，病程中出现发热，粪便常规提示大量红细胞和白细胞，抗感染治疗后无发热，大便次数减少，炎症指标下降，考虑为感染性肠炎，此为临床上常常遇见的病例情况。值得注意的是，肠镜活检组织病理学提示"隐窝炎、隐窝脓肿"，部分临床医生将此作为溃疡性结肠炎的诊断标准，但患者病程不足6周，肠镜活检组织病理学未提示明显隐窝结构改变，溃疡性结肠炎的诊断证据不足。也有研究报道，溃疡性结肠炎中大约2.4%的患者急性发病、症状不典型，故还需排除既往有溃疡性结肠炎病史。而此次发病是在溃疡性结肠炎基础上合并感染所致，可等病情稳定后复查全结肠镜并完善结肠黏膜活检组织病理学以进一步明确诊断。该患者疾病的第二个阶段是，经上一个阶段抗感染治疗后，无再发热，大便次数减少为每日1～2次，糊状便，无黏液、脓血，于发病3个月复查肠镜可见全结肠、直肠黏膜连续性分布的糜烂和浅溃疡，类似溃疡性结肠炎的内镜下表现。肠镜活检组织病理提示慢性炎、隐窝结构改变，存在慢性炎症的组织学表现，单纯用感染性肠炎无法解释，修正诊断为溃疡性结肠炎，按溃疡性结肠炎治疗后症状改善，1年后复查电子结肠镜符合溃疡性结肠炎缓解期的内镜表现和组织学改变。

溃疡性结肠炎缺乏诊断的金标准，主要结合临床表现、实验室检查、影像学检查、内镜检查和组织病理学检查进行综合分析，在排除感染性和其他非感染性结肠炎的基础上进行诊断。其中，内镜检查是诊断溃疡性结肠炎最重要的手段，根据《欧洲克罗恩病和结肠炎组织（ECCO）关于炎症性肠病共识意见》《中国炎症性肠病专家共识意见》，典型的内镜特征是从直肠开始的，呈连续性、弥漫性分布的病变，不同活动度溃疡性结肠炎患者的内镜表现见病例1表1。

病例1表1　不同活动度溃疡性结肠炎患者的内镜表现

| 活动度 | 内镜表现 |
| --- | --- |
| 轻度 | 黏膜充血、红斑，血管纹理消失 |
| 中度 | 黏膜细颗粒样，表面糜烂，脓性分泌物附着，黏膜脆，接触易出血 |
| 重度 | 黏膜自发性出血，地图样溃疡 |
| 缓解期 | 血管透见异常，炎性息肉，黏膜桥、憩室形成，肠腔狭窄、变形 |

但是具有类似内镜特征的疾病，并不仅仅局限于溃疡性结肠炎，很多疾病也会出现类似的表现，尤其是急性感染性肠炎，故组织病理学检查对溃疡性结肠炎的诊断及鉴别诊断具有重要作用。溃疡性结肠炎是以局限在黏膜内的隐窝结构和炎性细胞浸润为特点的慢性过程。隐窝结构的改变包括隐窝密度减少、隐窝萎缩、隐窝扩张、隐窝分支。基底部浆细胞增多，潘氏细胞化生，结肠黏膜表面绒毛化，炎症细胞呈弥漫性分布，可以浸润至黏膜下浅层，固有层中嗜酸性粒细胞增加，活动期可见固有膜或隐窝上皮内中性粒细胞浸润，即隐窝炎、隐窝脓肿，缓解期隐窝结构异常可持续存在，但固有层浸润炎症细胞明显减少，无隐窝炎及隐窝脓肿。这里值得一提的是，隐窝炎、隐窝脓肿并不是溃疡性结肠炎所特有的，也可见于克罗恩病、细菌性肠炎、肠癌合并感染等。溃疡性结肠炎组织学上隐窝结构改变的程度及炎症细胞浸润的程度亦是呈连续性、弥漫性分布，即不同病变部位活检均可见程度相近的慢性肠炎的改变，即炎症细胞浸润程度及隐窝结构改变程度较为一致。这也提醒临床医生，对于初诊患者或者诊断不明确的患者，应该根据指南及共识意见的要求，予多部位、规范活检（包括回肠末端和直肠在内的 6 个部位活检，每个部位 2 块组织，病变部位和正常部位均活检）。与之相比，感染性肠炎的病理表现为黏膜上 1/3 的急性炎症，隐窝结构存在，故该病例单纯用感染性肠炎无法解释患者隐窝结构的改变。

　　对于和溃疡性结肠炎具有类似临床表现、内镜特征的病例，需要对患者进行密切随访。在随访过程中，原本不典型的症状或内镜特征逐渐出现典型化，符合疾病发生、发展的自然进程，有助于诊断，必要时进行多学科协作会诊，发挥每个专科的优势，提高溃疡性结肠炎的诊断率，避免误诊和漏诊。

　　**四、体会**

　　1."隐窝炎、隐窝脓肿"不是溃疡性结肠炎所特有的，也可见于肠道感染性疾病等。

　　2.溃疡性结肠炎的诊断虽然没有金标准，但病理仍是不容忽略的诊断依据，寻找是否有"慢性化"的改变对鉴别溃疡性结肠炎和感染性肠炎至关重要。

　　3."时间是检验真理的唯一标准"，当临床征象不典型时，随访也许能让疾病典型化，进一步明确诊断。

（刘益娟　许　烨　王承党）

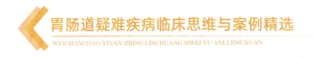

# 参考文献

[1] Raine T, Bonovas S, Burisch J, et al.ECCO Guidelines on therapeutics in ulcerative colitis：Medical treatment[J].J Crohns Colitis, 2022, 16（1）：2-17.

[2] 中华医学会消化病学分会炎症性肠病学组，中国炎症性肠病诊疗质控评估中心．生物制剂治疗炎症性肠病专家建议意见[J]．胃肠病学，2022，27（10）：601-614.

[3] 中华医学会消化病学分会炎症性肠病学组，中国炎症性肠病诊疗质量控制评估中心．中国溃疡性结肠炎诊治指南（2023年·西安）[J]．中华炎性肠病杂志，2024，08（01）：33-58.

[4] 中华医学会消化病学分会炎症性肠病学组病理分组．中国炎症性肠病病理诊断专家指导意见[J]．中华炎性肠病杂志，2021，05（1）：5-20.

# 病例 2　突发下消化道大出血的结肠溃疡

## 一、病历摘要

### （一）基本资料

患者男性，53 岁，因"反复黏液脓血便 2 年，加重伴左下腹痛 1 个月"于 2018 年 12 月 10 日收住我院。

现病史：患者 2 年前无明显诱因出现黏液脓血便，每日 5 ～ 6 次，稀糊状，每次量约 50 mL，无腹痛、发热等。就诊当地某三甲医院，完善肠镜（未见报告单），诊断"溃疡性结肠炎"，口服"美沙拉嗪片（1.0 g 4 次／日）、泼尼松片（40 mg 1 次／日，遵医嘱规律减量，约 3 个月后停药）"，治疗后大便每日 1 次，基本成形，无黏液脓血便。后规律口服"美沙拉嗪（1.0 g 4 次／日）"，上述症状反复发作，每年发作 4 ～ 5 次，每次发作时自行短期口服"泼尼松片 40 mg 1 次／日"，症状缓解后立即停药。1 个月前于不洁饮食后出现左下腹痛，呈持续性闷痛，排便后稍缓解，大便每日 7 ～ 8 次，稀糊状，每次量约 100 mL，含较多黏液和脓血，就诊当地医院，诊断"溃疡性结肠炎"，予"美沙拉嗪片 1.0 g 3 次／日、泼尼松片 40 mg 1 次／日"治疗，症状无缓解转诊我院。无恶心、呕吐，无发热、盗汗，无皮疹、口腔溃疡、肛周病变等。发病以来，食欲基本正常，小便正常，睡眠尚好，体重无明显下降。

其他病史：否认急性阑尾炎等病史。曾有吸烟、饮酒史，已戒烟、戒酒 2 年。

### （二）体格检查

体温 36.5℃，脉搏 107 次／分，呼吸 19 次／分，血压 130/78 mmHg，BMI 23.3。神志清楚，营养中等，急性面容。皮肤、巩膜无黄染，未见皮疹。全身浅表淋巴结无肿大。双肺呼吸音清，未闻及干湿性啰音。心率 107 次／分，心律齐，未闻及杂音。腹平坦、软，左下腹轻压痛，无反跳痛，其余部位无压痛、反跳痛，肝脾未触及，肝肾区无叩击痛，肠鸣音 3 次／分，音调正常。肛门指诊：无肛周病变，直肠内未触及肿物，前列腺无肿大，指套染黏液和脓血便。双下肢无水肿。

### （三）辅助检查

血常规：WBC 14.71×10$^9$/L，N% 77.7%，HGB 139 g/L，PLT 313×10$^9$/L。粪便常规：红细胞（2+），白细胞（3+），隐血（+）；粪便钙卫蛋白阳性；粪阿米巴、艰难梭菌抗原及毒素均阴性。CRP 6.10 mg/L（正常参考值 0 ～ 8 mg/L）；ESR 15.00 mm/h（正常参考值＜ 21 mm/h）。血液生化全套、凝血全套、D-D、

CA125、CA199、CEA、PSA、AFP 正常。IgE 301.00 U/mL（正常参考值 0 ～ 165 U/mL），pANCA 阳性，小肠杯状细胞 IgG 抗体阳性；抗核抗体、抗核抗体谱、抗双链 DNA 抗体均阴性。EBV-CA-IgG 332.0 U/mL（正常参考值＜ 20 U/mL），EBV-NA-IgG 544.0 U/mL（正常参考值＜ 5 U/mL）；EB-DNA 2.56×10$^4$ Copies/mL（正常参考值＜ 4×10$^2$ Copies/mL），CMV-IgM、CMV-IgG 阴性；CMV-DNA 4.1×10$^3$ Copies/mL（正常参考值＜ 4×10$^2$ Copies/mL）。结核感染 T 细胞检测、结核菌素试验（PPD 试验）阴性。

电子肠镜:回肠末端、回盲部、升结肠、横结肠黏膜未见糜烂、溃疡、新生物，血管纹理正常，直肠、乙状结肠、降结肠弥漫性出血糜烂，黏膜充血、水肿，黏膜下血管透见差，符合溃疡性结肠炎表现（E2），改良梅奥评分（Mayo 评分）2 分（病例 2 图 1）。

肠镜活检组织病理学：（降结肠）黏膜慢性炎伴多量淋巴细胞增生；（乙状结肠黏膜活检组织）黏膜慢性炎伴糜烂，隐窝结构轻度改变，隐窝炎及隐窝脓肿形成，淋巴滤泡形成；（直肠黏膜活检组织）黏膜慢性炎伴糜烂、活动性溃疡，隐窝缩短，可见分枝，淋巴浆细胞浸润及淋巴滤泡形成（病例 2 图 2）。

小肠计算机断层扫描（computed tomography,CT）平扫＋增强:降结肠、直肠、乙状结肠肠壁增厚，增强较明显强化，走行僵硬，周围脂肪间隙可见多发小淋巴影，肠管周围可见多发小血管影（病例 2 图 3）。

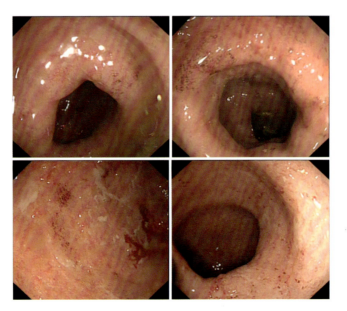

**病例 2 图 1  电子肠镜（2018 年 12 月 11 日）**

直肠、乙状结肠、降结肠弥漫性出血糜烂。

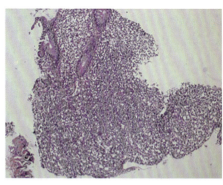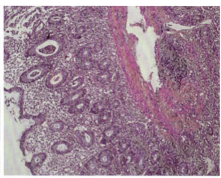

**病例 2 图 2　肠镜活检组织病理学（2018 年 12 月 11 日）**

黏膜慢性炎伴淋巴细胞增生，隐窝结构改变，隐窝炎及隐窝脓肿形成。

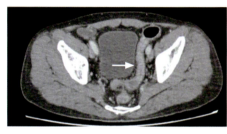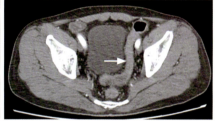

**病例 2 图 3　小肠 CT（平扫 + 增强）**

乙状结肠肠壁增厚，增强见强化（白色箭头）。

## 二、诊疗经过

### （一）诊断

1. 溃疡性结肠炎（慢性复发型，E2，中度活动期）
2. 肠道细菌感染
3. EB 病毒（EBV）血症
4. 巨细胞病毒（CMV）血症

### （二）治疗及转归

经患者参与的多学科讨论，拟治疗方案如下：①清淡、易消化饮食，适当休息；②继续口服泼尼松片 40 mg 1 次 / 日及美沙拉嗪缓释颗粒（艾迪莎）1.0 g 4 次 / 日；③合并肠道细菌感染，口服利福昔明片 0.2 g 4 次 / 日。

治疗后，左下腹闷痛较前缓解，大便次数较前减少，每日 3 ～ 4 次，黏液脓血便较前减少。

入院后第 3 天（2018 年 12 月 14 日）突发排血便，每日血便＞ 15 次，每次

20～50 mL，为鲜红色至暗红色血，伴左下腹闷痛、乏力、头晕，晕厥 1 次，无呕血、胸闷，测脉搏 122 次 / 分，呼吸 20 次 / 分，血压 92/56 mmHg。复查血常规：WBC 9.87×10$^9$/L，N% 84.7%，HGB 87 g/L，PLT 243×10$^9$/L，CRP 10.9 mg/L（较入院时升高）。局部灌肠后行急诊电子肠镜检查（2018 年 12 月 14 日）：进镜至横结肠，横结肠开始至肛缘肠腔内见大量血迹，靠近乙状结肠处血迹鲜红，降结肠、乙状结肠、直肠黏膜弥漫性充血糜烂，距肛缘 30 cm 处黏膜充血水肿明显，弥漫性渗血，见不规则溃疡，广泛黏膜脱失，部分呈深凿样，于溃疡边缘取病理活检（病例 2 图 4）。

肠镜活检组织病理学（乙状结肠黏膜）：黏膜慢性炎伴糜烂及淋巴组织增生，隐窝腺体减少、萎缩，部分呈分枝状，可见 CMV（2+）（病例 2 图 5）。

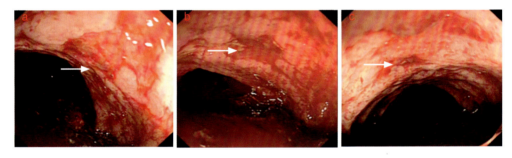

**病例 2 图 4　急诊电子肠镜（2018 年 12 月 14 日）**

乙状结肠黏膜弥漫充血、糜烂、溃疡，大片黏膜脱失（图 a 白色箭头），活动性渗血（图 b 白色箭头），见深凿样溃疡（图 c 白色箭头）。

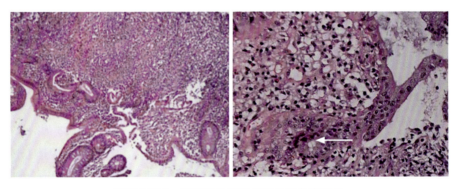

**病例 2 图 5　肠镜活检组织病理学及免疫组化**

隐窝减少、萎缩，分枝状，CMV 包涵体（＋）（白色箭头）。

经患者参与的多学科讨论，患者突发消化道大出血，CMV-DNA：4.1×10$^3$Copies/mL，肠镜见深凿样溃疡，活检组织病理学免疫组化见 CMV 包涵体，考虑溃疡性结肠炎合并 CMV 结肠炎。

调整诊断：溃疡性结肠炎（慢性复发型，E3，重度活动期）伴肠道感染，CMV 结肠炎。

调整治疗及随访：禁食、补液、肠外静脉营养支持、低分子肝素（5000 U 皮下注射，1 次／日）抗凝、美沙拉嗪缓释颗粒（艾迪莎 1.0 g 4 次／日）、甲强龙（60 mg 静脉滴注，1 次／日）抗炎及更昔洛韦（250 mg 静脉滴注，1 次／12 小时）抗病毒。3 天后大便每日 2 次，糊状便或软便，血便明显减少，无腹痛、发热，逐渐恢复肠内营养治疗。7 天后改为口服泼尼松 25 mg 2 次／日、更昔洛韦 1.0 g 3 次／日。鉴于患者既往有反复多次使用糖皮质激素有效但停药后复发的特点，考虑为糖皮质激素依赖。与患者及家属充分沟通治疗目标、了解其经济能力等之后，在抗病毒治疗满 3 周时，复查 CMV-DNA 转阴，予抗肿瘤坏死因子-α（tumor necrosis factor-α，TNF-α）单克隆抗体［英夫利西单抗 400 mg/ 次，即 6.5 mg/kg，在第 0、第 2、第 6 周静脉注射诱导缓解，后每隔 8 周给予相同剂量维持治疗］，泼尼松逐渐减量至停用（共 3 个月）。大便每日 1 次，黄色成形便，监测血常规、CRP、ESR 均正常。

2019 年 10 月复查电子肠镜：回肠末端未见明显异常、回盲部、升结肠可见散在息肉样隆起，横结肠、降结肠、乙状结肠、直肠黏膜可见多发白色溃疡瘢痕（病例 2 图 6）。

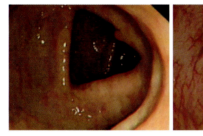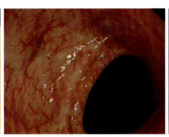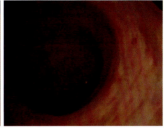

**病例 2 图 6 电子肠镜**
横结肠、降结肠、乙状结肠、直肠黏膜可见多发白色瘢痕。

最后诊断：溃疡性结肠炎（慢性复发型，E3，重度活动期），合并肠道细菌感染、CMV 结肠炎、急性下消化道大出血；EBV 血症。

### 三、病例讨论

该患者的病例特点：患者中年男性，慢性病程，反复排黏液脓血便，外院诊断溃疡性结肠炎，口服美沙拉嗪、糖皮质激素后症状改善，但容易复发。此次因不洁饮食后症状加重，予美沙拉嗪 1.0 g 4 次／日、泼尼松 40 mg 1 次／日治疗，症状无缓解。入院后查粪便白细胞 3+，考虑溃疡性结肠炎合并肠道细菌感染，抗细菌感染后大便次数减少、黏液脓血减少。但病程中突发下消化道出血、心率加快、血红蛋白下降，根据《中国炎症性肠病专家共识意见》：当患者出现血便次数≥6 次／日，并符合以下 1 项或多项全身性中毒证据，即可诊断为急性重症溃疡性结肠炎（acute severe ulcerative colitis，ASUC）：心动过速（＞90 次／分）、发热（体温＞37.8℃）、贫血（血红蛋白＜105 g/L）、ESR 升高（≥30 mm/h），该患者符合 ASUC 的诊断。在 ASUC 患者中，结肠组织 CMV 阳性率约为 30%，因此，ASUC 患者需排除巨细胞病毒感染。该患者肠镜下可见深凿样溃疡，活检组织病理学见 CMV 包涵体，血 CMV-DNA 阳性，考虑 CMV 结肠炎，予"甲强龙 60 mg"抗炎、"更昔洛韦 250 mg 1 次／12 小时"抗病毒、抗凝、营养支持等治疗后，症状明显好转。鉴于患者激素依赖的特点，后经 TNF-α 单克隆抗体（英夫利西单抗）诱导缓解，并获得长期维持缓解。

溃疡性结肠炎患者中，约 25% 在病程中可能发展为 ASUC，其中约 27% 需急诊行结肠切除术，我国的资料显示，重症溃疡性结肠炎接受外科手术患者中 CMV 活动性感染比例为 46.2%。针对 CMV 活动性感染及 CMV 结肠炎的检测方法很多（病例 2 表 1），根据《中国炎症性肠病合并机会性感染专家共识》《ECCO 炎症性肠病感染的预防、诊断和管理指南》，若外周血 CMV-DNA qPCR 检测阳性＞1200 Copies/mL 者可考虑行抗病毒治疗，对于出现 CMV 结肠炎的激素难治性溃疡性结肠炎患者，应考虑抗病毒治疗。

**病例 2 表 1　溃疡性结肠炎患者 CMV 活动性感染及 CMV 结肠炎的检测方法**

| CMV 活动性感染 | CMV 结肠炎 |
| --- | --- |
| CMV-IgM 抗体阳性 | 结肠黏膜组织 HE 染色观察到巨细胞、核内包涵体、核周晕圈，类似"猫头鹰眼"改变 |
| 和（或）CMV pp65 抗原血症（每 150 000 个白细胞中 CMV 阳性细胞数≥1） | 和（或）结肠黏膜免疫组织化学（immunohistochemistry，IHC）染色阳性 |
| 和（或）血浆和粪便 CMV-DNA qPCR 阳性 | 和（或）结肠黏膜 CMV-DNA qPCR 阳性 |
| 和（或）病毒培养阳性 | |

ASUC 病情发展迅速且凶险、治疗难度大、死亡风险高。根据欧洲《ECCO 关于炎症性肠病共识意见》《中国炎症性肠病专家共识意见》，针对 ASUC 的诊治流程如下（病例 2 图 7）：

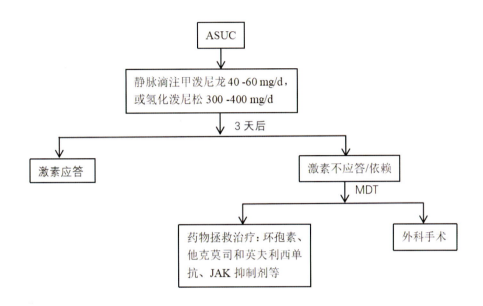

**病例 2 图 7　ASUC 的诊治流程**

溃疡性结肠炎激素依赖指足量的糖皮质激素治疗进入缓解期后不能在 3 个月内将激素减至泼尼松 10 mg/d 的剂量，或停药后 3 个月内出现复发。可选择的策略有再次激素诱导，进入缓解期后以更缓慢的速度逐渐减量至停药或进入缓解期后以足量的硫唑嘌呤维持缓解；或选用生物制剂诱导缓解治疗，进入缓解期后以足量的硫唑嘌呤或生物制剂维持缓解。回顾患者病史，停用激素后病情反复发作，服用后症状可缓解，考虑患者激素依赖，应用医患共同决策（shared decision making, SDM）模式，即医生运用医学专业知识，在与患者充分讨论治疗获益与不良反应等的情况下，结合患者的价值观、倾向性及处境后，由医生与患者共同做出的、最适合患者个体的健康决策过程，与患者充分沟通后，在患者症状好转后切换至英夫利西单抗诱导及维持缓解，效果良好。

## 四、体会

1. 早期内镜检查对 ASUC 的诊断、感染筛查、病情评估极其重要，提倡尽早完成，可灌肠后行乙状结肠镜检查。

2．对重症溃疡性结肠炎应尽早筛查 CMV，并积极治疗。

3．对于激素依赖型溃疡性结肠炎，医患共同决策后制订治疗方案。

（魏凯艳 刘益娟 王承党）

# 参考文献

[1]Kucharzik T，Ellul P，Greuter T，et al.ECCO guidelines on the prevention，Diagnosis，and management of infections in inflammatory bowel disease[J].J Crohns Colitis，2021，15（6）：879-913.

[2]Raine T，Bonovas S，Burisch J，et al.ECCO guidelines on therapeutics in ulcerative colitis：Medical treatment[J].J Crohns Colitis，2022，16（1）：2-17.

[3]中华医学会消化病学分会炎症性肠病学组，中国炎症性肠病诊疗质控评估中心．生物制剂治疗炎症性肠病专家建议意见[J]．胃肠病学，2022，27（10）：601-614.

[4]Nakase H.Acute severe ulcerative colitis：Optimal strategies for drug therapy[J].Gut Liver，2023，17（1）：49-57.

[5]中华医学会消化病学分会炎症性肠病学组，中国炎症性肠病诊疗质量控制评估中心．中国溃疡性结肠炎诊治指南（2023 年·西安）[J]．中华炎性肠病杂志，2024，08（01）：33-58.

[6]Rivière P，Suen CLW，Chaparro M，et al.Acute severe ulcerative colitis management：unanswered questions and latest insights[J].Lancet Gastroenterol Hepatol，2024，9（3）：251-262.

[7]Naganuma M，Nakamura N，Kunisaki R，et al.Medical treatment selection and outcomes for hospitalized patients with severe ulcerative colitis as defined by the Japanese criteria[J].J Gastroenterol，2024，59（4）：302-314.

[8]Vuyyuru SK，Jairath V.Unresolved challenges in acute severe ulcerative colitis[J].Indian J Gastroenterol，2024，43（1）：9-14.

# 病例 3　反复中下腹痛、黏液脓血便

## 一、病历摘要

### （一）基本资料

患者男性，43 岁，因"反复中下腹痛、黏液脓血便 1 年余，加重 20 余天"于 2022 年 11 月 8 日收住我科。

现病史：患者 1 年余前无明显诱因出现脐周、左下腹阵发性闷痛，排便后腹痛缓解，大便每日 7 ~ 10 次，不成形，有黏液和暗红色脓血，无畏冷、发热等。先后多次就诊于当地医院，检查"血常规：WBC 10.63×10$^9$/L，N% 73.3%，HGB 135 g/L；CRP 103.56 mg/L；全腹部 CT 平扫：结肠管壁稍增厚，周围脂肪间隙模糊；肠镜提示符合溃疡性结肠炎"。诊断"溃疡性结肠炎"，予"抗感染、甲泼尼龙、美沙拉嗪抗炎"等治疗后腹痛、便血无明显改善。转诊我院，检查"电子回结肠镜：回肠末段黏膜正常，全结肠、直肠黏膜弥漫性充血水肿、糜烂及浅溃疡，覆脓苔或血痂，黏膜脆，易出血；肠镜活检组织病理学：（回盲部、升结肠、横结肠、乙状结肠、直肠）黏膜活动性炎伴溃疡形成及炎性渗出，可见个别大细胞；IHC：CMV（散在 +）；小肠磁共振平扫＋增强：直肠、全结肠肠壁增厚、强化，符合溃疡性结肠炎表现"，诊断"溃疡性结肠炎（初发型；重度；E3 型；活动期；Mayo 评分 12 分；合并细菌＋病毒感染）；CMV 结肠炎"，予"更昔洛韦 1.0 g 3 次 / 日、头孢哌酮舒巴坦 3 g 1 次 /8 小时、甲泼尼龙 60 mg 1 次 / 日、美沙拉嗪 2 g 2 次 / 日"等治疗，腹痛减轻、大便每日 2 ~ 3 次，黄色糊状便。出院后未定期随访，自行停用"醋酸泼尼松"、不规律服用"美沙拉嗪"，大便每日 2 ~ 5 次，多为黄色糊状便，无黏液脓血。20 余天前再次出现脐周或下腹阵发性闷痛，排便后腹痛稍好转，大便每日 7 ~ 10 次，稀烂，有黏液和暗红色脓血，再次住院。病程中无恶心、呕吐，无发热、皮疹，无关节痛、口腔溃疡、肛周病变等，小便正常，无血尿和泡沫尿等。发病以后精神、睡眠、食欲正常，体重无明显改变。

其他病史：无急性阑尾炎史；无吸烟、饮酒史；已婚、已育，家族史无特殊。职业：厨师。

### （二）体格检查

体温 36.5℃，脉搏 103 次 / 分，呼吸 20 次 / 分，血压 102/67 mmHg，BMI 19.7。神志清醒，重度贫血外观，淋巴结不大。双肺呼吸音清，未闻及干湿性啰音。心率 103 次 / 分，心脏各瓣膜区未闻及杂音。全腹软，脐周压痛、无反跳痛，其余部位无压痛，肝脾未触及，未触及包块，移动性浊音阴性，肠鸣音 5 次 / 分。肛门指诊：肛缘无肿物，肛门括约肌紧张度适中，直肠壁光滑，未触及肿物，指套染血及黏液。双下肢无水肿。

### （三）辅助检查

血常规：WBC $5.86×10^9$/L，N% 68.2%，HGB 39 g/L，HCT 0.163 L/L（正常参考值 0.400～0.500 L/L），MCV 60.7 fL（正常参考值 82～100 fL），MCH 15.6 pg（正常参考值 27～34 pg），MCHC 260.0 g/L（正常参考值 316～354 g/L），PLT $379×10^9$/L［正常参考值（125～350）$×10^9$/L］。粪便常规：红细胞（2+）、白细胞（3+），粪便隐血阳性；粪钙卫蛋白阳性（≥60 μg/g）；粪便找阿米巴：阿米巴包囊体检出（+），阿米巴滋养体检出（+）（病例 3 图 1）；艰难梭菌抗原检测阳性（+），艰难梭菌毒素检测阴性（-）；粪便培养阴性。CRP 67.10 mg/L（正常参考值 0～6 mg/L），ESR 60 mm/h（正常值＜21 mm/h）。血生化：ALB 31.2 g/L（正常参考值 40～55 g/L）、铁 1.4 μmol/L（正常参考值 10.6～36.7 μmol/L）、可溶性转铁蛋白 249.7 nmol/L（正常参考值 22.4～55.8 nmol/L）、铁蛋白 5.780 ng/mL（正常参考值 30～400 ng/mL）、转铁蛋白 2.23 g/L（正常参考值 2.02～3.36 g/L）、维生素 $B_{12}$ 651.00 pmol/L（正常参考值 145～569 pmol/L）、叶酸 17.58 nmol/L（正常参考值 8.83～60.8 nmol/L）。凝血指标：FG 6.46 g/L（正常参考值 1.8～3.5 g/L），D-D 0.68 mg/L（正常参考值 0～0.55 mg/L）。EB-DNA 7.20 E+03 Copies/mL（正常参考值＜$4×10^2$ Copies/mL），CMV-DNA、结核感染 T 细胞检测均阴性。ANA、抗核抗体谱、ANCA、dsDNA 均阴性，总 IgE、IgG4 正常。肿瘤指标：CEA、AFP、CA125、CA199、PSA 均正常。

小肠磁共振平扫＋增强：全结肠管壁增厚，呈铅管样，肠壁 DWI 呈高信号，相应弥散系数（apparent diffusion coefficient，ADC）减低，增强见明显强化，结肠袋消失，肠腔未见明显变窄，周围脂肪间隙尚清晰，见多发小淋巴结影。符合溃疡性结肠炎改变（病例 3 图 2）。

胃镜：浅表性胃炎（2 级），胃黏膜贫血性改变。

电子结肠镜：回肠末端黏膜正常，全结肠、直肠黏膜弥漫性充血、糜烂及溃疡，表面覆脓苔，见密集息肉样隆起，表面潮红，镜下诊断：溃疡性结肠炎（E3，Mayo 评分 3 分）（病例 3 图 3）。

肠镜活检组织病理学：（升结肠、降结肠、乙状结肠）黏膜局限性活动性炎，隐窝减少、分支，隐窝脓肿形成，灶区可疑泡沫样细胞聚集浸润，间质淋巴滤泡形成，嗜酸性粒细胞 10～30 个 /HPF（病例 3 图 4）。

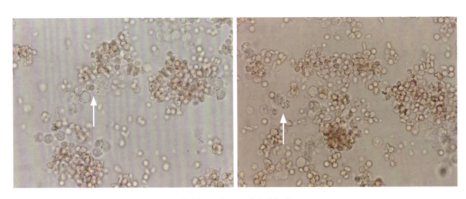

**病例 3 图 1　粪便涂片**

阿米巴包囊体（白色箭头）。

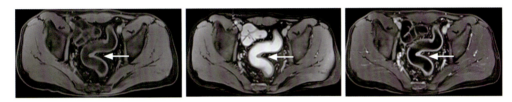

**病例 3 图 2　小肠磁共振弹性成像（magnetic resonance elastography，MRE）**

乙状结肠结肠管壁增厚，呈铅管样，DWI 相应 ADC 值减低，增强见明显强化（白色箭头）。

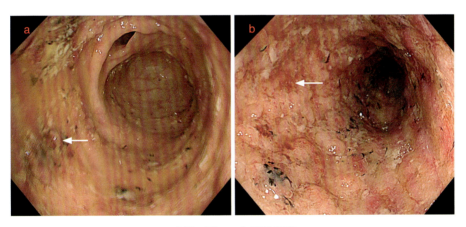

**病例 3 图 3　电子结肠镜**

回盲部息肉样增生（图 a 白色箭头），乙状结肠血管纹理紊乱，连续性糜烂（图 b 白色箭头）。

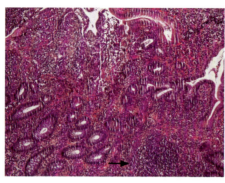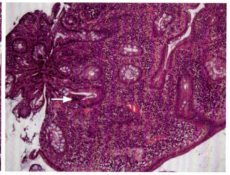

**病例 3 图 4　肠镜活检组织病理学**

隐窝脓肿形成（黑色箭头），隐窝分支（白色箭头）。

## 二、诊疗经过

### （一）诊断

1．溃疡性结肠炎（慢性复发型，E3，重度活动期）

2．肠道感染（细菌＋肠道阿米巴病原虫感染）

3．重度贫血

### （二）治疗及转归

经患者参与的多学科讨论，拟治疗方案如下：①一般治疗：清淡少渣饮食，补充铁剂、输注悬浮红细胞、营养支持；②抗感染和抗阿米巴治疗：先后予头孢曲松、甲硝唑、左氧氟沙星；③美沙拉嗪缓释颗粒（艾迪莎）2 g 2 次／日，地衣芽孢杆菌调节肠道菌群。

2 周后腹泻好转，大便每日 3 ～ 5 次、黄色糊状便，无黏液、脓血。复查血常规 HGB 78 g/L，CRP 21.50 mg/L；粪便常规：红细胞阴性、白细胞阴性，粪便隐血阴性；粪便找阿米巴未检出；艰难梭菌抗原和毒素检测阴性。

12 周后予 TNF-α 单克隆抗体（英夫利西单抗 300 mg/ 次，即 7 mg/kg，在第 0 周、第 2 周、第 6 周静脉注射诱导缓解，后每隔 8 周给予相同剂量维持治疗），大便每日 2 ～ 5 次，黄色成形便，无黏液脓血，复查血 HGB 105 g/L，CRP 13.33 mg/L。

2023 年 5 月复查电子结肠镜：回盲部、升结肠、横结肠、降结肠、乙状结肠、直肠黏膜可见多发白色溃疡瘢痕，黏膜充血，散在糜烂，多发密集息肉样隆起，内镜诊断：溃疡性结肠（E3，Mayo 评分 1 ～ 2 分）（病例 3 图 5）。

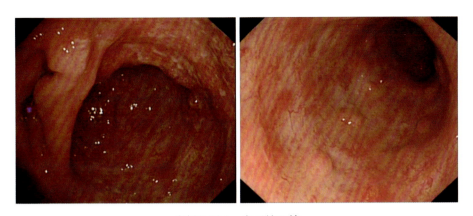

**病例 3 图 5　电子结肠镜**

回盲部、乙状结肠白色瘢痕，黏膜充血，多发密集息肉样隆起。

## 三、病例讨论

病例特点：中年男性，慢性病程，急性加重，以腹泻、黏液血便为主要表现，结合肠镜及病理，溃疡性结肠炎诊断明确：①临床类型：患者既往已发作，活动期与缓解期交替，为"慢性复发型"；②病变范围：肠镜提示全结肠弥漫性病变，为全结肠型（E3 型）；③活动度：排不成形暗红色黏液血便，每日 7 ～ 10 余次，内镜下黏膜充血水肿、糜烂及溃疡，极易出血，Mayo 评分 12 分，为重度活动。溃疡性结肠炎患者多存在贫血、低蛋白血症等营养不良因素，加之肠道病变需要使用激素、免疫抑制剂及生物制剂等治疗，导致机体免疫力低下，与普通人群相比，机会性感染的风险增高，其中包括阿米巴原虫感染。该患者病程中出现病情加重，粪便白细胞阳性，艰难梭菌抗原检测阳性，粪便标本检出阿米巴包囊体及滋养体，考虑合并细菌及阿米巴原虫感染，进行针对性抗感染治疗后，临床症状改善。

肠阿米巴病是由溶组织内阿米巴寄生于肠道引起的感染性疾病，是阿米巴原虫感染最常见的形式，好发于盲肠及近端结肠，主要通过粪-口途径感染，即摄入被阿米巴包囊污染的食物或水，以及同性恋者之间的口-肛门或口-生殖器接触。阿米巴包囊进入胃肠道，在回肠末端或近端结肠转化为滋养体，滋养体通过破坏黏膜上皮屏障，侵入肠黏膜层，形成溃疡。全球阿米巴感染的总患病率为 3.6%，主要流行于社会经济和卫生条件较差的发展中国家，如印度、非洲、墨西哥以及中美洲和南美洲的部分地区。在发达国家，阿米巴病常见于来自流行地区的移民和旅行者。肠阿米巴病可表现为无症状携带者，也可出现腹痛、血性腹泻（果酱样便）、发热、体重减轻和脱水等症状，甚至出现暴发性结肠炎，进展为中毒性巨结肠、肠穿孔，严重者可致死亡。如果溃疡性结肠炎的患者未能早期识别出合并阿米巴感染，盲目使用激素或免疫抑制剂等，会加重感染，从而出现严重并发症。因此，阿米巴感染的早期诊断至关重要。筛查阿米巴感染方法有粪便相关检查（包括粪便镜检、粪便培养、粪便检测阿米巴抗原）、血清学检查、电子结肠镜结合病理组织学检查以及聚合酶链式反应（polymerase chain reaction，PCR）诊断技术等；其中，粪便镜检是最常用的筛查阿米巴感染方法，但其灵敏度及特异度均较低。如果送检不及时或检验医生缺乏经验则会导致检出率更低。电子结肠镜结合组织学检查对诊断阿米巴结肠炎非常重要。电子结肠镜检查的诊断价值在于能够进行活检并在镜下识别。阿米巴肠炎的电子结肠镜表现包括多发不规则形状的溃疡和糜烂，周围有红斑，溃疡和糜烂被白色或黄色渗出物覆盖，称为"肮脏的溃疡"。溃疡性结肠炎与阿米巴肠病的临床及内镜表现有较多相似之处，临床上容易误诊、漏诊，特别是溃疡性结肠炎的基础上合并阿米巴原虫感染时，两者相互影响，诊断更困难，临床医生应提高对肠阿米巴病的认识，避免误诊、漏诊。活检组织病理学检查在一定程度上有助于溃疡性结肠炎与阿米巴结肠炎的鉴别。除了观察到阿米巴滋养体外，阿米巴结肠炎的病理表现还具有以下特点：①多为浅表性溃疡；②溃疡表面常覆盖有炎性渗出物；③结构紊乱程度较轻，一般不存在分支；④隐窝炎较轻，一般位于黏膜浅层；⑤隐窝脓肿并不常见。肠阿米巴病的药物治疗主要包括两大类：一是组织阿米巴杀剂，如硝基咪唑类，以消除入侵的滋养体；二是腔内阿米巴杀剂，如巴龙霉素或二氯尼特，以根除腔内包囊携带。甲硝唑、替硝唑等硝基咪唑类药物是阿米巴感染最常用的治疗药物，治愈率可达 90% 以上。肠阿米巴病若能得到及时治疗，预后良好。如并发肠出血、肠穿孔、腹膜炎，以及有肝、脑等转移性脓肿者，则预后较差。治疗后监测粪便中阿米巴原虫应坚持 6 个月左右，以便及早发现可能的复发。

总之，溃疡性结肠炎需注意鉴别和筛查阿米巴原虫感染，特别是初诊、复发或者疗效欠佳的患者。高度疑诊阿米巴原虫感染的病例应进行经验性抗阿米巴原虫治疗。

## 四、体会

1. 溃疡性结肠炎与肠阿米巴病临床症状相似，诊断易混淆，特别是在溃疡性结肠炎的基础上合并阿米巴感染时，两者相互影响，诊断更困难。

2. 对于溃疡性结肠炎活动期的患者，尤其是使用激素、免疫抑制剂等药物时，需警惕合并机会性感染，不仅要考虑到合并病毒、细菌感染，还要注意筛查寄生虫，如阿米巴原虫。

3. 肠道阿米巴感染检出率低，对于怀疑合并肠阿米巴原虫感染的溃疡性结肠炎患者应多次行阿米巴原虫镜检，同时粪便标本采集注意新鲜、清洁、快速、保温的原则，以提高病原体检出率。

（薛梦丽　张琳琳　刘益娟　王承党）

# 参考文献

[1]Roure S, Valerio L, Soldevila L, et al.Approach to amoebic colitis：Epidemiological, clinical and diagnostic considerations in a non-endemic context（Barcelona, 2007-2017）[J].PLoS One, 2019, 14（2）：e0212791.

[2]Shirley DT, Watanabe K, Moonah S.Significance of amebiasis：10 reasons why neglecting amebiasis might come back to bite us in the gut[J].PLoS Negl Trop Dis, 2019, 13（11）：e0007744.

[3]Yue B, Meng Y, Zhou Y, et al.Characteristics of endoscopic and pathological findings of amebic colitis[J].BMC Gastroenterol, 2021, 21（1）：367.

[4]马倩，唐晓丹.溃疡性结肠炎合并阿米巴感染的临床特征及危险因素分析 [J].医学诊断，2022，12（3）：250-255.

[5]青兰，丛春莉，席娜，等.溃疡性结肠炎合并阿米巴感染的诊断及药物疗法应用研究进展 [J].山东医药，2023，63（3）：104-107.

[6]吴开春，陈旻湖，钱家鸣，等.中国溃疡性结肠炎诊治指南（2023年·西安）[J].中华炎性肠病杂志，2024，8（1）：33-58.

[7]Shao Y, Lv H, Zhou W, et al.A case report of refractory amebic colitis and literature review[J].Medicine（Baltimore），2024，103（6）：e37195.

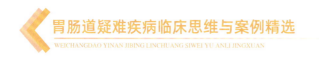

# 病例4 反复便血、腹泻、腹痛、肝功能异常

## 一、病历摘要

### （一）基本资料

患者女性，48岁，因"反复便血、腹泻15年余，左下腹痛9个月"于2019年3月19日收住我科。

现病史：患者于2004年起间歇性便血，大便每日2～4次，不成形，有鲜血，血量少。当地县医院多次电子结肠镜提示"结肠溃疡"，考虑"炎症性肠病"，先后予"柳氮磺吡啶、美沙拉嗪肠溶片"等治疗。不规律服药，症状反复。2018年于当地县医院复查电子结肠镜提示："回肠末端及全结肠见弥漫溃疡灶，部分纵向溃疡，表面附着脓性分泌物，并可见结肠多发息肉样隆起，表面充血"。考虑"炎症性肠病：溃疡性结肠炎可能性大"。自行服用中成药（具体不详），未服用西药，大便每日1～2次，不成形，偶有便少许鲜血。2018年6月起左下腹阵发性绞痛，程度较轻，便后缓解不明显，大便每日3～4次，混杂血液，血量较前增多，遂收住院。病程中无畏冷、发热，无腹胀、呕吐、呕血，无眼黄、尿黄、皮肤瘙痒等。精神、睡眠、食欲尚可，小便正常，近1年来体重下降约3 kg。

其他病史：3年前体检乙肝两对半发现"HBsAg、HBeAb、HBcAb均（+）"，肝功能正常，未检测HBV-DNA，无抗病毒治疗；个人史和家族史无特殊。

### （二）体格检查

体温36.3℃，脉搏84次/分，呼吸20次/分，血压118/76 mmHg，BMI 18.5。神志清楚，轻度贫血外观，全身未见皮疹，左锁骨上等处浅表淋巴结不大；巩膜无黄染。双肺呼吸音清，未闻及干湿性啰音。心率84次/分，心脏各瓣膜区未闻及杂音。腹软，全腹无压痛、反跳痛，肝脾未触及，未触及包块，移动性浊音阴性。肛门指检未发现异常。双下肢无水肿。

### （三）辅助检查

血常规：WBC 5.4×10⁹/L，RBC 3.82×10¹²/L，HGB 119 g/L，HCT 0.368 L/L，PLT 335×10⁹/L。尿常规+沉渣正常。粪便隐血弱阳性；粪便钙卫蛋白阳性（正常参考值≥60 μg/g）；粪便艰难梭菌抗原+毒素阴性；粪便找阿米巴、粪便细菌培养+药敏均阴性；ESR 92 mm/h；CRP正常。血液生化：ALT 55 U/L（正常参考值7～40 U/L）、AST 62 U/L（正常参考值13～35 U/L）、ALP 456 U/L（正常参考值50～

135 U/L）、γ-GGT 403 U/L（正常参考值 7 ～ 45 U/L），TP 82.8 g/L（正常参考值 65 ～ 85 g/L），ALB 38.3 g/L（正常参考值 40 ～ 55 g/L），GLOB 44.5 g/L（正常参考值 20 ～ 40 g/L）。CEA、AFP、CA199 正常。IgE、IgG4、IgG、IgM 均正常；ANA 阳性（1∶320），抗 dsDNA、ANCA、AMA、AMA-M2 阴性。EBV-CA-EA-IgA：EB 病毒衣壳抗原 IgA 抗体 2.4（+）S/CO，EB 病毒早期抗原 IgA 抗体 2.2（+）S/CO。EB 病毒核酸、巨细胞病毒核酸均阴性。乙肝两对半：HBsAg、HBeAb、HBcAb 阳性，余阴性。HBV-DNA 1.03×10³U/mL。甲肝、丙肝、戊肝抗体均阴性。梅毒、艾滋病抗体均阴性。结核感染 T 细胞：结核分枝杆菌感染诊断试剂盒（QFT）阴性。

电子结肠镜：回肠末端见多发不规则溃疡灶；回盲瓣常开，回盲瓣、升结肠见多发小溃疡，散在分布，覆白苔；升结肠见数个息肉样隆起，大者约 2.0 cm×1.5 cm，表面分叶状，潮红，予黏膜下注射抬举并圈套器辅助下电凝电切治疗，创面予金属夹闭合；横结肠、降结肠、乙状结肠黏膜充血潮红，血管网模糊，皱襞变平，见散在白色瘢痕及息肉样增生；直肠黏膜基本正常（病例 4 图 1）。

肠镜活检组织病理学：回肠末端黏膜慢性炎伴活动性溃疡形成，少许腺体隐窝扭曲分支；升结肠黏膜慢性炎伴活动性溃疡形成，隐窝分支；升结肠切除息肉为绒毛状管状腺瘤；横结肠黏膜慢性炎伴糜烂，部分腺上皮呈绒毛状增生；降结肠黏膜慢性炎伴糜烂；直肠黏膜慢性炎伴糜烂及淋巴滤泡增生，隐窝萎缩；均未见肉芽肿形成（病例 4 图 2）。

小肠 MRE：回肠末端、回盲部、升结肠、横结肠、乙状结肠肠壁不规则增厚，DWI 呈高信号，ADC 呈低信号；回盲部及部分升结肠黏膜见不规则结节状隆起，增强后明显强化，部分呈分层样强化，肠周脂肪间隙欠清晰，肠周见多发淋巴结影，约 0.6 cm×0.8 cm。（病例 4 图 3）。

磁共振胰胆管造影（magnetic resonance cholangiopancreatography，MRCP）：肝内外胆管走行正常，见明显扩张，左肝内胆管为著，部分管壁均匀增厚并轻度强化，未见明显充盈缺损；胆囊增大，壁增厚并明显强化（病例 4 图 4）。

肝穿刺活检病理学：肝小叶结构存在；中央静脉约 7 个，点状坏死（+），碎样坏死（偶见），库普弗细胞增生（+），肝细胞、毛细胆管淤胆（–）；汇管区约 6 个，扩大（+），纤维组织增生（+），淋巴、单核细胞浸润（++）伴明显浆细胞浸润，可见胆管上皮萎缩、胆管上皮炎、个别缺失。免疫组化结果：HBsAg（++），CK7（胆管上皮 +），CD138（浆细胞 +），GS（中央静脉周围肝细胞 +）。符合原发性胆汁性胆管炎 Ⅱ 期合并慢性乙型肝炎病毒感染（病例 4 图 5）。

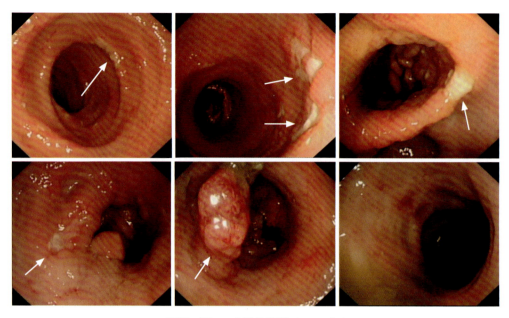

**病例 4 图 1　电子结肠镜（2019 年）**

回肠末端、回盲瓣、升结肠见多发不规则溃疡灶；升结肠见数个息肉样隆起，部分表面分叶状，潮红。其余结肠黏膜见瘢痕。

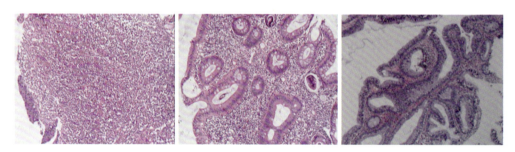

**病例 4 图 2　肠镜活检组织病理学（2019 年）**

回肠末段、升结肠、横结肠、降结肠、直肠黏膜慢性炎，隐窝扭曲分支。升结肠息肉绒毛状管状腺瘤。

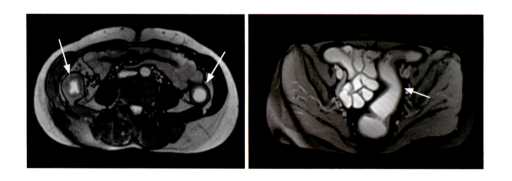

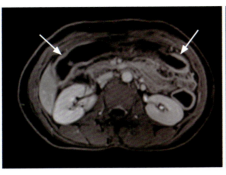
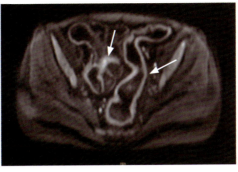

病例 4 图 3　小肠 MRE

回肠末端、回盲部、升结肠、横结肠、乙状结肠肠壁增厚、强化伴局部溃疡及息肉样改变，符合溃疡性结肠炎。

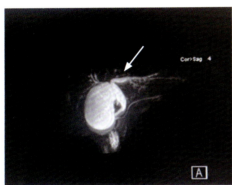
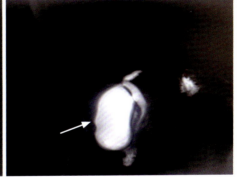

病例 4 图 4　MRCP

肝内外胆管明显扩张，左肝内胆管为著。胆囊增大，壁增厚并明显强化。

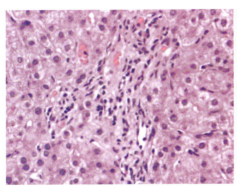
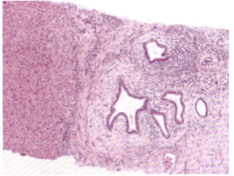

病例 4 图 5　肝穿刺活检病理学

肝小叶点状、碎样坏死，库普弗细胞增生，汇管区扩大，淋巴、单核细胞浸润伴浆细胞浸润，胆管上皮萎缩、胆管上皮炎。

## 二、诊疗经过

### （一）诊断

1. 溃疡性结肠炎（慢性复发型，E3，活动期，中度），伴升结肠绒毛状管状腺瘤

2. 原发性胆汁性胆管炎

3. 慢性乙型病毒性肝炎

### （二）治疗及转归

经过患者参与的多学科讨论，拟以下治疗方案：口服甲泼尼龙 32 mg［约 0.8 kg/（kg•d）］、硫唑嘌呤、恩替卡韦、熊去氧胆酸（750 mg/d）、益生菌等治疗。患者及家属拒绝英夫利西单抗治疗。

症状缓解后，激素逐渐减停，硫唑嘌呤加量至 100 mg/d［约 2.5 mg/（kg•d）］，继续抗乙肝病毒和熊去氧胆酸治疗。3 个月后大便每日 2～3 次，稀烂便，无血液和黏液。复查血常规 WBC 4.14×$10^9$/L，HGB 103 g/L，PLT 335×$10^9$/L。肝功能 ALP 188 U/L、GGT 106 U/L、CRP 正常、ESR 56 mm/h。此后定期复查肝功能：ALP 波动于 30～200 U/L、GGT 波动于 140～250 U/L，胆红素正常；CRP 正常，ESR 波动于 39～88 mm/h。半年后复查肠镜"未见明显缓解"。再次建议患者予英夫利西单抗治疗，患者因经济原因仍拒绝更换治疗方案。因患者使用硫唑嘌呤后白细胞在正常低限，且既往使用美沙拉嗪疗效欠佳，故未联合使用 5-ASA 类药物。

2022 年 4 月电子结肠镜：回肠末段黏膜可见黏膜多发充血红斑，活检质地软；回盲瓣固定，常开；全结肠黏膜明显充血水肿，呈弥漫性改变，其间可见多发糜烂及不规则浅溃疡，被白苔，结肠袋消失，肠管稍僵硬；升结肠、横结肠可见多发息肉样增生，表面潮红充血，升结肠及乙状结肠部分可见白色溃疡瘢痕，直肠黏膜病变稍轻，可见正常黏膜（病例 4 图 6）。肠镜活检组织病理学：回盲瓣、回肠末端、横结肠、乙状结肠、直肠黏膜慢性活动性肠炎，伴糜烂、隐窝分支、隐窝缩短，部分灶区见隐窝脓肿（病例 4 图 7）。

2022 年 4 月至 2022 年 12 月：患者同意更改为英夫利西单抗治疗，2022 年 4 月起予英夫利西单抗（300 mg/ 次）规律治疗，并熊去氧胆酸 500 mg/d、恩替卡韦抗病毒等。大便 1～2 次 / 日，成形，无便血。复查 CRP 正常，ESR 44 mm/h，肝功能：ALP 28 U/L，γ-GGT 165 U/L。

2022 年 12 月电子结肠镜：升结肠、横结肠及降结肠见多发息肉，大者位于升结肠，约 2.0 cm×1.0 cm，宽基，表面分叶状不平、潮红，少许黏苔（病例 4 图 8）。肠镜活检组织病理学：升结肠息肉镜下见腺上皮高级别上皮内瘤变，倾向癌变；

降结肠黏膜局灶腺上皮低级别上皮内瘤变（病例 4 图 9）。

暂停英夫利西单抗治疗，再次多学科讨论后强烈建议外科手术治疗，但患者及家属拒绝手术，自服美沙拉嗪 3 g/d 及中药、恩替卡韦抗乙肝病毒、熊去氧胆酸利胆。

2023 年 2 月复查电子结肠镜：回肠末段充血水肿，见多发小溃疡，回盲瓣常开固定；回盲部、升结肠、横结肠、降结肠、乙状结肠黏膜水肿呈颗粒样改变，血管纹理消失，见多发不规则溃疡及白色溃疡瘢痕，直肠病变较轻。于升结肠瘢痕处窄带成像内镜（narrow band imaging，NBI）观察见血管增粗，予活检，另于升结肠溃疡边缘处活检，横结肠、降结肠见多发息肉隆起，管壁增厚，僵硬感，黏膜表面粗糙，活检质地实（病例 4 图 10）。肠镜活检组织病理学：升结肠瘢痕处黏膜隐窝结构改变，部分隐窝腺体呈再生性修复改变；升结肠溃疡边黏膜慢性炎症，隐窝结构改变，部分隐窝腺体呈再生性修复改变；横结肠黏膜慢性炎症，隐窝结构改变，部分隐窝腺体呈再生性修复改变（病例 4 图 11）。

患者及家属仍拒绝手术，继续维持上述治疗方案。大便每日 2～3 次，糊状，偶有腹痛，体力尚可。2024 年 1 月再次动员行电子结肠镜检查：回肠末段黏膜未见明显溃疡，回盲瓣常开固定，肠腔变形，可见多发白色瘢痕形成；升结肠见散在充血水肿及息肉样增生；横结肠黏膜粗糙、潮红、不规则溃疡及肠腔狭窄，内镜加压可通过，黏膜触之易出血，活检质地软；乙状结肠黏膜可见散在丘状、盘状隆起，覆白色黏苔；其余黏膜可见散在瘢痕样改变（病例 4 图 12）。肠镜活检组织病理学：横结肠黏膜高级别异型增生伴癌变。升结肠黏膜慢性大肠炎伴管状绒毛状腺瘤形成（病例 4 图 13）。

MDT 团队反复与患者及家属们沟通并强烈建议外科手术，家属商议后同意，但患者态度坚决，仍拒绝手术治疗。

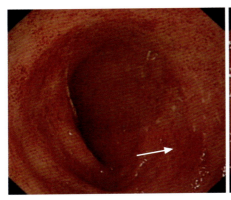
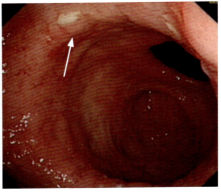

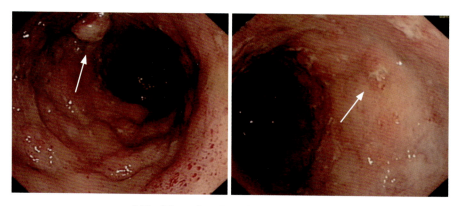

**病例 4 图 6　电子结肠镜（2022 年 4 月）**

回肠末段黏膜多发充血红斑；全结肠黏膜明显充血水肿，多发糜烂及不规则浅溃疡，结肠袋消失，肠管稍僵硬。升结肠、横结肠可见多发息肉样增生。

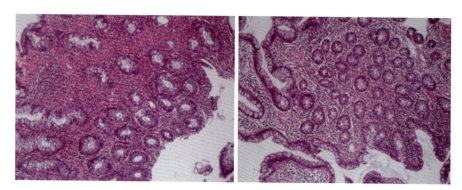

**病例 4 图 7　肠镜活检组织病理学（2022 年 4 月）**

回肠末端及结肠黏膜慢性活动性肠炎，伴糜烂、隐窝分支及缩短，隐窝脓肿。

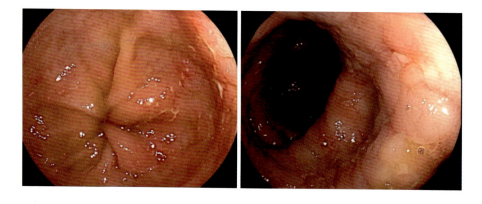

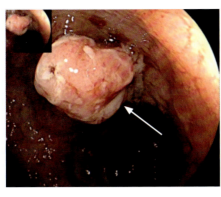
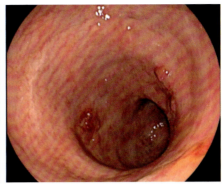

**病例 4 图 8　电子结肠镜（2022 年 12 月）**

回肠末段多发小溃疡；全结肠散在溃疡及大量白色溃疡瘢痕。升结肠、横结肠及降结肠见多发息肉隆起，表面分叶状、潮红。

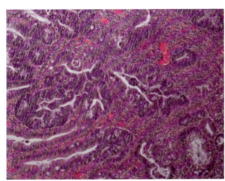
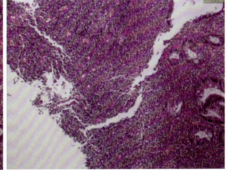

**病例 4 图 9　肠镜活检组织病理学（2022 年 12 月）**

升结肠息肉腺上皮高级别上皮内瘤变，倾向癌变。回肠末端、回盲部、横结肠黏膜慢性炎伴糜烂、溃疡，隐窝分支。

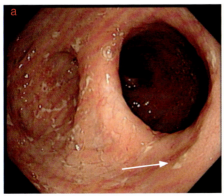
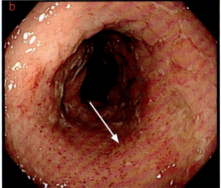

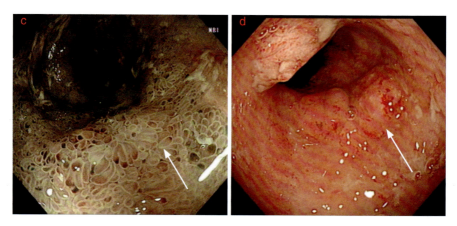

**病例 4 图 10　电子结肠镜（2023 年 2 月）**

回肠末段多发小溃疡，结肠黏膜水肿，多发不规则溃疡及瘢痕；升结肠 NBI 见血管增粗（图 c），横结肠、降结肠多发息肉隆起，管腔僵硬。

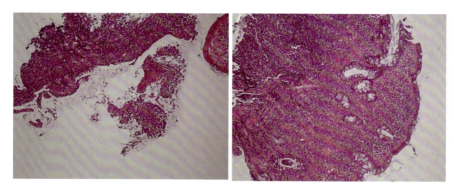

**病例 4 图 11　肠镜活检组织病理学（2023 年 2 月）**

升结肠、横结肠黏膜隐窝结构改变，隐窝腺体呈再生性修复改变。

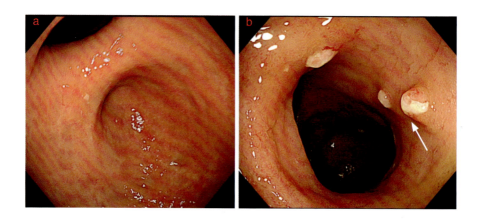

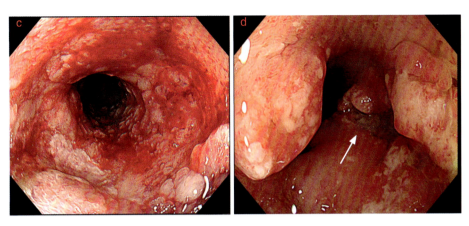

**病例4图12　电子结肠镜（2024年1月）**

升结肠散在息肉样增生（图b）；横结肠黏膜粗糙、潮红、不规则溃疡及肠腔狭窄，黏膜易出血（图c）；乙状结肠散在丘状、盘状隆起，覆白色黏苔（图d）。

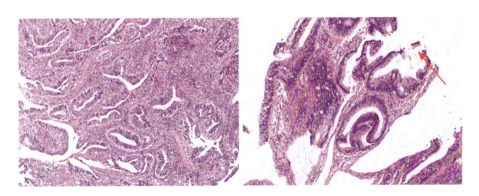

**病例4图13　肠镜活检组织病理学（2024年1月）**

横结肠黏膜高级别异型增生伴癌变。升结肠黏膜慢性大肠炎伴管状绒毛状腺瘤。

最后诊断：①溃疡性结肠炎（慢性复发型，E3，活动期，中度），大肠腺上皮高级别上皮内瘤变伴癌变；②原发性胆汁性胆管炎（Ⅱ期）；③慢性乙型病毒性肝炎。

### 三、病例讨论

病例特点：中年女性，48岁，慢性病程15年，以腹泻、便血为主要表现，后期伴有腹痛。溃疡性结肠炎诊断明确，同时有倒灌性回肠炎、原发性胆汁性胆管炎，近期出现大肠多点（如升结肠、横结肠）黏膜腺上皮低级别上皮内瘤变、高级别上皮内瘤变和癌变。

溃疡性结肠炎合并淤胆性肝功能损害表现，以ALP及γ-GGT升高为主，需警惕合并肠外肝脏表现,多见原发性硬化性胆管炎,但本案例 MRCP 检查仅见胆管扩张,而原发性硬化性胆管炎诊断的金标准为 MRCP 或经内镜逆行胰胆管造影(endoscopic retrograde colangiopancreatography,ERCP)见到不规则的肝内外胆管狭窄,呈串珠样改变。目前诊断原发性硬化性胆管炎(PSC)依据不足。结合肝穿病理见汇管区浆细胞浸润,胆管上皮萎缩、胆管上皮炎表现,可诊断原发性胆汁性胆管炎,且 ANA 阳性,IgM、IgG 升高亦符合原发性硬化性胆管炎改变。随病程进展胆管炎是否会演变成 PSC,仍需进一步随访。PSC 是溃疡性结肠炎肠外表现累及肝脏时的重要表现,更易发生在广泛性结肠炎、倒灌性回肠炎或直肠豁免的患者中。治疗上可予小剂量熊去氧胆酸[15～20 mg/(kg•d)]改善肝功能指标,但并不能改善组织学进展和疾病预后,必要时可考虑肝移植。

溃疡性结肠炎发生结直肠癌的风险较一般人群增加,风险与病程、病变范围及持续存在的炎症活动相关,若同时合并 PSC 结直肠癌风险更高,胆管癌的风险亦增加。对于病程 8 年以上,广泛结肠受累,且合并肝胆受累者,更应加强结肠黏膜上皮内瘤变甚至癌变的监测,至少进行每年 1 次的电子结肠镜检查。电子结肠镜检查时应注意识别增生性和异常形态的病变,并进行有针对性的活检。溃疡性结肠炎中的大多数肿瘤可以通过标准或高清白光内镜检查识别出来。若溃疡性结肠炎已发生异型增生,根据内镜下异型增生的数量及部位,若内镜下能被完全切除,则不必行全结肠切除术。若溃疡性结肠炎异型增生不能切除或呈多灶性时,应接受全结肠切除术。

在本病例中,溃疡性结肠炎疾病的评估为中度,活动期,病程中加重或缓解交替存在。在治疗方面,对于轻中度广泛结肠型溃疡性结肠炎,可予足剂量美沙拉嗪(≥2.4 g/d)诱导缓解,并维持治疗。中重度溃疡性结肠炎或经规范美沙拉嗪治疗后仍不能缓解者,国内外指南和共识意见均建议予系统性糖皮质激素或抗肿瘤坏死因子单抗诱导缓解,此外亦可考虑新型生物制剂如维得丽珠单抗、乌司奴单抗或小分子 JAK 抑制剂等。在维持缓解治疗上,可予硫唑嘌呤类免疫抑制剂或原诱导缓解的生物制剂继续维持,而不推荐美沙拉嗪、糖皮质激素等用于维持治疗。

## 四、体会

1.溃疡性结肠炎患者的血清 γ-GGT、AKP 水平升高是怀疑肝胆疾病的重要线索。

2. 长病程、广泛结肠受累的溃疡性结肠炎、或者合并原发性胆汁性胆管炎或原发性硬化性胆管炎的溃疡性结肠炎患者，结肠上皮内瘤变甚至癌变的风险明显增高，此类患者应接受密切的电子结肠镜监测，及早发现癌变。

3．中重度溃疡性结肠炎的治疗依靠单纯美沙拉嗪单药治疗效果欠佳，应考虑尽早启动生物制剂治疗。

（郑玮玮　陈金通　王承党）

# 参考文献

[1] 中华医学会消化病学分会炎症性肠病学组，中国炎症性肠病诊疗质量控制评估中心 . 中国溃疡性结肠炎诊治指南（2023 年·西安）[J]. 中华炎性肠病杂志，2024，08（01）：33-58.

[2] Raine T, Bonovas S, Burisch J, et al.ECCO guidelines on therapeutics in ulcerative colitis：medical treatment[J].J Crohns Colitis, 2022, 16（1）：2-17.

[3] Rubin DT, Ananthakrishnan AN, Siegel CA, et al.ACG clinical guideline：Ulcerative colitis in adult[J].Am J Gastroenterol, 2019, 114（3）：384-413.

[4] Feuerstein JD, Isaacs KL, Schneider Y, et al.AGA clinical practice guidelines on the management of moderate to severe ulcerative colitis[J].Gastroenterology, 2020, 158（5）：1450-1461.

[5] 中华医学会肝病学分会 . 原发性胆汁性胆管炎的诊断和治疗指南（2021）[J]. 中华内科杂志，2021，60（12）：1024-1037.

# 病例 5　反复肛周肿痛、溢脓、大便异常

## （一）基本资料

患者男性，19 岁，因"反复肛周肿痛、溢脓伴排便异常 7 年余"于 2017 年 11 月 29 日收住我科。

现病史：患者 7 年余前无明显诱因出现反复脐周阵发性胀痛，不剧烈，与饮食、大便无关，大便每日 1～2 次，糊状，偶有少许黏液和血丝；同时出现肛周疼痛、皮肤肿胀发红，间断溢脓，偶有低热（具体不详）。多次就诊当地某二甲级医院，查电子肠镜提示"结直肠、肛管多发不规则溃疡（具体不详）"，盆腔磁共振提示"肛缘左侧肛瘘伴会阴部脓肿形成"，诊断为"复杂性肛瘘、会阴部脓肿、炎症性肠病可能"。多次给予肛瘘切开、挂线，抗感染、高锰酸钾温水坐浴、调节肠道菌群等治疗。肛周肿痛、溢脓有缓解，但创面愈合缓慢，且反复发作，仍有时脐周隐痛，大便每日 2 次，糊状，偶有少许黏液、血丝，为明确诊断和治疗收住院。病程中无恶心、呕吐，无尿频、尿急、尿痛，无皮疹、盗汗，无口腔溃疡、关节肿痛等。精神、睡眠、食欲尚可，小便正常，发病第 1 年体重减轻约 12 kg，之后体重未见变化。

其他病史：平素健康，大便每日 1 次，正常；否认急性阑尾炎等病史；未婚、未育；家族史无特殊。

## （二）体格检查

体温 38℃，脉搏 125 次/分，呼吸 19 次/分，血压 105/73 mmHg，体重 27 kg，BMI 13.39。神志清醒，消瘦外观、贫血面容，黏膜色泽苍白；全身浅表淋巴结未触及肿大。双肺呼吸音清，未闻及干湿性啰音。心律齐，各心瓣膜听诊区未闻及杂音。腹凹陷，腹软，左下腹部压痛，无反跳痛，肝脾未触及，肝区叩痛，移动性浊音阴性，肠鸣音 3 次/分。会阴部见一脓肿表面破溃，见脓性分泌物，触痛明显。肛门指诊：肛缘无肿物，截石位 1 点、7 点、9 点位肛缘外可见陈旧性手术瘢痕，触之有条索状肿物通及肛内，指套退出无染血；四肢肌力、肌张力正常，双侧膝腱、跟腱反射正常，双侧 Babinski 征阴性。

## （三）辅助检查

血常规：WBC $8.68\times10^9$/L，N% 74.6%，HGB 86 g/L（正常参考值 130～175 g/L），PLT $689\times10^9$/L；粪便常规：白细胞（2+），粪隐血（+），粪便钙卫蛋白阳性；尿

常规正常；CRP 77.31 mg/L、PCT 0.10 ng/mL、ESR 41 mm/h；D-D 0.37 mg/L；血液生化：TB 5.3 μmol/L（正常参考值 0 ~ 26.0 μmol/L），ALB 29 g/L，ALT 7 U/L，AST 10 U/L，CREA 38.0 μmol/L，GFR-EPD 114.49 mL/min。NUDT15 CT 基因型（野生型）。小肠杯状细胞 IgG 抗体阳性、胰腺腺泡细胞 IgA 抗体阳性、酿酒酵母菌 IgG 抗体弱阳性；抗核抗体、抗核抗体谱、抗 dsDNA 均阴性。粪便艰难梭菌抗原和毒素均阳性；结核感染 T 细胞检测及结核抗体阴性；粪细菌培养阴性。肛周分泌物细菌培养大肠埃希菌生长。

电子胃镜：浅表性胃炎（2 级）。电子回结肠镜：回肠末段未见明显异常；唇型回盲瓣，全结肠及直肠见弥漫性不规则溃疡，覆脓苔，周围可见结节状增生、活检质软，肛管可见不规则溃疡，覆白苔，周围黏膜充血水肿；溃疡病灶之间可见正常黏膜（病例 5 图 1）。

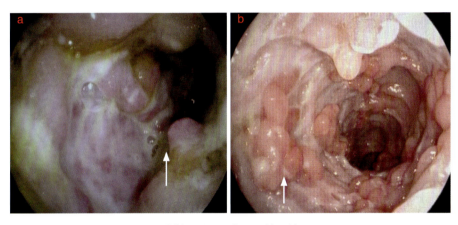

**病例 5 图 1　电子回结肠镜**

结肠不规则溃疡，覆脓苔（a），结肠及直肠结节状增生（b）。

肠镜活检组织病理学：结肠黏膜慢性炎症改变，黏膜上皮细胞形态大致正常，黏膜固有层充血、水肿血管壁变性，肿胀、均质化，小血管内、外见较多中性粒细胞浸润，个别小血管内见白色血栓（病例 5 图 2）。

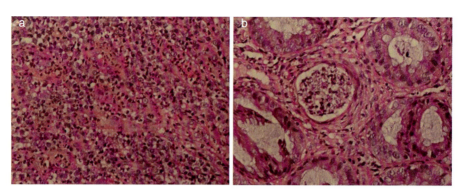

**病例5图2　肠镜活检组织病理学**

结肠黏膜慢性炎症改变（a），个别小血管内白色血栓（b）。

胃肠道彩色超声：降结肠管壁全程增厚（最厚约 0.88 cm）、回声降低，管壁层次结构不清，肠管僵硬、蠕动差，CDFI 显示肠壁上见条状分支状血流信号；肠周见多个稍低回声结节，大者约 1.03 cm×0.68 cm，界清、内回声欠均（病例5图3）。

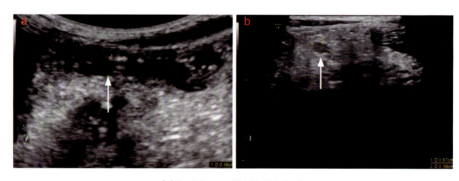

**病例5图3　胃肠道彩色超声**

降结肠管壁增厚、回声减低（a），肠周低回声结节（b）。

经直肠肛周彩超：肛周见多发片状低回声区与肛管相通，内见较丰富的彩色血流信号；膀胱截石位肛门 12 点、6 点、7 点方向多发条索低回声，穿过外括约肌，可见点状彩色血流（病例5图4）。

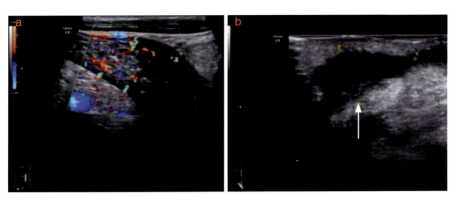

**病例 5 图 4　经直肠肛周彩超**

肛周条索状低回声，点状彩色血流（a），肛周多发片状低回声区与肛管相通（b）。

小肠磁共振平扫＋增强：回盲部、升结肠、横结肠、降结肠、乙状结肠多发节段性肠壁增厚，较厚处径约 1.0 cm，黏膜表面呈结节状隆起，并多发溃疡，呈稍长 $T_1$ 稍长 $T_2$ 异常信号，DWI 呈高信号，ADC 呈低信号，增强扫描呈明显不均匀强化，局部肠腔稍变窄，周围脂肪间隙模糊，脂肪间隙内另见多发肿大淋巴结影，增强扫描明显强化；小肠未见明显局限性增厚；肠系膜血管显示良好，管腔通畅；未见腹水征（病例 5 图 5）。

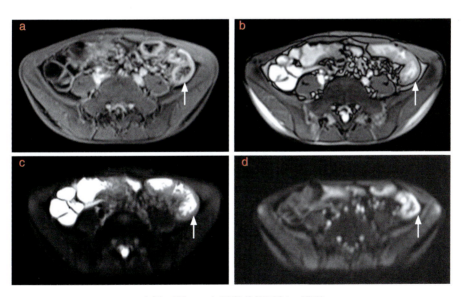

**病例 5 图 5　小肠磁共振平扫 + 增强**

结肠多发节段性增厚，$T_1$ 呈高信号（a），$T_2$ 呈低信号（b、c），DWI 呈高信号（d）。

## 二、诊疗经过

### （一）诊断

1. 克罗恩病（A1L2B1p，克罗恩病疾病活动指数评分 251 分，中度活动期），复杂性肛瘘并肛周脓肿

2. 艰难梭菌感染

3. 重度营养不良

### （二）治疗及转归

经患者参与的多学科讨论后，拟定治疗方案：①一般治疗：高锰酸钾坐浴、全肠内营养；②抗感染治疗：美罗培南抗感染，针对合并艰难梭菌感染，加用甲硝唑口服治疗；③择期生物制剂治疗：经过上述治疗后 1 周，肛周分泌物明显减少，大便次数每日 1 次，仍不成形，无再发热。2 周后开始接受英夫利西单抗（200 mg/ 次）治疗，并逐渐恢复饮食。

在英夫利西单抗治疗期间规则随访、复查，治疗后第 30 周（2018 年 7 月），无腹痛、腹胀，大便每日 1 次，多为黄色成形便，肛瘘已愈合，体重增加 8 kg，克罗恩病疾病活动指数评分 76 分。复查 CRP 1.26 mg/L，ESR 11 mm/h；粪便钙卫蛋白弱阳性。英夫利西单抗浓度为 2.28 μg/mL，英夫利西单抗抗体（+）。复查电子回结肠镜（2018 年 7 月 12 日）：回肠末段见多发淋巴滤泡增生，回盲瓣呈唇样，全结肠见多发的、大小不等的、半球形及指状息肉样隆起，活检质地软，未见糜烂、溃疡等；直肠黏膜基本正常（病例 5 图 6）。

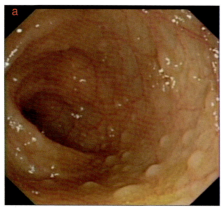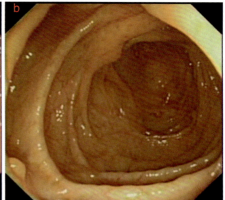

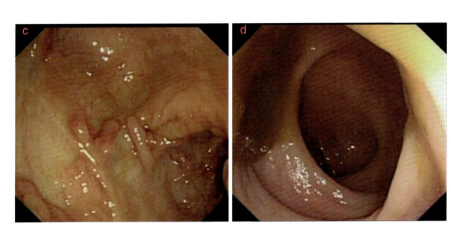

**病例 5 图 6　电子回结肠镜**

回肠末段见多发淋巴滤泡增生（a），结肠多发息肉样改变（b、c），直肠基本正常（d）。

小肠 MRE 增强：与 2017 年 12 月 6 日旧片对比，回盲部、升结肠近段、横结肠、降结肠、乙状结肠多发节段性肠壁稍增厚，较前明显减轻，呈稍长 $T_1$、稍长 $T_2$ 异常信号，DWI 呈高信号，ADC 呈低信号，增强扫描呈明显不均匀强化，周围脂肪间隙显示较前清楚，脂肪间隙内另见多发肿大淋巴结影，增强扫描明显强化，较前相仿；小肠未见明显局限性增厚；肠系膜血管显示良好，管腔通畅；肛门左侧括约肌内见一管状长 $T_1$、长 $T_2$ 异常信号，增强后边缘强化；肛周右侧皮下见片状长 $T_2$ 异常信号，增强后明显强化（病例 5 图 7）。

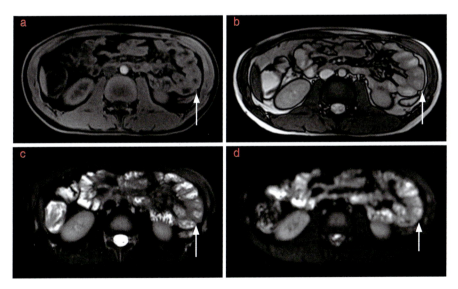

**病例 5 图 7　小肠 MRE 增强**

结肠多发节段性增厚较前明显减轻，$T_1$ 呈稍长信号（a），$T_2$ 呈稍长信号（b、c），DWI 呈高信号（c）。

复查胃肠道超声（2018年7月14日）：乙状结肠管壁稍增厚（最厚约0.54 cm），管壁层次结构显示欠清，肠管蠕动较差，CDFI提示壁上见条状分支状血流信号（病例5图8）。

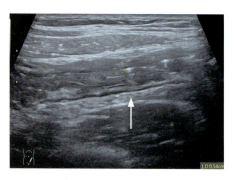

**病例5图8　胃肠道超声**

乙状结肠管壁稍增厚。

复查经直肠肛周彩超（2018年7月14日）：肛周见条状低回声区，内未见明显血流信号。膀胱截石位1点处见一条状低回声区从肛周穿过内外括约肌达黏膜层，内未显示明显血流信号（病例5图9）。

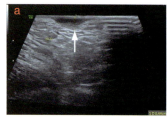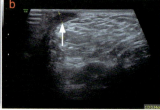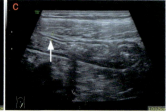

**病例5图9　经直肠肛周彩超**

肛周条状低回声区0.44 cm（10～11点）（a），肛周条状低回声区0.34 cm（1～2点）（b），距肛缘3 cm处膀胱截石位1点处可见一条状低回声区从肛周穿过内外括约肌达黏膜层（c）。

综合评估考虑已经达到黏膜愈合，因英夫利西单抗血药浓度偏低，故进行优化治疗，调整为英夫利西单抗＋硫唑嘌呤治疗。继续随访、定期复查。

初诊时小肠未发现明显病变，故判定为L2型，随访过程中电子回肠镜发现回肠末端有滤泡样改变，病理提示慢性炎症，因此，最后诊断：克罗恩病（A1L3B1p，中度活动期），复杂性肛瘘并肛周脓肿；艰难梭菌感染；重度营养不良。

## 三、病例讨论

本病例特点：患者年轻男性，慢性病程，以反复肛周肿痛、溢脓、排便异常、腹痛为主要表现，病初有贫血、低蛋白血症、消瘦等营养不良表现。综合内镜、影像学、病理等，临床诊断：克罗恩病（A1L3B1p）、复杂性肛瘘并会阴部脓肿、艰难梭菌感染和重度营养不良。

本病需要与各种病原的肠道急性和慢性感染、肠道淋巴瘤、血管炎相关结肠病变及白塞病等进行鉴别。特别是本病例患者的病理学发现："结肠黏膜慢性炎症改变，上皮隐窝结构尚可，表现为固有层充血水肿，小血管内外见炎症细胞浸润，部分可见血管壁变性，内见小血栓形成"，需要与肠白塞病或缺血性结肠炎等进行鉴别。该患者缺乏口腔溃疡、生殖器溃疡和皮肤、眼病变等表现，内镜表现明显不同于白塞病。白塞病的肠道溃疡的边缘清晰，多数呈圆形或类圆形，一般溃疡的数量小于 5 个或单发，其中以回盲部或回肠末段的孤立、边界清晰、底部相对平坦且洁净的深大溃疡最为典型。值得指出的是，炎症性肠病患者在活动期可能存在高凝状态，有可能因为微循环缺血加重克罗恩病的内镜表现；肠道感染（如艰难梭菌感染、巨细胞病毒感染、EB 病毒感染等）也会加重肠道的溃疡。

存在肠道感染和（或）其他部位感染者，应及时进行积极的抗感染治疗。获得患者认可的、规范化的营养治疗对于克罗恩病的治疗至关重要，不仅能改善患者的营养状态，而且有助于促进肠道溃疡的愈合，对于儿童患者的疗效比较突出，对成年克罗恩病患者也是有益的，必要时可以进行全肠内营养治疗。因此，所有初诊的克罗恩病患者都要进行感染筛查、营养风险评估和心理学评估。

对于有高危因素的患者，如发病年龄低、病变范围广泛、合并肛周病变、有肠外表现、曾经有肠道手术等，建议早期使用生物制剂治疗。在使用生物制剂治疗的过程中进行严密、规范的随访和监测十分重要，既要关注药物的疗效，也要关注药物的不良反应。英夫利西血药浓度的被动监测或者主动监测，可以个体化选择。近年来，推荐在抗肿瘤坏死因子单克隆抗体制剂治疗的同时，常规联合免疫抑制剂（如硫唑嘌呤）治疗。当达到黏膜愈合之后，继续原来的方案继续维持治疗，是否可以延长英夫利西的用药间隔或者停药，目前没有专家共识，鉴于克罗恩病的病程特点，都是推荐继续维持治疗以达到维持缓解，避免疾病反复发作。

## 四、体会

1. 当患者出现排便异常、肛周病变、体重下降、贫血等表现时，应及时进行相关检查，以早期诊断克罗恩病。

2. 克罗恩病的治疗应个体化，并注意随访，进行疗效和安全性监测，必要时及时进行优化治疗。如果使用抗肿瘤坏死因子单克隆抗体治疗，常规推荐联合硫唑嘌呤等免疫抑制剂治疗。

（陈 威 陈金通 刘益娟 王承党）

# 参考文献

[1]Macaluso FS，Papi C，Orlando A，et al.Use of biologics for the management of Crohn's disease：IG-IBD clinical guidelines based on the GRADE methodology[J].Digestive and liver disease：official journal of the Italian Society of Gastroenterology and the Italian Association for the Study of the Liver，2023.

[2]Singh S，Murad MH，Fumery M，et al.Comparative efficacy and safety of biologic therapies for moderate-to-severe Crohn's disease：a systematic review and network meta-analysis[J].The lancet. Gastroenterology & hepatology，2021，6（12）：1002-1014.

[3]中国炎症性肠病诊疗质控评估中心，中华医学会消化病学分会炎症性肠病学组.生物制剂治疗炎症性肠病专家建议意见[J].中华消化杂志，2021，41（6）：366-378.

[4]Torres Joana，Bonovas Stefanos，Bonovas Stefanos，et al.ECCO guidelines on therapeutics in Crohn's disease：Medical treatment[J]. Journal of Crohn's & colitis，2020，14（1）：4-22.

[5]中华医学会消化病学分会炎症性肠病学组.中国消化内镜技术诊断与治疗炎症性肠病的专家指导意见[J].中华炎性肠病杂志，2020，4（4）：283-291.

[6]克罗恩病肛瘘共识专家组.克罗恩病肛瘘诊断与治疗的专家共识意见[J].中华炎性肠病杂志，2019，3（2）：105-110.

[7]中华医学会消化病学分会炎症性肠病学组，中国炎症性肠病诊疗质量控制评估中心.中国克罗恩病诊治指南（2023年·广州）[J].中华炎性肠病杂志，2024，08（01）：2-32.

# 病例 6 "腹部包块"外科手术后 14 年发生腹腔脓肿

## 一、病历摘要

### （一）基本资料

患者男性，57 岁，因"反复腹痛、排便异常 18 年余，再发 2 个月余"于 2022 年 8 月 19 日收住我科。

现病史：患者 2004 年起无明显诱因反复出现脐周及右侧腹部闷痛，程度轻，尚可忍受，无向他处放射，大便每日 3～4 次，黄色、稀烂，偶含黏液血便，有排便不尽感，腹痛与排便关系欠明确。外院多次肠镜："回盲部、直肠黏膜慢性溃疡性炎症"。症状反复发作，未规律诊治。2008 年 12 月出现脐周皮肤红肿、疼痛，随后自行破溃，排出脓血，就诊当地某二甲医院，查脐瘘管造影提示"脐肠瘘"；肠镜提示"慢性结肠炎"；腹部 CT 平扫："脐肠瘘、右中腹占位（来源于小肠可能）"，遂行外科手术治疗，术中见："右中腹部包块为横结肠、回肠末端纠集粘连成团，约 8 cm×8 cm×6 cm，累及距回盲部 8 cm 开始约 100 cm 的回肠，该'肿物'与脐下方的腹前壁粘连，脐部瘘管直接通入团块中心；横结肠中段对系膜缘处受累，局部小穿孔"，遂行"受累肠段、回盲部、横结肠局部楔形切除术"。术后病理诊断："小肠-横结肠克罗恩病，伴肠管狭窄、慢性溃疡穿孔、肠粘连；部分小肠黏膜上皮低级别上皮内瘤变，肠腺幽门腺化生；慢性阑尾炎"。出院后未规范随访，自行不规律口服"柳氮磺吡啶"，仍反复腹痛，性质与术前基本相似，大便 1 次/日，黄色、糊状，无自觉消瘦。2019 年 10 月右腹持续性痛，无法缓解，大便每日 1 次，黄色、糊状，有黏液，再次就诊当地某二甲医院，查腹部彩超发现"右侧腹肠管壁局限性增厚"；胃镜提示"十二指肠多发溃疡，慢性浅表性胃炎"；肠镜提示"右半结肠切除术后，回肠末段狭窄、直肠糜烂"。考虑"克罗恩病"，予"美沙拉嗪 1.0 g 3 次/日，硫唑嘌呤 50 mg 1 次/日"治疗，未使用生物制剂（如英夫利西单抗等）治疗。偶发右侧腹部闷痛，程度可忍受。2022 年 6 月右侧腹痛加重，并该部位腹壁肿胀、压痛，大便 1 次/日，软，无发热。当地某二甲医院查全腹 CT 提示："胆囊、胆囊管结石；肠道术后改变，右侧腰部及右侧腹壁炎症并右侧腹壁脓肿形成"，予"抗感染"等治疗后无明显好转，遂收入我科。病程中无畏冷、发热，无咳嗽、咳痰、咯血、盗汗，无关节痛、口腔溃疡、皮疹、肛周病变等。目前精神、食欲、睡眠尚可，小便正常，半年来体重减轻 2.5 kg。

其他病史：无阑尾炎史、无结核接触史、无烟酒史等。

## （二）体格检查

体温 36.5℃，脉搏 77 次／分，呼吸 19 次／分，血压 101/72 mmHg，BMI 19.17。神志清楚，双肺呼吸音清，未闻及干湿性啰音。右侧腹肌稍紧张，右侧腹部压痛，可疑反跳痛，脐周偏右可触及一大小约 3 cm×3 cm 包块，边界清晰，质地软，轻触痛，移动度可。右侧腰部可触及一大小约 5 cm×6 cm 包块，边界尚清楚，质地偏硬，有触痛。肝脾未触及，移动性浊音阴性，肠鸣音 3 次／分。肛门指诊：肛缘无肿物，肛门括约肌紧张度适中，直肠壁光滑，未触及肿物，指套退出无染血。双下肢无水肿，足背动脉搏动存在。

## （三）辅助检查

血常规：WBC 7.71×10⁹/L，N% 78.6%，HGB 114 g/L，PLT 428×10⁹/L。尿常规未见明显异常。粪便常规：白细胞（−），隐血（＋），粪便钙卫蛋白阳性（≥60 μg/g）。常规生化全套：ALB 29.1 g/L，Ca 2.02 mmol/L，GLOB 41.9 g/L，余未见明显异常。CRP 77.90 mg/L，PCT ＜ 0.04 ng/mL，ESR 58 mm/h。结核感染 T 细胞检查阴性。IgG4、ANA、抗 dsDNA 抗体、ANCA、ANA 谱均正常；肿瘤指标（PSA、CEA、AFP、CA125、CA153、CA199）均正常；FG 4.67 g/L、D−D 0.98 mg/L（正常参考值 0 ～ 0.55 mg/L）；总 IgE 测定正常。

腹腔穿刺脓液真菌培养＋药敏：白念珠菌；粪真菌培养鉴定＋药敏：白念珠菌；腹腔穿刺脓液细菌培养＋药敏、血细菌培养＋药敏、粪细菌培养、粪便找阿米巴、粪便艰难梭菌抗原和毒素测定均阴性。乙型肝炎病毒、丙型肝炎病毒、艾滋病病毒、梅毒相关标志物均阴性。

全腹部 CT 平扫：升结肠及十二指肠管壁明显增厚并周围渗出性改变，累及周围腹壁肌肉及皮下，周围多发小淋巴结；胆囊多发结石（病例 6 图 1）。

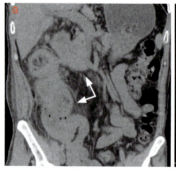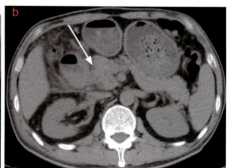

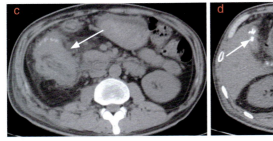
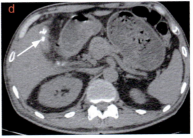

**病例 6 图 1  全腹部 CT 平扫**

a～c：升结肠及十二指肠管壁明显增厚并周围渗出；d：胆囊结石。

胃肠道彩超检查：肠切除术后，残余的右半结肠、右下腹一段空肠、新回肠末段、回肠－结肠吻合口周围肠壁节段性增厚、多发溃疡接近新回肠末段小肠扩张，新回肠末段－回肠肠间瘘、新回肠末端－吻合口－前腹壁瘘、新回肠末段－后腹壁瘘。右腰部可见多发相通的无回声包块，大者范围分别约 6.01 cm×2.68 cm、4.75 cm×2.71 cm、4.95 cm×3.07 cm，界欠清，内部见点状回声蠕动，CDFI 提示其内未见血流信号，上述无回声区与新回肠末端间见条状低回声区相连。经直肠肛管直肠彩超：低位直肠及肛管未见明显异常声像。

电子胃十二指肠镜检查：浅表性胃炎；球降交界略狭窄，镜身稍微加压可通过，前壁近大弯侧见一线样溃疡（A2 期），约 3mm，无苔，周围黏膜充血（病例 6 图 2）。胃镜活检组织病理学：胃窦黏膜慢性炎症（++）、球部黏膜局灶活动性炎。电子结肠镜检查：①升结肠肿物：肠镜循腔进镜达升结肠近肝曲，见一巨大肿物，无法窥视全貌，表面分叶，部分潮红，基底部见多发白色裙带，肠腔狭窄，内镜无法通过。肿物对侧另见一片状黏膜隆起，表面多发息肉样增生，基地大范围白色裙带；②直肠多发息肉：直肠黏膜下血管纹理紊乱，见 2 枚增生样息肉，3～4 mm，未见糜烂、溃疡（病例 6 图 3）。肠镜活检组织病理学：升结肠活检组织镜下见黏膜糜烂、炎性肉芽组织形成，腺体轻度异型增生；直肠黏膜活检组织符合增生性息肉（病例 6 图 4）。

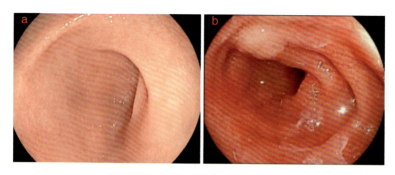

**病例 6 图 2　电子胃十二指肠镜检查**

a：浅表性胃炎；b：球降交界略狭窄，前壁近大弯侧溃疡（A2 期）。

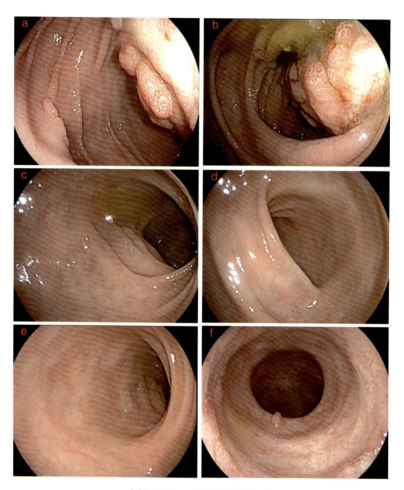

**病例 6 图 3　电子结肠镜检查**

a、b：升结肠近肝曲巨大肿物，肠腔狭窄，肿物对侧片状黏膜隆起，表面多发息肉样增生；
c～e：横结肠、降结肠、乙状结肠黏膜基本正常；f：直肠血管纹理紊乱、2 枚增生样息肉。

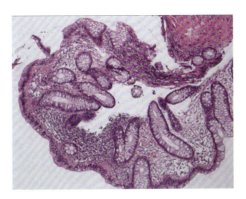

**病例 6 图 4　肠镜活检组织病理学**

（升结肠）黏膜糜烂、炎性肉芽组织形成，腺体轻度异型增生。

## 二、诊疗经过

### （一）诊断

1. 克罗恩病（A3L3+L4B2+B3，中度活动期，克罗恩病疾病活动指数评分 282 分），伴：肠狭窄、肠瘘、腹腔感染（右侧腰部脓肿）、营养不良（轻度贫血、低蛋白血症、低钙血症）

2. 十二指肠溃疡（A2）伴球降结合部狭窄

3. 胆囊结石

4. 手术后状态（右半结肠切除术后）

### （二）治疗及转归

经患者参与的多学科讨论，拟治疗方案如下：①营养支持："肠内营养混悬液（百普力）500 ～ 1000 mL 1 次 / 日"全肠内营养治疗、补充白蛋白；②抗感染治疗：予"美罗培南（2022 年 8 月 9 日至 2022 年 9 月 8 日）""头孢地尼（2022 年 9 月至 2022 年 12 月）"静脉抗感染，另外辅予"甲硝唑（2022 年 8 月 26 日至 2022 年 9 月 5 日）"冲洗局部脓腔；③脓肿穿刺置管引流：于 2022 年 8 月 24 日、2022 年 9 月 1 日行"超声引导下右腰部脓肿穿刺置管术"；④控制原发病：沙利度胺片 25 mg 2 次 / 日（2022 年 9 月 10 日起）；⑤待感染控制、一般状况改善后择期行外科手术或生物制剂治疗。

治疗 1 个月后（2022 年 9 月）症状明显缓解，查体腹部包块较前减小（脐周偏右包块缩小至约 1 cm×2 cm，右侧腰部包块缩小至约 5 cm×2 cm），复查血常规：WBC 5.21×10⁹/L，N 3.45×10⁹/L，HGB 119 g/L，PLT 256×10⁹/L。CRP、PCT：正常。ESR 40.00 mm/h。彩超：右侧腰部探及数个低回声不均区，大者范围约 5.7 cm×2.1 cm，界尚清，形态不规则，内未见明显无回声区，可见引流管回声，CDFI 提示其内见少许血流信号。

治疗后病情明显好转，继续"头孢地尼"抗感染、部分肠内营养治疗、控制原发病治疗，拟待脓肿消退后择期予手术或生物制剂治疗。

2022 年 12 月脓肿再发，表现为右侧腰部隆起泛红，皮温高，按压稍感疼痛，查体腹稍紧张，右侧腹部压痛，可疑反跳痛，右侧腰部可触及一大小约 8 cm×4 cm 包块，边界尚清楚，质地偏硬，肠鸣音 3 次 / 分。复查炎症活动、脓肿较前增大：血常规：WBC 8.79×10⁹/L，N 6.29×10⁹/L，HGB 128 g/L，PLT 269×10⁹/L，CRP 89.30 mg/L，PCT 正常，ALB 31.7 g/L。胃肠道彩超：右腰部可见多发相通的无回声包块，大者范围分别约 4.55 cm×2.55 cm、3.06 cm×2.78 cm、4.49 cm×2.28 cm（4 个月前大小：6.01 cm×2.68 cm、4.75 cm×2.71 cm、4.95 cm×3.07 cm），界欠清，内部见点状回声蠕动，CDFI 提示其内未见血流信号，上述无回声区与新回肠末端间见条状低回声区相连。小肠磁共振仍见升结肠、十二指肠管壁明显增厚，并周围渗出性改变（病例 6 图 5）。

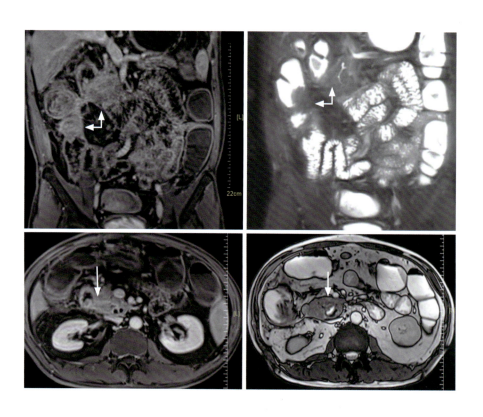

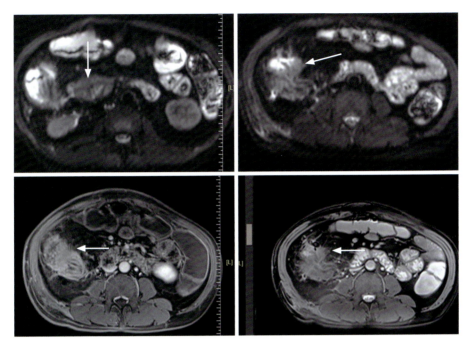

**病例 6 图 5 2022 年 12 月 8 日小肠磁共振平扫 + 增强**

升结肠、十二指肠肠壁增厚。

遂于 2022 年 11 月 29 日再次行"经皮彩超引导脓肿穿刺置管引流术",并予"头孢哌酮舒巴坦钠"静脉滴注抗感染、"甲硝唑"冲洗局部抗感染,"沙利度胺 50 mg 1 次 / 晚"调节免疫、"百普力 1000 mL/d"肠内营养支持、肠外营养支持治疗。

治疗后无腹痛、腹泻、发热等不适,查体腹部压痛较前缓解,腹腔脓肿引流量逐渐减少,复查(2022 年 12 月 16 日)血常规:WBC $6.59×10^9$/L,N $4.13×10^9$/L,HGB 135 g/L,PLT $319×10^9$/L。CRP 9.00 mg/L。PCT < 0.04 ng/mL,ALB 31.7 g/L。

考虑患者克罗恩病合并肠瘘、肠狭窄、反复腹腔脓肿,目前感染控制,营养状态尚可,遂于 2022 年 12 月 19 日行"腹腔镜右半结肠切除术(扩大)+ 腹腔镜小肠病损切除术 + 腹腔镜下肠粘连松解术"。手术顺利,术后予抑酸、补液、营养支持等治疗。

手术探查所见:回盲部已切除,右侧腹部粘连明显,升结肠中段向腹膜后与腰大肌、十二指肠降部形成瘘管。向内侧与胰头部、横结肠系膜形成瘘管,致密粘连,无任何解剖间隙。回肠末段扩张,肠壁水肿增厚。小肠系膜轻度增厚,肠系膜脂肪轻度增生,肠管无明显狭窄。

术后病理：镜下见黏膜慢性炎症伴局灶糜烂，黏膜层及黏膜下层散在淋巴滤泡，肌层结构紊乱，伴水肿、血管扩张、充血，灶区纤维组织增生，局灶炎性渗出，局灶全层间质多量淋巴细胞、浆细胞及嗜酸性粒细胞浸润，局灶透壁性淋巴滤泡形成，符合炎症性肠病，克罗恩病伴憩室改变。回肠周淋巴结、结肠周淋巴结呈反应性增生（病例6图6）。

术后口服沙利度胺25 mg 2次／日（2023年1月起）＋硫唑嘌呤100 mg 1次／日（2023年5月起）及护胃治疗，患者拒绝生物制剂。

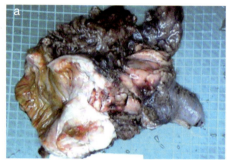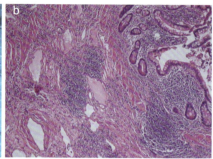

**病例6图6　术后病理**

a：大体标本；b：镜下病理：黏膜慢性炎伴局灶糜烂，黏膜层及黏膜下层散在淋巴滤泡，肌层结构紊乱，伴水肿、血管扩张、充血，灶区纤维组织增生。

术后3个月患者自觉良好，复查（2023年2月10日）血常规：HGB 117 g/L；CRP 48.92 mg/L、ESR 72.00 mm/h；粪便常规＋隐血均阴性。粪便钙卫蛋白弱阳性（正常参考值15～60 μg/g）；血清ALB 32.8 g/L。电子胃十二指肠镜检查：胃窦散在糜烂灶，球腔变形，小弯侧见约0.8 cm溃疡，薄苔，黏膜向内集中，球降结合部狭窄内镜无法进入降部（病例6图7）。电子结肠镜检查：手术：回肠结肠吻合口，吻合口圆，黏膜光整，Rutgeerts分级i0；直肠息肉，亚蒂，直径约为8 mm，表面光滑，色同周边（Isp，CSP）；其余大肠黏膜未见异常（病例6图8）。小肠＋盆腔磁共振平扫＋增强（病例6图9）：右半结肠切除术后，十二指肠肠壁稍增厚，DWI稍高信号，周围脂肪间隙模糊。胃肠道彩超检查：右半结肠切除术（扩大）＋小肠病损切除术后，吻合口周围肠壁增厚。

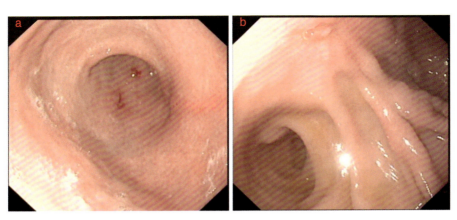

**病例 6 图 7 2023 年 2 月电子胃十二指肠镜检查**

a：胃窦多发小糜烂灶；b：十二指肠球部浅溃疡、球降结合部狭窄。

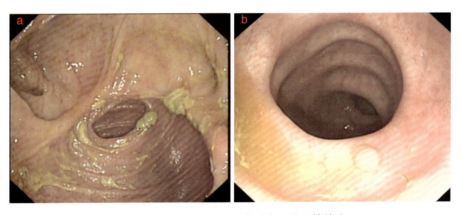

**病例 6 图 8 2023 年 2 月术后电子结肠镜检查**

a：回肠结肠吻合口（Rutgeerts i0）；b：直肠息肉。

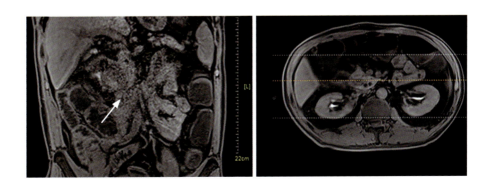

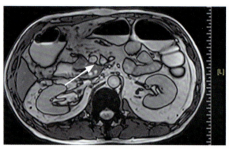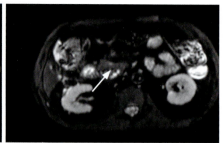

**病例6图9　2023年2月术后小肠＋盆腔磁共振平扫＋增强**

十二指肠肠壁稍增厚，DWI稍高信号，周围脂肪间隙模糊。

## 三、病例讨论

本病例是一个克罗恩病患者，首次因肠瘘、腹部包块行外科手术，术后未进行规律维持治疗，导致术后复发并再次出现肠瘘、腹腔感染等严重并发症。

克罗恩病是一种慢性炎症性疾病，其临床特点包括病程漫长、难以治愈、易于复发、伴并发症较多且致残率较高。超过一半的克罗恩病患者在病程中因药物治疗失败或出现并发症而无可避免手术，且术后存在复发的风险，大约有半数患者在术后1年内即出现内镜或影像学复发，近20%的患者在术后约4年内需要再次手术。因此，国际指南和专家们普遍推荐术后定期进行肠镜检查，尤其是在手术后的前6个月，评估吻合口黏膜的状况，并据此调整治疗方案。术后进行个性化药物治疗，如TNF-α单克隆抗体、巯嘌呤类药物和咪唑类抗菌药物等，也应根据患者的风险因素而定。通常，术后4周左右是开始维持治疗的适宜时间点，对具有吸烟、有肠道手术史（尤其是回肠切除术史）、穿透性疾病行为、瘘和肛周病变等高危因素者，治疗宜尽早启动（大约在术后2周）。

在本病例中，患者在接受首次手术干预和主要病灶切除后，自行使用了柳氮磺吡啶、美沙拉嗪和硫唑嘌呤，未能及时进行有效地规律术后维持治疗，导致术后复发。其后，患者在原手术区域再次出现肠瘘、多发脓肿和肠狭窄，需再次手术干预。这一病例强调了克罗恩病术后管理中，定期监测和个性化的术后维持治疗策略的重要性，以减少复发和再度手术的风险。

肠瘘是克罗恩病累及肠壁全层、穿透性病变的特点的体现，往往和肠瘘口远、近端肠管的炎性病变以及周围的腹腔感染或者腹腔脓肿并存。通常，对于克罗恩病患者合并肠瘘和腹腔脓肿的处理策略首选是经皮穿刺引流，同时给予抗生素治疗以控制感染。脓肿直径＞3 cm时必须引流，而直径≤3 cm的脓肿可采用经皮脓肿单次抽吸并联合使用抗生素，不需要留置导管引流。至少 80% 的克罗恩病腹盆腔脓肿患者的脓液中含有多种病原菌，包括细菌和真菌，通常厌氧菌和需氧菌同时存在。单一抗菌治疗通常推荐用三代头孢菌素、广谱青霉素、喹诺酮或碳青霉烯类药物。不过，在这种单独的抗生素治疗后，37% ～ 50% 的患者可能会出现脓肿复发，因此即便感染得到控制，患者仍需要密切的随访。

营养支持治疗，尤其是肠内营养治疗有助于诱导与维持克罗恩病缓解，促进黏膜愈合，并进行营养状态优化、减少手术并发症及预防复发，是克罗恩病合并腹盆腔脓肿的一种理想治疗方式。但由于穿透性克罗恩病治疗的肠道休息原则，肠内营养在克罗恩病腹盆腔脓肿中的使用尚存在争议。通常来说，在脓肿充分引流之前，首选肠外营养治疗，待脓肿引流及感染控制后，即考虑实施肠内营养。

约 30% 的患者在脓肿引流成功后可能无须再进行手术。目前依然依赖于临床判断来确定哪些患者可能不需要进一步手术治疗，但对于那些存在难治性慢性炎症、肠瘘、肠狭窄并有临床症状的患者，仍然建议在感染控制、营养支持改善一般状况，创造良好的手术条件后，通过手术干预清理腹腔感染、切除肠瘘及狭窄等主要病灶，恢复消化道的连续性。术后通过营养支持、及时开启维持治疗控制原发的克罗恩病病情，诱导病情缓解，并尽可能将病情维持在缓解期，以减少术后并发症、术后复发并提高生活质量。

除了手术干预，近期一项前瞻性、多中心研究（$n = 117$）发现，在脓肿完全消退后启动阿达木单抗治疗，随访至第 104 周，无脓肿复发或手术的生存率为 72.9%（95% CI，62.1% ～ 79.8%；$n = 109$），生物制剂或许能作为选择之一。但是确切的手术与生物制剂治疗决策，以及生物制剂的治疗时机仍需进一步研究和讨论。

本病例患者由于情况复杂，合并肠瘘、腹腔脓肿和肠狭窄，因此在感染得到控制和营养状况有所改善后，进行了手术干预清理腹腔感染、切除肠瘘和肠狭窄，恢复了消化道的连续性。术后及时使用了沙利度胺和硫唑嘌呤来控制克罗恩病活动，目前患者症状明显缓解，复查未见复发。然而，考虑到患者有复发的高危因素且拒绝接受生物制剂治疗，其未来的康复情况仍需长期治疗和随访。

## 四、体会

克罗恩病是一种慢性进展性、穿透性疾病，可出现肠瘘、肠狭窄等并发症。肠瘘时容易并发腹腔感染、腹腔脓肿。通过本病例的诊断过程，我们有如下体会：①克罗恩病为慢性进展性疾病，易进展出现肠瘘、肠穿孔、肠梗阻等并发症，需及时给予充分规范的随访和治疗，做好患者教育，提高患者规范治疗意识；②对于克罗恩病并肠瘘、腹腔脓肿的患者，需及时给予充分抗感染、脓肿引流、营养治疗（肠内＋肠外）以控制肠瘘和感染，必要时予手术干预，恢复消化道的连续性，同时术前、术后需及时控制原发的克罗恩病病情，诱导并维持病情缓解，有助于控制症状、减少术后复发并提高生活质量；③克罗恩病术后应及时启动维持治疗，如硫唑嘌呤、生物制剂等，具体方案应该个体化。

（杨沁瑜　陈金通　郑玮玮　王承党）

# 参考文献

[1] 中华医学会消化病学分会炎症性肠病学组，中国炎症性肠病诊疗质量控制评估中心．中国克罗恩病诊治指南（2023年·广州）[J]．中华炎性肠病杂志，2024，08（01）：2-32.

[2] 杨沁瑜，俞星，刘益娟，等．克罗恩病病程中病变部位是否会发生变化？———一项系统综述和Meta分析[J]．胃肠病学和肝病学杂志，2023，32（06）：653-664.

[3]Bouhnik Y，Pineton De Chambrun G，Lambert J，et al.Adalimumab in biologic-naïve patients with Crohn's disease after resolution of an intra-abdominal abscess：A prospective study from the GETAID[J].Clin Gastroenterol Hepatol，2023，21（13）：3365-3378.e5.

[4]Lightner AL，Vogel JD，Carmichael JC，et al.The american society of colon and rectal surgeons clinical practice guidelines for the surgical management of Crohn's Disease[J].Dis Colon Rectum，2020，63（8）：1028-1052.

[5]Pellino G,Keller DS,Sampietro GM,et al.Inflammatory bowel disease(IBD) position statement of the italian society of colorectal surgery (SICCR)：general principles of IBD management[J].Tech Coloproctol，2020，24（2）：105-126.

[6]Adamina M，Bonovas S，Raine T，et al.ECCO Guidelines on Therapeutics in Crohn's Disease:Surgical treatment[J].J Crohns Colitis,2020,14(2): 155-168.

[7] 中国医师协会外科学分会肠瘘外科医师委员会．中国克罗恩病并发肠瘘诊治的专家共识意见［J］．中华胃肠外科杂志，2018，21（12）：1337-1346.

# 病例 7  反复腹痛、腹泻、发热、腹壁瘘

一、病历摘要

## （一）基本资料

患者男性，29 岁，因"反复腹痛、腹泻 17 年余，间断发热 3 年余"于 2021 年 10 月 7 日收住我科。

现病史：患者 2004 年无明显诱因出现脐周、左下腹阵发性绞痛，与饮食、大便关系欠明确，伴腹泻，每日 5～6 次，呈黄色稀水样便，偶见血便，自觉消瘦，未诊治。2006 年 11 月当地某三甲医院查肠镜提示"升结肠、横结肠、降结肠、乙状结肠和直肠黏膜充血水肿，散在糜烂和浅表溃疡，溃疡表面渗血，部分肠道的病变黏膜呈息肉样改变"，考虑"炎症性肠病：溃疡性结肠炎"，2006—2017 年先后欠规则使用美沙拉嗪、泼尼松、硫唑嘌呤、沙利度胺等治疗，腹痛、腹泻症状时好时坏。2017 年 12 月出现发热，热峰 38.5℃，左下腹包块，触痛明显。肠镜：距肛缘约 25 cm 处不规则增生狭窄，内镜无法通过，直、乙状结肠见散在纵向溃疡伴铺路石样改变；全腹 CT 平扫：部分肠管壁不规则增厚，部分肠壁穿孔伴左侧腹腔脓肿形成。诊断："克罗恩病、乙状结肠狭窄、多发腹腔脓肿"，停用激素和硫唑嘌呤，经皮脓肿穿刺引流、抗感染、全肠内营养等治疗后，症状缓解，体重增加 5 kg、腹腔脓肿缩小。2018 年 9 月再次出现发热、左下腹流出淡黄色液体，体重下降约 5 kg（BMI 15.5）。经抗感染等治疗后，患者腹痛、发热缓解，左下腹流脓逐渐减少。患者及家属拒绝外科治疗，经抗感染治疗后，启动英夫利西单抗（类克）＋硫唑嘌呤治疗，患者腹痛、腹泻好转与复发交替，体重增加之后又下降，先后出现左下腹壁瘘、十二指肠升部－结肠脾曲－腹腔－左侧腹壁瘘、多发性腹腔脓肿（白色念珠菌、产气克雷伯菌生长）、右侧肺炎并右侧胸腔积液等，在感染期进行营养治疗＋抗感染治疗，非感染期营养治疗＋英夫利西单抗（类克）＋硫唑嘌呤治疗，病情波动且逐渐复杂化，多次建议患者在合适的时机进行外科治疗，但患者及家属考虑病程长、病情复杂、手术成功率和术后并发症风险高，以及经济原因，没有接受外科手术的建议。患者也多次到省外不同的知名三甲医院求医，也都不建议手术治疗。出于家庭经济和工作便利性的考虑，2020 年 7 月开始阿达木单抗＋硫唑嘌呤＋沙利度胺＋替硝唑及肠内营养治疗，体重回升，腹壁瘘口基本闭合，无溢脓，无腹痛、腹胀、腹泻，大便每日 1～2 次，为黄色成形软便。2021 年 4 月再发腹痛、腹泻，每日 5～6 次，稀烂便，左下腹及左腰部 2 处原来瘘口再次流脓。再次根据患者及家属的意愿切换维得利珠单抗治疗，3 次"维得利

珠单抗 0.3 g ＋硫唑嘌呤"治疗，症状反复。2021 年 9 月再发腹痛、腹泻，每日 10 余次，腹壁瘘口渗液增多，伴发热（体温波动于 36.5 ～ 38.3℃），体重明显下降，收住院治疗。病程中无口腔溃疡、肛门周围病变等；有发热时食欲和精神状态差，睡眠欠佳；无发热时如常人，小便正常。近 1 个月体重下降 10 kg。

其他病史：否认急性阑尾炎、肛周病变病史，无腹部和盆腔手术及外伤病史；无食物和药物过敏史；未婚、未育；家族史无特殊。

**（二）体格检查**

体温 36.1℃，脉搏 126 次 / 分，呼吸 20 次 / 分，血压 113/82 mmHg，身高 150 cm（兄弟、父亲身高 175 cm），体重 32 kg，BMI 15.5。极度消瘦，身材矮小（病例 7 图 1 a），营养不良面容，浅表淋巴结未触及肿大。双肺呼吸音清，未闻及干湿性啰音。心率 126 次 / 分，心律齐，各瓣膜听诊区未闻及杂音。腹平坦，左下腹部可见一瘘口，上覆造瘘袋，引流黄色肠液。左腰部可见一小瘘口，上覆造瘘袋，可见淡黄色肠液流出（病例 7 图 1 b）。左下腹轻压痛，无反跳痛，麦氏点无压痛，肝脾未触及，未触及包块，墨菲氏征阴性。肝区、双侧肾区无叩痛，肠鸣音正常。肛门指诊：肛缘无肿物，肛门括约肌紧张度适中，直肠壁光滑，未触及肿物，指套退出无染血；病理征未引出。双下肢无水肿。

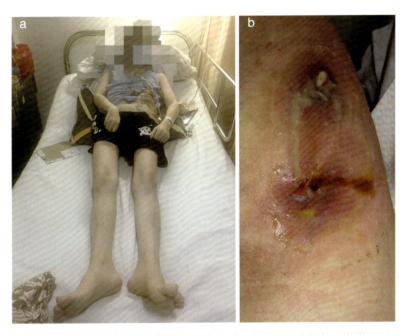

病例 7 图 1　明显消瘦，四肢肌肉萎缩（a）；左下腹及左腰部肠皮瘘（b）

## （三）辅助检查

血常规：WBC 7.45×10⁹/L，N% 80.1%，HGB 97 g/L，PLT 397×10⁹/L，HCT 0.292 L/L，CRP＞90.00 mg/L。ESR 78.00 mm/h，PCT 0.07 ng/mL。粪便常规＋隐血：红细胞及白细胞阴性，粪隐血阳性；粪便钙卫蛋白：阳性（≥60 μg/g）。血液生化：LDH 253 U/L，CK 37 U/L，UREA 1.86 mmol/L，CREA 41.7 μmol/L，HDL 0.79 mmol/L，Ca 1.97 mmol/L，IP 0.67 mmol/L，Na 133.5 mmol/L，Cl 95.2 mmol/L，ALB 31.0 g/L；EB 病毒感染相关抗体：EBVCA 抗体 IgG 144.0 U/mL，EBVNA 抗体 IgG 100.0 U/mL。EBV-DNA：1.36E+03 Copies/mL；巨细胞病毒（IgM＋IgG）：抗巨细胞病毒抗体 IgG＞180.0 U/mL。肿瘤指标、免疫学指标、结核感染 T 细胞免疫反应均阴性。

全腹 CT 平扫（2021 年 10 月，病例 7 图 2）：左侧腹壁脓肿，结肠及小肠腹壁瘘；中下腹部多发节段性小肠壁不规则稍增厚，以左中腹部为著，左半结肠内见局部软组织影突向腔内。

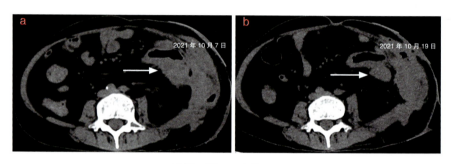

**病例 7 图 2　全腹 CT**

a：左中腹部脓肿；b：经美罗培南治疗 12 天后，复查 CT 未见明显改变。

胃肠道彩超（2021 年 7 月）：横结肠及结肠脾曲肠壁增厚，十二指肠升部 - 结肠脾曲 - 左腹壁瘘。

小肠 MRE（2018—2021 年，病例 7 图 3）：中下腹多发小肠、回肠末段、多处结肠壁增厚并强化，并肠腔狭窄、肠梗阻，肠系膜多发小淋巴结，结肠脾曲 - 空肠起始部 - 左腹壁瘘并腹壁脓肿、肠周脓肿可能。

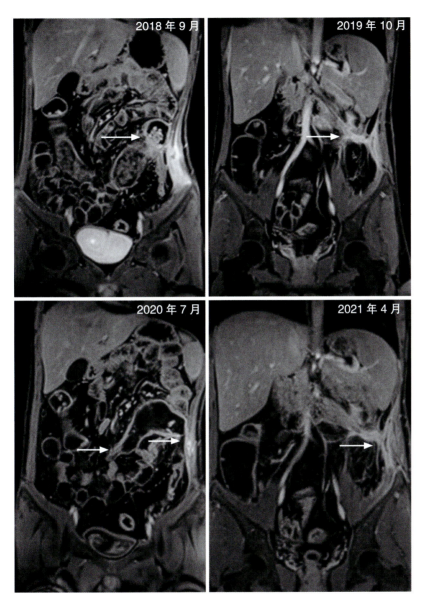

**病例 7 图 3　2018—2021 年小肠 MRE**

箭头所示见结肠脾曲 - 空肠起始部 - 左腹壁瘘并腹壁脓肿、肠周脓肿可能，肠周病灶较前吸收，腹壁病灶较前明显进展。

外院肠镜（2006—2017 年）：2006—2014 年多次肠镜见全结直肠黏膜充血水肿，散在糜烂和浅表溃疡，溃疡表面渗血，部分肠道的病变黏膜呈息肉样改变。2017 年肠镜：肠镜进镜至距肛约 25 cm 处，局部黏膜充血，见不规则增生隆起，肠腔狭窄，内镜无法通过，所见乙状结肠、直肠黏膜见散在纵向溃疡，底覆白苔，周边黏膜稍充血，并散在多处黏膜增生隆起，部分呈铺路石样改变。

本院肠镜（2018—2021年，病例7图4）：2018年9月肠镜进镜至距肛约25 cm处，见不规则溃疡，底覆白苔，周边黏膜稍充血水肿，局部呈铺路石样改变，见多发不规则息肉样隆起及瘢痕样改变，致肠腔狭窄，直径约12.5 mm内镜无法通过，更换直径5.5 mm内镜进镜至回盲部，见回盲瓣变形，无法进入回肠末段，瓣膜表面可见充血糜烂，全结肠可见多发息肉样隆起、瘢痕样改变及散在溃疡，病变分别于距肛缘约42 cm、30 cm、25 cm处明显，导致三处狭窄；2019年10月、2020年7月、2021年7月肠镜（直径9 mm内镜完成检查）见全结肠多发指状息肉及白色瘢痕样改变，伴多节段肠腔狭窄。

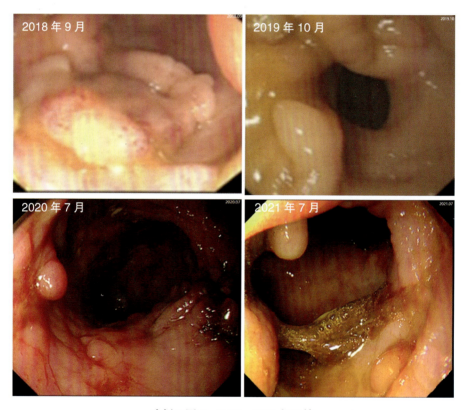

**病例7图4　2018—2021年肠镜**

肠腔局部呈铺路石样改变，见多发不规则息肉样隆起、瘢痕样改变及肠腔狭窄。

肠镜活检组织病理学（2021年，病例7图5）：提示黏膜慢性活动性炎，伴坏死及炎症渗出。

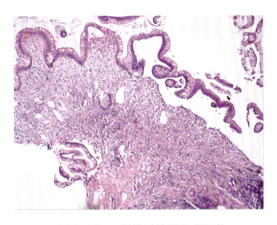

病例 7 图 5 肠镜活检组织病理学

## 二、诊疗经过

### （一）诊断

1. 克罗恩病（A2L3 ＋ L4aB2 ＋ B3，活动期，重度，克罗恩病疾病活动指数评分 624.8 分）

2. 腹腔脓肿

3. 十二指肠升部 - 结肠脾曲 - 腹腔 - 左腹壁瘘可能

4. 不完全性肠梗阻

5. 重度营养不良

6. 生长发育迟缓

### （二）治疗及转归

入院后予暂停维得利珠单抗及硫唑嘌呤，启动肠内＋肠外营养治疗＋沙利度胺、补充白蛋白、美罗培南，激素逐步减量。仍反复发热，腹痛、腹泻加重，瘘口脓液增多，体重由入院时 32 kg 下降至 20 kg，BMI 由 15.5 降至 8.88，复查腹部 CT 脓肿未见明显吸收。经患者参与的多学科讨论认为，该患者先后经激素、免疫抑制剂及多种生物制剂治疗，多次内镜检查见肠道炎症仍未达到缓解期，但是因腹腔复杂性内瘘并腹腔脓肿而不得不暂停生物制剂、免疫抑制剂，导致原发病治疗无法维持，因此，下一步的治疗方案是：广谱抗生素抗感染，肠内营养＋肠外营养治疗，尽快控制感染、控制炎症负荷、改善营养状态，做好围术期准备（生理及心理准备），争取手术窗口期。

经过 1 个多月的治疗，体重由 20 kg 升至 35 kg，感染获得良好控制。于 2021 年

11月15日转胃肠外科手术治疗，术中探查见：右上腹粘连明显，空肠起始部外侧肠壁与结肠脾曲形成内瘘，并向腹膜后穿出，与左侧腹壁及左腰部形成复杂外瘘，肠瘘处肠管后方可见少量黄白色脓液；全小肠系膜中度增厚，系膜缘侧脂肪中度增生，小肠肠管轻度狭窄。术中电子胃镜检查：空肠起始部对系膜缘侧肠壁见一瘘口，用喷洒管向该瘘口注入美兰溶液。术中电子肠镜检查：升结肠一环状狭窄段、局部可见溃疡，直径10.8 mm内镜可通过；距肛缘约30 cm处可见美兰溶液溢出；距肛缘约23 cm见另一处狭窄环，局部瘢痕明显；回肠末段及距肛缘约20 cm以下大肠黏膜未见异常。遂行"右半结肠切除术（扩大）＋腹腔镜下肠粘连松解术＋小肠瘘修补术（肠瘘切除）＋腹壁窦道扩创术"。术后病理符合克罗恩病改变（病例7图6）。

术后恢复顺利，出院后予肠内营养＋硫唑嘌呤继续治疗，大便每日1～2次，黄色成形软便，无腹痛、腹胀、腹泻，体重逐渐增加。

术后半年（2022年5月27日）复查小肠＋盆腔MRE：腹腔手术后改变，直肠、乙状结肠及乙状结肠‑回肠吻合口处、中下腹部分回肠结肠壁增厚并强化；左侧腹壁炎症性改变较前好转（病例7图7）。电子结肠镜检查：全结肠切除术后；新回肠末段、直肠黏膜多发溃疡（Rutgeerts评分i4）（病例7图8）。胃肠道彩超检查：右半结肠切除术后，乙状结肠肠壁稍增厚，原肠皮瘘已愈合声像。

2022年6月2日开始乌司奴单抗＋硫唑嘌呤＋沙利度胺＋营养支持治疗。一般状况良好，体力恢复，可以正常工作，大便每日1次，软便，无血，无腹痛、腹泻，体重渐增至46 kg。

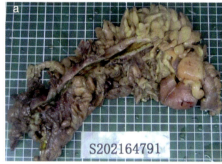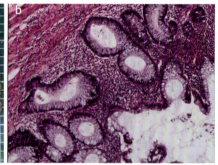

**病例7图6　术后病理**

a：大体标本见结肠腔内一纵向溃疡，肠腔部分狭窄，见息肉样隆起、瘘管样区域，肠系膜脂肪包绕病灶，肠周见淋巴结10余枚；b：镜下见灶区黏膜糜烂及溃疡形成，溃疡至浅肌层，伴大量炎症细胞浸润及肉芽组织增生，慢性脓肿形成累及肠周纤维组织。

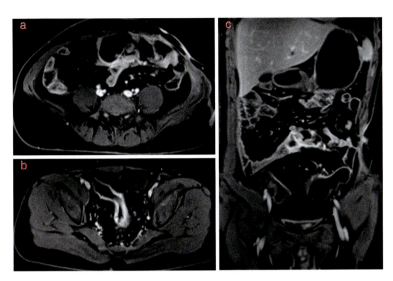

**病例 7 图 7　术后小肠 + 盆腔 MRE**

　　a、b：$T_1$ 增强横断面提示直肠、乙状结肠及乙状结肠 - 回肠吻合口处、中下腹部分回肠结肠壁仍增厚并强化，伴肠系膜多发小淋巴结；c：$T_1$ 增强冠状位提示左侧腹壁炎症性改变，较前好转。

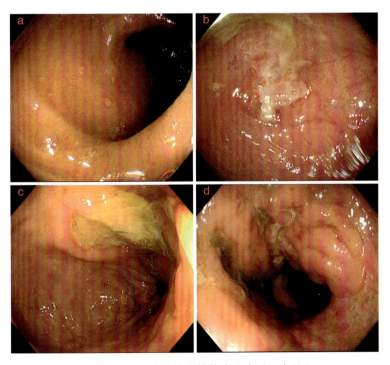

**病例 7 图 8　电子结肠镜检查（术后 6 个月）**

　　a：新回肠末端见多发阿弗他溃疡；b ～ d：直肠见不规则溃疡，部分呈纵向。

最后诊断：克罗恩病（A2L3＋L4aB2＋B3，活动期，重度，克罗恩病疾病活动指数评分 624.8 分），并发复杂腹腔脓肿，十二指肠升部－结肠脾区－腹腔－左腹壁瘘，不完全性肠梗阻，重度营养不良；生长发育迟缓。

## 三、病例讨论

本病例特点：年轻男性，慢性病程，长达 17 年，病情呈缓解－复发－加重的趋势，主要表现为慢性腹痛、腹泻、腹壁瘘、腹腔脓肿等，伴有生长发育迟缓、重度营养不良。一线治疗药物（如营养治疗、糖皮质激素、5-氨基水杨酸、硫唑嘌呤、沙利度胺等）和生物制剂（英夫利西单抗、阿达木单抗、维多珠单抗）等均未能阻断疾病的进展，最终是外科手术才达到临床缓解。长期的慢性炎症，导致严重的营养不良、生长发育迟滞、求学就业受挫、家庭经济困难，情绪十分低落。因此，该患者属于 L3＋L4 型、高风险的高侵袭性克罗恩病，疾病早期缺乏有效的药物（如生物制剂），未能尽早阻断或延缓疾病进展；在疾病的进展期尽管开始使用生物制剂，但无法避免并发症，如腹腔感染、肠皮瘘等；在出现严重并发症时未能及时外科干预，均导致患者身心俱疲、甚至威胁生命。

克罗恩病是一种病因尚不十分明确的胃肠道慢性肉芽肿性炎症性疾病。发病率逐年上升。克罗恩病最常发生于青少年期，临床表现多样化，包括消化道表现、全身性表现、肠外表现、肛周病变和并发症。本病起病隐匿，病程迁徙，复发与缓解交替，诊断仍存在挑战，缺乏"金标准"。病程是否呈进展性、进展的速度及程度因人而异。研究显示，超过 10% 的炎症性肠病患者在确诊前至少 5 年已经出现了胃肠道症状。在症状出现时（尤其在疾病的早期阶段）可能是间歇性的，很容易被误认为是其他更常见的肠道疾病。尽早诊断和及时启动治疗，很可能创造机会改变炎症性肠病疾病进展和自然病程。一项系统评价和荟萃分析结果表明克罗恩病患者的诊断延迟时间比溃疡性结肠炎患者更长，中低收入国家炎症性肠病患者的诊断延迟比高收入国家更长。延迟诊断分为 2 种原因：①患者相关延迟诊断；②医疗相关延迟诊断。在延迟诊断克罗恩病患者中，疾病进展为狭窄和穿透性病变的风险分别增加 88% 和 64%，接下来肠道手术的风险增加 2 倍。该病例中患者从出现症状到确诊延迟了 10 年余，确诊克罗恩病时已出现了纤维性肠狭窄、复杂肠瘘、生长发育迟缓、重度营养不良等严重并发症。

外科治疗是炎症性肠病多学科诊疗中的重要组成部分。内科治疗的进展并未从根本上解决并发症和药物治疗无效的问题，外科治疗具有重要意义。目前认为克罗恩病患者手术适应证如下：①对克罗恩病肠狭窄导致反复或慢性肠梗阻；

②对于局限性穿透型克罗恩病反复发作或无法排除癌变者；③克罗恩病急性肠穿孔伴弥漫性腹膜炎时，推荐急诊手术，需要分期实施；④克罗恩病伴消化道大出血若保守治疗无效时；⑤对药物及营养治疗效果不佳、影响生长发育的儿童和青少年克罗恩病患者。病程长、肠道解剖结构已出现毁损性改变的患者，手术难度大，对外科医师来说是个巨大的挑战。

为降低患者围术期风险，需要 MDT 讨论，对患者的病情进行详细的评估分析，包括手术时机、术中可能发生的意外、术后并发症等进行细致评估、并拟出相应的对策。腹腔内环境及手术难度对手术成败有较大影响，营养不良、合并感染、使用糖皮质激素、疾病活动，以及腹腔解剖结构复杂（如腹腔粘连、肠瘘）是克罗恩病手术并发症的风险因素。对存在手术并发症风险因素的择期手术患者推荐进行术前预康复，也称为术前优化，具体措施包括：纠正营养不良、诱导活动期疾病缓解、尽量撤减激素、通过引流和使用抗生素等措施控制腹腔或腹膜外感染等。术前准备除了生理准备外，还需重视患者的心理准备。患者对手术的知晓程度、家庭经济状况、亲属的态度都会对患者的心理状态产生巨大影响，并最终影响手术决策和治疗效果。通过术前宣教、患者互相交流、互联网和多媒体等现代技术手段，向患者及其亲属进行详细说明，结合患者的需求制订个体化的治疗方案，从而取得其理解、信赖与配合。

## 四、体会

1. 克罗恩病是一种消化道致残性疾病，早诊断早治疗对疗效及预后至关重要，需加强对大众宣教和基层医院医师的培训，尽量缩短患者确诊时间。

2. 激素不可以用于炎症性肠病的维持治疗，既无效也不安全；生物制剂效果较好，存在高危因素的患者应尽早启用生物制剂治疗，而对于肠道毁损性改变的患者生物制剂效果较差，外科治疗具有重要意义。

3. 对择期手术患者推荐进行术前优化。

4. 良好的医患沟通、并结合患者的需求制订个体化的治疗方案对炎症性肠病的管理至关重要。

（林艺娟　陈金通　王承党）

# 参考文献

[1] 中华医学会消化病学分会炎症性肠病学组 . 中国克罗恩病诊治指南（2023 年·广州）[J]. 中国炎性肠病杂志（中英文），2024，8（01）：2-32.

[2]Jayasooriya N，Baillie S，Blackwell J，et al.Systematic review with meta-analysis：Time to diagnosis and the impact of delayed diagnosis on clinical outcomes in inflammatory bowel disease[J].Aliment Pharmacol Ther，2023，57（6）：635-652.

[3] 中华医学会消化病学分会炎症性肠病学组 . 炎症性肠病外科治疗专家共识 [J]. 中华炎性肠病杂志，2020，04（03）：180-199.

[4]Sebastian S，Segal JP，Hedin C，et al.ECCO topical review：Roadmap to optimal peri-operative care in IBD[J].J Crohns Colitis,2023,17(2)：153-169.

[5]Meade S，Patel KV，Luber RP，et al.A retrospective cohort study：pre-operative oral enteral nutritional optimisation for Crohn's disease in a UK tertiary IBD centre[J].Aliment Pharmacol Ther，2022，56（4）：646-663.

[6]Buisson A，Blanco L，Manlay L，et al.Top-down versus step-up strategies to prevent postoperative recurrence in Crohn's Disease[J].Inflamm Bowel Dis，2023，29（2）：185-194.

[7]Wong D，Travis S.Patient-reported goals in inflammatory bowel disease：What's the problem[J].J Crohns Colitis，2022，16（3）：339-340.

# 病例 8　反复排稀便、发热、肠道狭窄

## 一、病历摘要

### （一）基本资料

患者男性，27 岁，因"反复排稀便 5 年余"于 2023 年 4 月 7 日收住我科。

现病史：患者 2018 年无明显诱因大便次数增多，每日 2～3 次，黄色稀便，无脓血便，偶有下腹轻微腹胀，未予重视。2020 年 8 月外院查直肠指诊提示"肛门直肠狭窄"，小肠 CT 平扫＋增强提示"结肠肝曲、降结肠局部肠壁增厚"，诊断"肛门直肠狭窄，肛瘘"，行"肛门直肠狭窄扩张术"（具体不详）。术后 1 个多月肛瘘愈合欠佳，遂转我院。经肠镜、小肠磁共振等检查，综合分析评估后诊断"克罗恩病（A2L3B2＋B3P，中度活动期），乙状结肠和降结肠交界处狭窄、直肠肛管狭窄，肛瘘"，无明显腹痛、腹胀等，未行外科治疗，经讨论后启动 TNF-α 单克隆抗体（英夫利西单抗）治疗。2020 年 11 月 5 日至 2023 年 2 月 9 日规律英夫利西单抗治疗 16 次，英夫利西单抗治疗 1 年后复查电子回结肠镜提示"直肠及乙状结肠多发分布的息肉样隆起伴多节段狭窄，直肠及肛缘见瘢痕样改变"。治疗期间大便每日 1～2 次，黄色、成形条状，无再排稀便，无腹痛、腹胀、便血、发热等，自觉良好，体力正常。1 个月前开始反复腹痛、腹胀，呈阵发性加剧，伴恶心、呕吐少许胃内容物，大便次数增加，每日 2～3 次，呈糊状，无黏液脓血便，有不规则发热，最高体温 38.0℃，无咳嗽、咳痰、咽痛等，遂收住入院。病程中无关节痛、口腔溃疡等。发病后食欲较差，小便正常，精神状态欠佳，睡眠尚好，自觉消瘦（体重变化不详）。

其他病史：平时"健康"，大便每日 1～2 次，正常，无血；否认急性阑尾炎等病史；无烟酒嗜好；未婚、未育；家族史无特殊。

### （二）体格检查

体温 40℃，脉搏 90 次/分，呼吸 20 次/分，血压 129/83 mmHg，BMI 19.15。神志清楚，营养状态差。双肺呼吸音清，未闻及干湿性啰音。心律齐，各瓣膜区未闻及杂音。腹较膨隆，腹软，左下腹压痛、可疑反跳痛，其余部位无压痛、反跳痛，肝脾未触及，未触及包块，肠鸣音较活跃，移动性浊音阴性。肛门直肠指检：肛缘无肿物，肛门括约肌紧张度适中，近肛缘直肠可触及一狭窄环，未触及肿物，指套退出无染血。双下肢无水肿，病理征阴性。

## （三）辅助检查

既往资料：肛管直肠彩超（2020 年 10 月 27 日）：肛周膀胱截石位 1 ～ 6 点皮下片状低回声区、3 点及 6 点方向各见一条状低回声与肛管相通。小肠磁共振平扫＋增强（2020 年 10 月 29 日）：升结肠、降结肠、乙状结肠、直肠肠壁增厚并强化。电子回结肠镜（2020 年 10 月 29 日，病例 8 图 1）：进入回肠末段约 15 cm，未见明显异常；回盲瓣变形；阑尾口上覆脓白苔；回盲部至距肛缘约 30 cm 节段分布大小不一的溃疡和息肉样隆起，部分呈鹅卵石样；距肛缘约 30 cm 黏膜充血水肿、肠腔狭窄，更换直径 9.5 mm 内镜通过稍感阻力；距肛缘约 30 cm 以下结直肠黏膜见散在分布的息肉样隆起；肛缘瘢痕样改变。肠镜活检组织病理学（2020 年 10 月 29 日，病例 8 图 2）：（回肠末段）黏膜局灶活动性炎症伴糜烂，黏膜固有层可见上皮样肉芽肿；（升结肠、横结肠、直肠）黏膜局灶活动性炎症伴溃疡形成，灶区隐窝分支。英夫利西单抗治疗 1 年后复查电子回结肠镜（2021 年 6 月 7 日，病例 8 图 3）：结直肠多发息肉样隆起，距肛缘约 3 cm 处狭窄、距肛缘约 30 cm 乙状结肠狭窄。

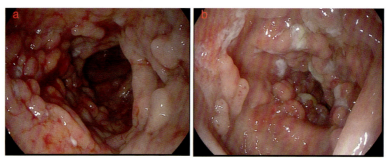

**病例 8 图 1 （2020 年 10 月 29 日）电子回结肠镜**

结直肠多发息肉样隆起（a）、溃疡伴狭窄（b）。

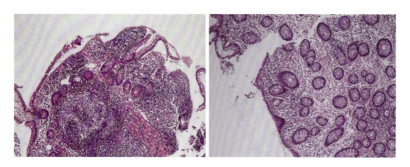

**病例 8 图 2 （2020 年 10 月 29 日）肠镜活检组织病理学**

黏膜局灶活动性炎伴糜烂。

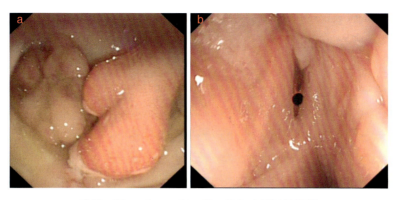

**病例 8 图 3　（2021 年 6 月 7 日）电子回结肠镜**

结直肠多发息肉样隆起（a），肠腔狭窄（b）。

2023 年 4 月入院后资料：血常规：WBC 10.78×10⁹/L，N 8.78×10⁹/L，N% 81.4%，HGB 126 g/L，PLT 346×10⁹/L。尿常规和粪便常规正常，粪钙卫蛋白阳性，粪隐血阳性，粪便阿米巴、艰难梭菌抗原和毒素测定、粪便细菌培养均阴性。血液生化：ALB 34.0 g/L，ALT 3 U/L，AST 8 U/L，CREA 111.0 μmol/L，GLU 11.05 mmol/L，TCHOL 2.70 mmol/L，TG 0.57 mmol/L；CRP 96.20 mg/L，PCT 0.06 ng/mL，ESR 63.00 mm/h。

结核感染 T 细胞、巨细胞病毒核酸测定、EB 病毒核酸测定、EB 病毒感染相关抗体均阴性；多次血培养（需氧＋厌氧）均阴性。

全腹部 CT 平扫（病例 8 图 4）：降结肠 - 乙状结肠炎症性病变伴其上水平肠梗阻。

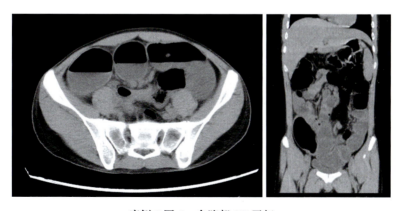

**病例 8 图 4　全腹部 CT 平扫**

乙状结肠以上结肠及小肠多发扩张积气、积液，可见气液平。

小肠＋盆腔磁共振平扫＋增强（病例 8 图 5）：升结肠、降结肠、乙状结肠、直肠肠壁增厚并强化，较前改善；降－乙状结肠管腔狭窄并梗阻；肛瘘。

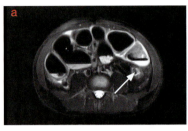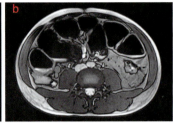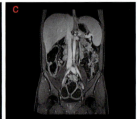

病例 8 图 5　小肠＋盆腔磁共振平扫＋增强

降结肠肠腔狭窄（a），其上小肠及结肠多发肠管扩张（b、c）。

## 二、诊疗经过

### （一）诊断

1. 克罗恩病（A2L3B2＋B3P，重度活动期，英夫利西单抗继发失应答）
2. 肛瘘、局限性腹膜炎、肛管直肠狭窄和乙状结肠狭窄
3. 肠梗阻
4. 营养不良
5. 低蛋白血症

### （二）治疗及转归

经患者参与的多学科讨论，治疗方案：①禁食、肠外营养治疗；②抗感染；③内镜治疗或者外科手术治疗；④心理健康辅导。

因患者营养状态差，炎症负荷比较重，患者抗拒外科手术，所以 2023 年 4 月 11 日行内镜治疗（病例 8 图 6）：细径灌肠管适量灌肠后，在电子结肠镜直视下，选择肛管直肠环形瘢痕狭窄进行电凝切开，电子内镜可以顺利通过后，对距肛缘 30 cm 左右的乙状结肠狭窄进行电凝切开，电子肠镜顺利通过，见大量黄色糊状便涌出，整个治疗过程顺利，无出血等。

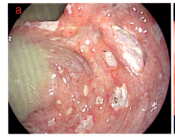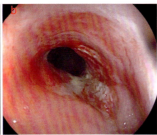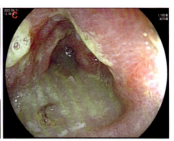

病例 8 图 6 （2023 年 4 月 11 日）电子结肠镜治疗

结肠多发溃疡（a）；直肠肛缘瘢痕狭窄切开（b）；乙状结肠狭窄切开（c）。

术后腹痛、腹胀明显改善，可自行排便，每日 1 次，糊状便，无血，无再发热、恶心、呕吐，无肛周肿痛等。

术后继续抗感染治疗。在排除禁忌证之后，于 2023 年 5 月 9 日切换成乌司奴单抗治疗。定期随访、复查，乌司奴单抗治疗 2 个月后患者无不适症状，大便每日 1～2 次，软便或糊状，无血、无腹痛，体重增加 6 kg，复查血常规、CRP、ESR 等均正常；乌司奴单抗治疗 7 个月后复查电子回结肠镜提示"大肠多发息肉样改变，散在小溃疡和白色瘢痕，未见明显狭窄段"。

### 三、病例讨论

本病例特点：青年男性，慢性病程，主要表现为反复排稀便，首诊时即存在肛管直肠狭窄，英夫利西单抗治疗继发性失应答，出现肛管直肠狭窄、乙状结肠狭窄并肠梗阻，患者抗拒外科手术，内镜治疗后切换乌司奴单抗治疗，获得临床缓解、血清学缓解和内镜应答。

尽管生物制剂和小分子药物的应用，特别针对早期诊断的克罗恩病患者，可以更好地达到临床缓解和内镜缓解，但是达到黏膜愈合甚至组织学愈合的比例并不高，因此，有高危因素的克罗恩病患者，如果没有禁忌证，应尽快启动生物制剂治疗，并在使用生物制剂期间规律随访、定期复查。但是，目前克罗恩病的发病年龄较小，随着病程的延长，可能出现一系列并发症，如肠狭窄、肠梗阻或瘘管形成等。据统计，约 50% 克罗恩病患者在确诊后 5 年内会出现肠狭窄或瘘管，其中 70%～80% 的患者需要接受外科手术治疗，有的患者甚至需要多次手术。在本病例中，患者多次影像学检查提示结肠及肛管直肠多发狭窄，且在本次入院后出现肠梗阻症状，因此，当前的治疗应当侧重于解决患者的症状性狭窄。

针对克罗恩病肠腔狭窄的治疗措施，因其狭窄类型的不同而异。肠管狭窄可分为炎性、纤维性和混合性狭窄，其中，炎性狭窄是由炎症活动导致的肠壁充血水肿、增厚所引起的，而纤维性狭窄是长期慢性炎症反应导致肠壁纤维化。大部分长病程的克罗恩病肠狭窄多为混合性狭窄，但其中炎性和纤维性成分的占比可能不一定相同。针对炎性狭窄者，通过积极的药物治疗、营养治疗等，可以控制炎症，减轻或者消除狭窄；纤维性狭窄者，目前缺乏有效的逆转肠道纤维化的药物，通常需要外科手术治疗或者内镜治疗；混合性狭窄者，若炎性狭窄成分多，可以先按炎性狭窄进行药物治疗，若纤维性狭窄成分多，应择期外科或者内镜治疗。需要特别指出的是，克罗恩病小肠狭窄往往比较隐蔽、诊断难度也大，有时可能发生急性肠穿孔、腹腔脓肿等，此时需要外科手术治疗。在本病例中，该患者经过英夫利西单抗治疗后，肠腔可见多发瘢痕狭窄，经影像学评估判断狭窄的纤维性成分占比多，需要外科或内镜干预，但考虑患者基础营养状态差，且患者担心外科围术期并发症，最终选择内镜手段治疗肠狭窄。

近年来，随着内镜治疗技术不断发展和成熟，内镜治疗已成为克罗恩病肠狭窄重要且有效的选择，能有效延迟或避免克罗恩病患者接受外科手术，提高生活质量。内镜治疗手段主要有：内镜球囊扩张术（endoscopic balloon dilation，EBD）、内镜切开术（endoscopic stricturotomy，ES）及支架置入术等。这些治疗适用于纤维性狭窄、狭窄长度＜4 cm、狭窄数量为1～3处、狭窄附近（距离5 cm以内）无瘘管开口、无恶性肿瘤等情况。内镜球囊扩张术的成功率为45%～97%，中远期有效率可达43%～62%，具有可反复治疗的优点。内镜切开术在直视下操作，可控制狭窄切开方向，尽量保护直肠前壁，有效降低临近脏器的损伤风险。此外，内镜切开术还适用于接受内镜球囊扩张术后出现的肠狭窄复发等难治性狭窄或短纤维化狭窄。内镜治疗存在一定的并发症风险，如肠穿孔、出血等，发生率为2.0%～6.4%，大多数可以在内镜操作过程中得到适当处理。

## 四、体会

1. 针对克罗恩病肠狭窄，临床决策时需充分评估肠狭窄情况、全身状态、邻近肠管与周围脏器的关系等。

2. 内镜治疗对于克罗恩病肠狭窄安全有效，可改善或缓解梗阻症状，避免或延迟手术。

3. 生物制剂治疗过程中要规律随访、定期复查。

（郑秋英　陈金通　刘益娟　王承党）

# 参考文献

[1]Shen B.Interventional inflammatory bowel disease：endoscopic therapy of complications of Crohn's disease[J].Gastroenterol Rep（Oxf），2022，10：goac045.

[2]Navaneethan U.Endoscopic stricturotomy for refractory anal strictures in Crohn's disease[J].Inflamm Bowel Dis，2020，26（9）：e99-e100.

[3]Gu YB，Zhong J.Chinese IBD endoscopic club.Endoscopic management of stricturing Crohn's disease[J].J Dig Dis，2020，21（6）：351-354.

[4]中华医学会消化病学分会炎症性肠病学组.中国消化内镜技术诊断与治疗炎症性肠病的专家指导意见[J].中华炎性肠病杂志，2020，04（4）：283-291.

[5]Müller C，Bergmann M，Stift A，et al.Restoration of intestinal continuity after stoma formation for Crohn's disease in the era of biological therapy：A retrospective cohort study[J].Wien Klin Wochenschr，2020，132（1-2）：12-18.

[6]Lan N，Shen B.Endoscopic stricturotomy versus balloon dilation in the treatment of anastomotic strictures in Crohn's disease[J].Inflamm Bowel Dis，2018，24（4）：897-907.

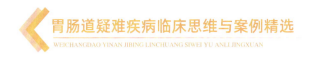

# 病例 9  反复腹痛、排便异常、腹盆腔占位

## 一、病历摘要

### （一）基本资料

患者女性，48 岁，因"反复腹痛、排便异常 19 年余，下腹胀 1 个月余"于 2020 年 4 月 27 日收住我科。

现病史：患者 2000 年无明显诱因出现右中下腹闷痛，有阵发性加剧，大便每日 2～3 次，伴有鲜血便，当地医院拟"结肠恶性肿瘤"，外科手术行"右半结肠切除术"，术后病理提示"肉芽肿性病变"（具体不详）。术后仍时有下腹部隐痛，大便每日 2～3 次，黄色、不成形，无血便，多次复查肠镜提示"吻合口炎症、狭窄"，仅对症治疗。2010 年出现腹痛加剧，阵发性绞痛，伴呕吐、腹胀，大便每日 2～3 次，黄色、不成形，当地医院诊断"不全性肠梗阻、回肠 - 结肠吻合口狭窄"，2 次"内镜下吻合口狭窄扩张术"，术后腹痛明显缓解，但仍时有腹部隐痛。2015 年腹痛再次加重，伴呕吐、腹胀，当地医院诊断"不完全性肠梗阻"，行"肠粘连松解＋部分回肠切除术"，术中探查见：腹腔广泛粘连，原回肠 - 结肠吻合口处与右侧腹壁、后腹膜粘连严重，部分结肠及小肠之间粘连，邻近吻合口的口侧多节段回肠全层肠壁增厚、狭窄。术后病理学诊断"克罗恩病"。术后仍感右中下腹胀痛，排便后腹痛缓解，大便每日 2～3 次，糊状便，仅解痉、益生菌等对症处理。2017 年腹痛加剧就诊我院，我院查电子结肠镜：新末端回肠多发溃疡。肠镜活检组织病理学：小肠黏膜中度活动性炎症伴糜烂及炎性渗出。小肠磁共振平扫＋增强：小肠 - 结肠吻合术后，下腹部小肠肠壁增厚并强化，肠系膜根部多发淋巴结，考虑炎性疾病。多学科讨论，诊断克罗恩病（A2L3B2，活动期，Rutgeerts i3）、回肠 - 结肠吻合术后，腹腔粘连。加用口服柳氮磺吡啶 1.0 2 次 / 日和甲氨蝶呤 15 mg 1 次 / 周（当时缺硫唑嘌呤），建议择期生物制剂治疗，患者因个人经济原因未使用生物制剂。经过上述治疗后腹痛消失，大便每日 2～3 次，糊状便，规律使用上述药物及随访。1 个月前开始感下腹胀明显，与排便无关，多发于下午，呈持续性，无腹痛。自发病以来无口腔溃疡，无关节疼痛、皮疹，无恶心、呕吐、发热等。食欲一般，睡眠尚可，小便正常，无明显消瘦。

其他病史：2014 年行子宫肌瘤挖除手术，平时月经正常，无痛经史。否认肺结核和结核病患者接触史。

## （二）体格检查

体温 36.5℃，脉搏 84 次 / 分，呼吸 19 次 / 分，血压 123/75 mmHg，BMI 20。神志清楚，未见皮疹，左右锁骨上等处浅表淋巴结未扪及。双肺呼吸音清，未闻及干湿性啰音。心率 84 次 / 分，心脏各瓣膜区未闻及杂音。腹软，腹部可见陈旧性手术瘢痕，右下腹轻压痛，无反跳痛，肝脾未触及，未触及包块，移动性浊音阴性。肛门直肠指检无异常。双下肢无水肿。

## （三）辅助检查

血常规：HGB 109 g/L，WBC、PLT 正常；CRP、ESR 正常；结核抗体、抗核抗体谱、ANA、抗 dsDNA、ANCA、肿瘤指标均阴性。尿常规、粪常规正常，粪便钙卫蛋白阳性。结核感染 T 细胞免疫反应阳性（+）。EB 病毒核酸和巨细胞病毒核酸均阴性。

电子胃镜：十二指肠球部溃疡（S2 期）、糜烂性胃炎（胃窦）。电子结肠镜：右半结肠术后、新回肠末段和吻合口多发溃疡（病例 9 图 1）。肠镜活检组织病理学：（新回肠末段和吻合口活检组织）黏膜局灶活动性炎症伴糜烂。胃肠道彩超：新回肠末段见多发斑状强回声龛影入肠壁（多发溃疡？），下腹部一段回肠肠壁局限性增厚，另一段回肠壁固有肌层极低回声结节（约 1.07 cm×0.55 cm，占位性病变？）、子宫多发肿物（最大者约 6.52 cm×5.70 cm，多发性子宫肌瘤伴部分变性？部分为浆膜下型肌瘤？）。小肠磁共振平扫＋增强：小肠 - 结肠吻合术后，下腹部小肠肠壁增厚，以右下腹部为著，DWI 呈高信号，ADC 呈低信号，增强见较明显强化，肠腔内见异常软组织影（约 7.0 cm×5.5 cm），病灶与子宫底分界不清，内见多发无强化低信号影；肠系膜根部见多发淋巴结影，DWI 呈高信号，增强见明显强化；乙状结肠肠壁稍增厚（病例 9 图 2）。

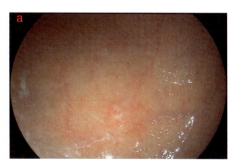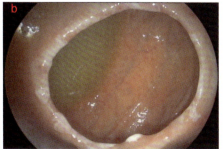

**病例 9 图 1　电子结肠镜**

a：新回肠末段多发溃疡，b：吻合口多发溃疡。

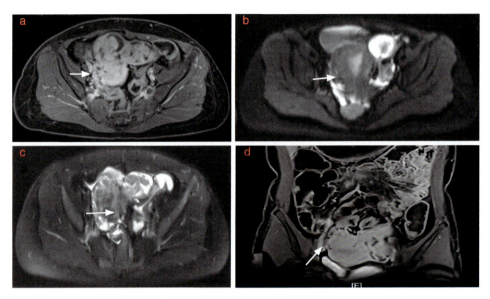

**病例9图2　小肠磁共振平扫+增强**

下腹部小肠肠壁增厚并强化，肠腔内异常软组织影，$T_1$序列等信号（a），$T_2$序列高信号（b），DWI序列ADC低信号（c），冠状位（d）。

## 二、诊疗经过

### （一）诊断

1. 腹腔肿瘤：来源和性质未明确，子宫来源或小肠来源？

2. 克罗恩病（A2L3B2，Rutgeerts i2），回肠-结肠吻合术后，腹腔粘连

### （二）治疗及转归

经患者参与的多学科讨论，拟转胃肠外科进一步手术治疗，同时请妇科专家联合外科手术。于2020年5月25日在气管内全身麻醉下行外科手术，术中见：原回肠-结肠吻合口粘连固定于右下腹腹膜后方，粘连致密，位置固定，无解剖间隙，吻合口尚通畅；小肠长约280cm，距原吻合口近端10cm、20cm分别见肠壁增厚、肠腔狭窄（长度均约5cm），肠系膜脂肪增生；子宫表面多发实性隆起肿物，两粒大者直径分别约5cm、6cm，边界清楚，表面光滑，囊实性。遂切除升结肠和病变回肠（约30cm）、回肠-横结肠侧侧吻合、切除子宫肌瘤。术后组织病理学：（升结肠和部分回肠切除标本）结肠及回肠黏膜可见节段性溃疡，深达肌层，肠壁透壁性炎细胞浸润，以淋巴细胞、浆细胞为主，伴多核巨细胞反应，局灶有透壁性淋巴滤泡分布，浆膜层纤维脂肪组织增生伴多量急慢性炎症细胞浸润，黏膜下层见多个上皮样肉芽肿，符合克罗恩病改变；肠周围淋巴结5枚呈反应性增生，

查见慢性肉芽性炎；（子宫多发肌瘤）平滑肌瘤，伴玻璃样变，局灶间质黏液变性（病例 9 图 3）。

2020 年 7 月 17 日开始规律接受 TNF-α 单克隆抗体（英夫利西单抗），自觉良好，下腹胀等症状消失，大便每日 2～3 次，软便，无腹痛、血便，体重回升。

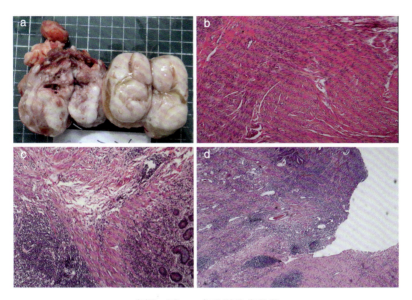

**病例 9 图 3　术后组织病理学**

a：术后腹腔肿瘤大体标本；b：（子宫多发肌瘤）：平滑肌瘤伴玻璃样变；c～d：升结肠和部分回肠切除标本。结肠及回肠黏膜见节段性溃疡，深达肌层，肠壁透壁性炎细胞浸润，黏膜下层见多个上皮样肉芽肿。

最后诊断：多发性子宫肌瘤；克罗恩病（A2L3B2，Rutgeerts i2），回肠 - 结肠吻合术后腹腔粘连。

### 三、病例讨论

本病例特点：中年女性，慢性病程，以腹痛、排便异常为主要症状，曾接受 2 次外科手术，术后病理学符合克罗恩病，2 次吻合口狭窄内镜下扩张术。近期出现下腹胀明显，影像学发现腹盆腔"巨大"实质性肿物，但来源和性质无法明确。

当克罗恩病碰上腹腔肿物时，两者之间的关系如何？该患者诊断克罗恩病明确，结合病史和相关检查资料，腹腔肿物可能来源于肠道，也可能来源于子宫。腹腔肿物的存在对克罗恩病造成什么样的影响，临床医生如何选择恰当的治疗方案呢？这些都是我们面临的亟待解决的问题。

首先，该病例的腹腔肿物可能来源于肠道。克罗恩病是一种病因尚不十分清楚的慢性非特异性肠道炎症性疾病，可累及全消化道，属于炎症性肠病中的一种。炎症性肠病与肿瘤之间关系密切，主要体现在：①炎症性肠病相关的恶性肿瘤风险，比如结直肠癌、胆管癌、血液系统恶性肿瘤、胰腺癌等。慢性炎症是肿瘤发生的一个主要危险因素，炎症性肠病相关肿瘤发生大部分与炎症性肠病炎症长期未获得良好控制有关，尤其是病程较长的患者。研究表明，与一般人群相比，克罗恩病患者发生结直肠癌的风险增加，尤其是 40 岁之前确诊、肠道炎症重、有结直肠癌家族史以及合并原发性硬化性胆管炎等高风险患者。目前国内外指南普遍推荐对于高风险的患者，症状出现后 8 ～ 10 年建议每年均行电子结肠镜监测，中低度风险患者可适当延长监测间隔。该病例克罗恩病诊断明确，病程长，病程中肠道炎症控制不理想，因此，患者发生恶性风险增加，需警惕腹腔肿物为克罗恩病本病诱发；②炎症性肠病治疗药物引起的肿瘤风险增加。治疗炎症性肠病的免疫抑制药物（如免疫抑制剂、TNF-α 单克隆抗体等）引起造血系统恶性肿瘤的风险，也已经引起了人们的关注。该病例患者有使用甲氨蝶呤的病史，腹腔肿物亦可能与应用免疫抑制剂相关。

其次，该病例的腹腔肿物可能来源于子宫，与克罗恩病本身无关。该病例为女性患者，既往有子宫肌瘤手术病史，有可能子宫肌瘤复发，也可能发生宫颈癌等恶性肿瘤。针对炎症性肠病合并不明来源的肿物，外科医生的参与至关重要，尤其是手术指征的判定和手术方式的制订。在本病例患者多学科讨论中，胃肠外科与妇科医生充分了解了病情，一致认为患者手术指征明确，联合制定了手术方案。

最后，炎症性肠病患者需要长程维持治疗，肿物的性质和来源可能直接影响炎症性肠病后续治疗药物的选择。当炎症性肠病患者发生恶性肿瘤后，在治疗肿瘤同时需兼顾炎症性肠病治疗。当恶性肿瘤治疗达到临床治愈后我们何时恢复免疫抑制药物、生物制剂种类的选择等问题均值得关注。幸运的是患者最终手术顺利，术后病理证实为子宫多发肌瘤，为接下来治疗方案的选择指明了道路。

## 四、体会

炎症性肠病与肿瘤关系密切。外科治疗是炎症性肠病多学科治疗中的重要组成部分，尤其是针对合并狭窄、梗阻、癌变等并发症，具有重要意义。

1. 炎症性肠病患者出现腹腔肿物且难以鉴别肿物的性质和来源时，可以充分借助胃肠道彩超、小肠 MRE 等多种检查手段帮助明确肿物的性质和来源。

2. 尽管炎症性肠病的治疗进入生物制剂时代，但炎症性肠病存在并发症、合

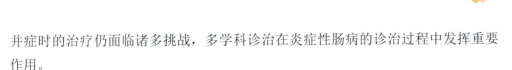
并症时的治疗仍面临诸多挑战，多学科诊治在炎症性肠病的诊治过程中发挥重要作用。

（陈雪娥　郑玮玮　王承党）

# 参考文献

[1] 中华医学会消化病学分会炎症性肠病学组.中国克罗恩病诊治指南（2023年·广州）[J].中华炎性肠病杂志，2024，8（1）：2-32.

[2] Alessandro Vitello, Marcello Maida, Endrit Shahini, et al.Current approaches for monitoring of patients with inflammatory bowel diseases：A narrative review[J].Inflamm Bowel Dis, 2024, izae006.

[3] Hannah Gordon, Livia Biancone, Gionata Fiorino, et al.ECCO guidelines on inflammatory bowel disease and malignancies[J].J Crohns Colitis, 2023, 17（6）：827-854.

[4] 刘益娟，戴起宝，王密，等.多学科协作诊疗在炎症性肠病患者诊治中的应用[J].福建医科大学学报，2021，55（02）：149-151.

[5] Lichtenstein GR, Loftus EV, Isaacs KL, et al.ACG clinical guideline：management of Crohn's disease in adults[J].Am J Gastroenterol, 2018, 113（4）：481-517.

# 病例 10  英夫利西单抗治疗后出现关节痛、颜面部皮疹

## 一、病历摘要

### （一）基本资料

患者女性，26岁，因"确诊'克罗恩病'2年余，关节痛、皮疹2周"于2023年4月收住我科。

现病史：2020年开始反复出现脐周阵发性绞痛，多于进食后半小时出现，大便每日3～4次，黄色软便，排便后腹痛好转，无关节肿痛、皮疹、发热等。并逐渐出现食欲下降、食量减少，体重下降5kg（当时体重32kg）。2021年5月就诊我科，查"血常规：WBC $3.78\times10^9$/L，HGB 109 g/L；粪便钙卫蛋白阳性；CRP 23.4 mg/L；ESR 57 mm/h；肝功能：ALB 35 g/L；ANA、dsDNA、ANA谱、ANCA均正常；电子结肠镜：进镜达降结肠，肠腔狭窄，直径9.9 mm内镜无法通过，结肠见多发纵向溃疡、铺路石样改变、指状息肉样隆起，肛管见瘢痕样改变，镜下诊断：结肠多发溃疡并降结肠狭窄（病例10图1）；肠镜活检组织病理学：横结肠黏膜局灶活动性炎症伴糜烂，灶区隐窝分支，乙状结肠黏膜活动性溃疡伴炎性息肉形成（病例10图2）。小肠＋盆腔MR平扫＋增强：直肠、部分降结肠、横结肠及升结肠多发肠壁增厚伴强化，腹膜后及肠系膜走行区多发淋巴结，肛瘘术后改变（病例10图3）。胃肠道彩超：盲肠、部分升结肠、结肠肝曲、横结肠、降结肠肠壁增厚、溃疡。肛管直肠彩超（经直肠）：膀胱截石位1～3点肛周低回声区（炎症性病灶治疗后未痊愈？）"。临床诊断："克罗恩病（A2L2B2p）、肠狭窄、营养不良、轻度贫血"，予肠内营养治疗后，于2021年5月28日至2022年4月18日予TNF-α单克隆抗体[英夫利西单抗200 mg/次，即6 mg/kg，在第0、第2、第6周静脉注射诱导缓解，后每隔8周给予相同剂量维持治疗]治疗8次。患者无再腹痛，大便正常，每日1～2次，黄色成形软便，体重增加5kg，复查"血常规、CRP、ESR、ANA、抗dsDNA、ANA谱、ANCA均正常。电子结肠镜：结肠多发瘢痕及息肉样增生，达黏膜愈合（病例10图4）。小肠＋盆腔MR平扫＋增强：部分降结肠、横结肠肠壁稍增厚，范围较前明显缩小，增厚程度及强化程度较前减轻；腹膜后及肠系膜走行区多发淋巴结；肛瘘术后改变，范围较前缩小（病例10图5）。肛管直肠彩超：膀胱截石位2点肛周低回声区（炎症性病灶治疗后声像）。胃肠道彩超：肠壁未见明显增厚，克罗恩病治疗后缓解期声像。查"血清英夫利西单抗浓度1.73 μg/mL、抗体（＋）"，予调

整英夫利西单抗剂量为 300 mg/ 次（即 8 mg/kg，每隔 8 周给予相同剂量维持治疗）治疗 7 次（末次英夫利西单抗治疗时间为 2023 年 3 月 31 日）。2023 年 4 月出现双侧膝关节和腕关节疼痛，晨起关节僵硬，持续 5 ~ 10 分钟可缓解，无明显肿胀，出现颜面部红色皮疹，位于双侧颧部，对称，无瘙痒，无光过敏。无腹痛、腹泻，大便每日 1 ~ 2 次，软便，无黏液和血液，无肛周肿痛、流脓，无泡沫尿、视物模糊，无畏冷、发热等，体重稳定。

其他病史：2019 年行肛瘘手术，术后切口愈合缓慢。否认食物、药物过敏史。

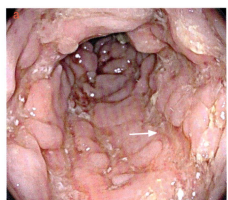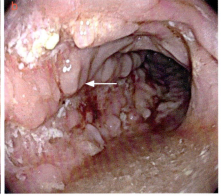

**病例 10 图 1　治疗前的电子结肠镜**

结肠纵向溃疡（图 a 白色箭头）和铺路石样改变（图 b 白色箭头）。

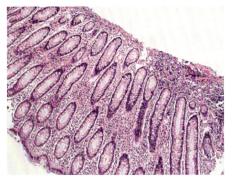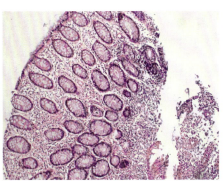

**病例 10 图 2　治疗前的肠镜活检组织病理学**

黏膜局灶活动性炎症伴糜烂，灶区隐窝分支。

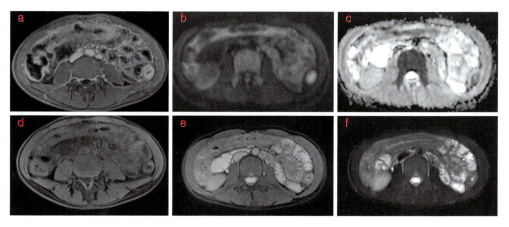

**病例 10 图 3　治疗前的小肠 + 盆腔 MR 平扫 + 增强**

直肠、部分降结肠、横结肠及升结肠肠壁明显增厚（图 a：$T_1$WI + C；图 b：DWI；图 c：ADC；图 d：$T_1$WI；图 e：$T_2$WI；图 f：$T_2$WI-haste）。

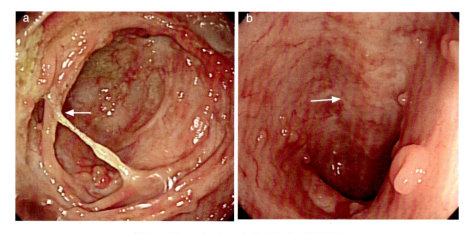

**病例 10 图 4　治疗 8 个月后的电子结肠镜**

a：回盲部；b：降结肠。回盲部息肉样增生、黏膜桥（图 a 箭头），降结肠瘢痕（图 b 箭头）。

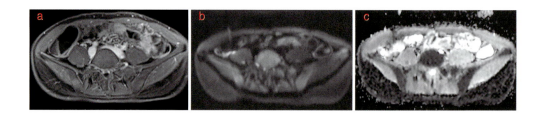

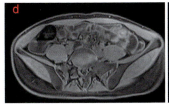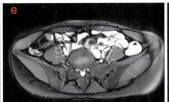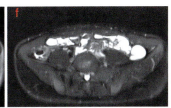

病例 10 图 5　治疗 8 个月后的小肠 + 盆腔 MR 平扫 + 增强

部分降结肠、横结肠肠壁稍增厚，范围较前明显缩小（图 a：$T_1WI + C$；图 b：DWI；图 c：ADC；图 d：$T_1WI$；图 e：$T_2WI$；图 f：$T_2WI$-haste）。

## （二）体格检查

体温 36.3 ℃，脉搏 75 次 / 分，呼吸 20 次 / 分，血压 102/59 mmHg，BMI 15.6。神志清楚，双颧部可见淡红斑及散在瘀点，巩膜无黄染。双肺呼吸音清，未闻及干湿性啰音。心率 75 次 / 分，心脏各瓣膜区未闻及杂音。腹软，脐周轻压痛，无反跳痛，肝脾未触及，未触及包块，肠鸣音 3 次 / 分。肛门直肠指检无异常。四肢关节无肿胀，活动无受限；双下肢无水肿。

## （三）辅助检查

血常规：WBC $5.26×10^9/L$，HGB 128 g/L，PLT $193×10^9/L$。尿常规正常，尿特定蛋白均阴性；粪便常规 + 隐血正常，粪便钙卫蛋白阴性；CRP、ESR 正常；血液生化指标均正常。

免疫学指标：C3 0.62 g/L（正常参考值 0.85 ~ 1.7 g/L），dsDNA 178 U/mL（正常参考值 0 ~ 100 U/mL），ANA 1：1000（均质型）（正常参考值＜ 1：100）；ANA谱：组蛋白抗体弱阳性，抗 nRNP/Sm 抗体、抗 Sm 抗体、抗 SS-A 抗体、抗 SS-B 抗体、抗 Scl-70 抗体、抗 Jo-1 抗体、抗着丝点 B 抗体、抗核小体抗体、抗核糖体 P 蛋白抗体均阴性；C4 和 ANCA 正常。

电子结肠镜：回肠末段未见明显异常，结肠多发息肉及瘢痕（病例 10 图 6）。

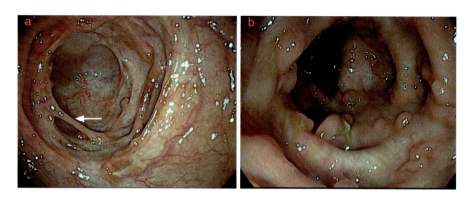

**病例 10 图 6　治疗 2 年后电子结肠镜**

结肠见散在瘢痕，黏膜桥（图 a 白色箭头）及息肉样增生（图 b）。

　　小肠＋盆腔 MR 平扫＋增强：部分降结肠、乙状结肠肠壁稍增厚，增厚程度及强化程度较前减轻；腹膜后及肠系膜走行区多发淋巴结，与前大致相仿；肛瘘术后改变，与前大致相仿（病例 10 图 7）。

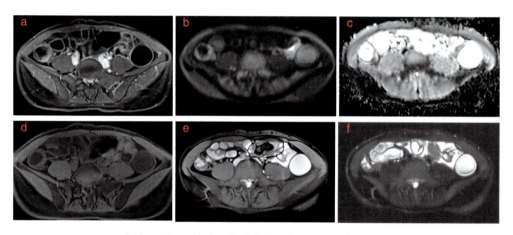

**病例 10 图 7　治疗 2 年后小肠 + 盆腔 MR 平扫 + 增强**

部分降结肠、乙状结肠肠壁稍增厚，增厚程度及强化程度较前减轻（a：$T_1WI$ + C；b：DWI；c：ADC；d：$T_1WI$；e：$T_2WI$；f：$T_2WI-haste$）。

## 二、诊疗经过

### （一）诊断

1. TNF-α 拮抗剂致狼疮样综合征

2. 克罗恩病（A2L2B2P）

3．肛瘘术后

## （二）治疗及转归

经患者参与的多学科讨论，拟治疗方案如下：①停用抗 TNF-α 单克隆抗体（英夫利西单抗），改用维得利珠单抗治疗；②小剂量激素（甲泼尼龙 8 mg/d）联合羟氯喹 400 mg/d。

2 周后，患者自觉良好，关节痛消失，颜面红斑和瘀点消失，无腹痛、腹泻，大便每日 1 次，软便，无黏液和血液。3 个月后复查血常规、CRP、ESR、ANA、dsDNA、ANA 谱、C3、C4 均正常，停激素和羟氯喹，随访至今，未再发关节痛、皮疹。

## 三、病例讨论

本病例特点：青年女性，确诊克罗恩病 2 年，规律英夫利西单抗治疗，逐渐达到临床症状缓解、血清学缓解和内镜下愈合，接近组织学缓解。但在英夫利西单抗治疗 2 年后出现关节痛、颜面皮疹（红斑和瘀点），复查血常规、CRP、ESR 正常，电子肠镜、MRE 和胃肠彩超等均提示克罗恩病内镜下愈合，疾病处于稳定缓解期。而 ANA、dsDNA 升高，组蛋白抗体弱阳性，C3 降低，存在免疫紊乱的表现，结合病史，高度提示 TNF-α 抑制剂致狼疮样综合征。

临床上，当接受英夫利西单抗治疗的克罗恩病患者出现关节痛和颜面皮疹，可能存在以下几种情况：①克罗恩病的肠外表现：关节痛和皮疹是克罗恩病常见的肠外表现，克罗恩病患者治疗过程中出现关节痛和皮疹，需警惕克罗恩病疾病活动引起的肠外表现，但本病例患者是在克罗恩病处于黏膜愈合期时出现外周关节痛和皮疹，故不考虑为克罗恩病的肠外表现；②抗 TNF-α 单克隆抗体引起的狼疮样综合征：患者规律英夫利西单抗治疗中出现关节痛和颜面皮疹，ANA、dsDNA 升高，组蛋白抗体弱阳性，C3 降低，但肠道病变稳定，停用英夫利西单抗后症状改善，因此考虑此综合征的可能性最大；③矛盾型或反常型银屑病，部分也可以出现银屑病型关节炎，也与抗 TNF-α 单克隆抗体有关，但本病例患者的皮疹不符合银屑病的表现；④药物过敏反应、输注反应、皮肤感染等。

TNF-α 拮抗剂致狼疮样综合征（TNF alpha antagonist-induced lupus-like syndrome，TAILS）是 TNF-α 拮抗剂的罕见不良反应，发生率为 0.5% ～ 1%，发生率最高的致狼疮药物为抗 TNF-α 单克隆抗体英夫利西单抗和依那西普，其次为抗 TNF-α 单克隆抗体阿达木单抗。TAILS 是一种狼疮样综合征，发生在暴露于 TNF-α 拮抗剂之后，并在停用相关药物后消退。临床症状表现一般较轻，最常见症状是关节痛，其次是皮疹，浆膜炎和肾脏受累较为少见。70% ～ 100% 的患者

ANA 阳性，72% ～ 92% dsDNA 阳性，11% ～ 50% 抗心磷脂抗体（ACA）阳性，约 59% 患者出现低补体血症。目前尚缺乏 TAILS 的统一诊断标准，临床多参考以下标准：①至少维持使用 1 个月的可疑药物；②至少 1 项非血清学的系统性红斑狼疮的临床特点（如皮疹、关节炎、浆膜炎、血液系统受累等）；③至少 1 项血清学指标阳性（如 ANA、抗 dsDNA）；④停药后数天或数周后临床症状终止。

目前 TAILS 的发生机制尚不清楚，有学者认为是细胞因子转移的结果，通过抑制 TNF-α 抑制 Th1 细胞因子，导致 Th2 细胞因子反应增强，如白细胞介素 -10 和干扰素 -α，从而增加自身抗体的产生，此外阻断 TNF-α 可能会干扰细胞凋亡，通过核碎片清除受损而促进自身抗体的形成。也有学者提出，随着抗 TNF-α 药物的免疫抑制导致感染率的增加，多克隆 B 淋巴细胞的激活刺激了自身抗体的产生。

目前尚缺乏 TNF-α 拮抗剂诱导的狼疮样综合征的最佳治疗方法，但是，约 94% 的患者在停止 TNF-α 拮抗剂之后相关狼疮样症状能得到缓解，也有一部分患者需要糖皮质类固醇激素治疗，对于病情严重的患者，可考虑加用其他的免疫抑制剂治疗。

本病例患者确诊克罗恩病，使用抗 TNF-α 单克隆抗体英夫利西单抗治疗 2 年后出现关节痛、皮疹，同时出现血清学指标异常（如 ANA、dsDNA、组蛋白、C3 等），停用英夫利西单抗后，加用小剂量激素和羟氯喹治疗后临床症状消失，血清学指标恢复正常。

## 四、体会

1. 克罗恩病患者使用抗 TNF-α 单克隆抗体治疗的过程中出现关节痛、皮疹时，需鉴别是炎症性肠病的肠外表现，还是药物引起的不良反应。

2. 一旦诊断 TNF-α 拮抗剂诱导的狼疮样综合征，应尽快停用 TNF-α 拮抗剂，调整克罗恩病的治疗方案，同时针对免疫紊乱和皮肤、关节症状，予以相应的治疗。

（俞 星 郑玮玮 刘益娟 王承党）

# 参考文献

[1]Williams VL, Cohen PR. TNF alpha antagonist-induced lupus-like syndrome：report and review of the literature with implications for treatment with alternative TNF alpha antagonists[J]. Int J Dermatol, 2011, 50（5）：619-625.

[2]Wetter DA, Davis MD. Lupus-like syndrome attributable to anti-tumor necrosis factor alpha therapy in 14 patients during an 8-year period at Mayo Clinic[J]. Mayo Clin Proc, 2009, 84（11）：979-984.

[3]DE Bandt M, Sibilia J, Le Loet X, et al. Systemic lupus erythematosus induced by anti-tumour necrosis factor alpha therapy：a French national survey[J]. Arthritis Res Ther, 2005, 7（3）：R545-551.

[4]Costa MF, Said NR, Zimmermann B. Drug-induced lupus due to anti-tumor necrosis factor alpha agents[J]. Semin Arthritis Rheum, 2008, 37（6）：381-387.

[5]Lupu A, Tieranu C, Constantinescu CL, et al. TNFalpha inhibitor induced lupus-like syndrome（TAILS）in a patient with IBD[J]. Curr Health Sci J, 2014, 40（4）：285-288.

[6]Atzeni F, Turiel M, Capsoni F, et al. Drug-induced lupus erythematosus[J]. Autoimmunity, 2005, 38（7）：507-518.

[7]Roginic S, Jelic A, Stipic-Markovic A, et al. Autoimmune pitfalls of anti-tumor necrosis factor-alpha therapy[J]. Isr Med Assoc J, 2015, 17（2）：117-119.

[8]Stranks L, Chapman S. Anti-tumour necrosis factor-alpha-induced lupus in a patient receiving infliximab for sarcoidosis[J]. Respirol Case Rep, 2022, 10（8）：e01006.

[9]Vaglio A, Grayson PC, Fenaroli P, et al. Drug-induced lupus：Traditional and new concepts[J]. Autoimmun Rev, 2018, 17（9）：912-918.

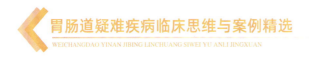
[10]Vaz JL，Fernandes V，Nogueira F，et al.Infliximab-induced autoantibodies：a multicenter study[J].Clin Rheumatol，2016，35（2）：325-332.

[11]Fischer S，Mesfin S，Klenske E，et al.Case report of severe constrictive perimyocarditis and ischemic hepatitis in a Crohn's disease patient upon infliximab-induced lupus-like syndrome[J].Therap Adv Gastroenterol，2021，14：17562848211044033.

[12] 薛学财，陈月，罗兴献，等 . 肿瘤坏死因子 - α 抑制剂致药源性狼疮病例汇总分析 [J]. 中国新药杂志，2018，27（5）：6.

[13]Ramos-Casals M，Brito-Zeron P，Soria N，et al.Autoimmune diseases induced by TNF-targeted therapies：analysis of 233 cases[J].Medicine（Baltimore），2007，86（4）：242-251.

# 病例 11　使用英夫利西单抗后全身多发皮疹与关节痛

## 一、病历摘要

### （一）基本资料

患者女性，16 岁，因"反复腹痛、排便异常 8 年余"于 2022 年 1 月入住我科。

现病史：患者 2013 年 6 月无明显诱因出现脐周阵发性闷痛，程度较轻，尚可忍受，常于进食后出现，腹痛时常感便意，排便后腹痛可缓解，大便每日 1 ～ 2 次，多成形，偶呈糊状便，无血便。曾就诊当地诊所，给予口服药物对症治疗后症状仍反复（具体药物不详）。2013 年 11 月出现排便费力，每 2 ～ 3 天排便 1 次，大便量少，半成形（Bristol 5 型），就诊当地市级医院，钡剂灌肠显示"乙状结肠冗长"，予灌肠、通便等后排便费力好转，大便每日 1 次，不成形（Bristol 6 ～ 7 型），仍反复脐周闷痛。2014 年 8 月就诊某儿童医院，电子肠镜"考虑炎症性肠病"（具体不详），肠黏膜活检病理学"不排除克罗恩病可能"（具体不详）。2014 年 8 月儿科检查发现肛门口 9 点钟方向有一直径约 7 mm 瘘口，无分泌物、无压痛；小肠磁共振（增强）"考虑炎症性病变"，诊断为"克罗恩病"，予"美沙拉嗪缓释颗粒、双歧杆菌三联活菌"等治疗后大便成形，腹痛好转，但仍间断腹痛，排糊状便。2015 年 4 月我院查肠镜"回盲瓣片状糜烂、黏膜充血水肿"。诊断："腹痛：过敏性肠炎可能，克罗恩病待排；肛瘘"，加用泼尼松 20 mg　1 次 / 日后腹痛及排便异常好转，但减停激素后腹痛及排便异常仍反复。此后不规律美沙拉嗪缓释片（颇得斯安）、肠内营养治疗，但症状仍反复。2019 年 8 月复查肠镜提示回肠末端、结肠多发溃疡，考虑克罗恩病活动期。因经济问题，未使用生物制剂，给予沙利度胺＋柳氮磺吡啶等治疗，仍间断出现腹痛，大便时而成形，时而不成形。为进一步诊治收住院。病程中无恶心、呕吐、便血或黑便，无发热、咳嗽、咳痰，无皮疹、口腔溃疡。发病以来精神、食欲尚可，生长发育正常，近一年来体重未见明显增减。

其他病史：足月顺产、母乳喂养。2020 年出现左下肢中上段疼痛，约巴掌大小，呈持续性隐痛，起身加重，活动后稍缓解，夜间仍感疼痛，需服用"止痛药物"方可睡眠，当时查髋关节＋左股骨磁共振平扫：左侧髋关节及周围软组织炎症性改变，目前左下肢无疼痛，活动正常。对鸡蛋过敏；家族史无特殊。

### （二）体格检查

体温 36.7 ℃，脉搏 98 次 / 分，呼吸 20 次 / 分，血压 103/60 mmHg，BMI 19.5。慢性面容，神志清醒，全身皮肤未见皮疹、出血点，浅表淋巴结未触及肿大。心肺查体未见明显异常。腹平坦，腹式呼吸运动存在，腹软，无压痛、反跳痛，肝脾未触及，未触及包块，移动性浊音阴性，肠鸣音 3 次 / 分。肛周截石位 9 点钟方向可见一直径约 7 mm 瘘口，未见脓性分泌物，压之不痛，直肠内空虚，指套无染血。双下肢无水肿。

**（三）辅助检查**

血常规：WBC  $6.66×10^9$/L，N% 54.7%，Lym% 10.9%（正常参考值 17% ～ 54%），HGB  127 g/L，HCT  0.397 L/L，PLT  $341×10^9$/L；粪常规：黄色，RBC （－），WBC （－），粪便隐血（＋）；粪阿米巴（－）；粪便钙卫蛋白阴性。血液生化：ALB 43 g/L，γ-GGT  6 U/L，AST  11 U/L（正常参考值 13 ～ 35 U/L），CK  39 U/L（正常参考值 40 ～ 200 U/L），余正常。凝血全套和 D-D 正常。CRP  1.80 mg/L；ESR 33.00 mm/h。CA125、CA199、CEA、AFP 正常。

HIV、丙肝、乙肝、梅毒无特殊。EB 病毒核酸＜ 4.00E+02 Copies/mL；EBV-CA-IgG 抗体＞ 750 U/mL，EBV-NA-IgG 抗体 547 U/mL；EBV-CA-IgM 抗体＜ 10 U/mL 阴性。巨细胞病毒 CMV-DNA ＜ 4.00 E+02 Copies/mL；CMV-IgG ＞ 180 U/mL，CMV-IgM ＜ 5 U/mL 阴性。

结核感染 T 细胞阴性；结核抗体阴性。IgE：795 U/mL（正常参考值 0 ～ 100 U/mL）；ANCA、抗核抗体、抗核抗体谱、抗双链 DNA 抗体均阴性。

2022 年 1 月复查电子结肠镜：回肠末端散在点状溃疡，周边黏膜稍充血水肿，回盲瓣可见瘢痕样改变，乙状结肠可见纵向溃疡，被覆少白苔；降结肠可见白色溃疡（病例 11 图 1）。

肠镜黏膜活检病理：乙状结肠黏膜活动性溃疡，炎性肉芽组织形成，伴大量浆细胞及中性粒细胞浸润。

胃肠道彩超：降结肠及乙状结肠肠壁节段性增厚，厚约 0.49 cm，层次结构欠清楚，肠壁血供 Limberg Ⅳ级。

肛管彩超：肛门周围皮下炎症性病灶及肛瘘。

肺部 CT 平扫：右肺上叶小结节，原右肺中叶结节现未见显示。

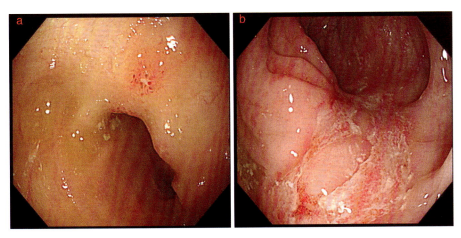

**病例 11 图 1　电子结肠镜**

a：回肠末端散在溃疡；b：乙状结肠见纵向溃疡，被覆少白苔。

## 二、诊疗经过

### （一）诊断

1. 克罗恩病（A1L3B1P，克罗恩病疾病活动指数评分 96 分）

2. 肛瘘

3. 强直性关节炎可能

### （二）治疗及转归

尽管患者接受沙利度胺及美沙拉嗪等治疗后目前克罗恩病疾病活动指数评分 96 分，处于临床缓解期，但是内镜检查仍有活动性纵向溃疡，肛瘘且持续未闭合，结合患者年龄轻，合并骶髂关节炎肠外表现，经过多学科讨论后，建议患者加用生物制剂治疗。故于 2022 年 2 月起开始接受英夫利西单抗治疗（每次静脉滴注 300 mg，0 周、2 周、6 周各 1 次，后每 8 周 1 次），同时继续沙利度胺 50 mg（1 次 / 晚）及美沙拉嗪肠溶片治疗。

经过上述治疗 2 周后，腹痛消失，大便基本成形。2022 年 5 月（英夫利西单抗治疗后 12 周）患者双侧手掌出现掌面片状发红及丘疱疹，手臂红斑，伴有瘙痒（病例 11 图 2），就诊当地皮肤科，考虑"过敏性皮炎"，对症治疗后皮疹消退。

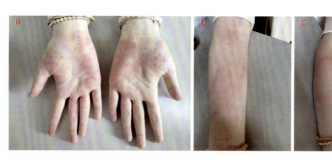

病例 11 图 2　皮肤改变

　　a：双掌面可见多发红斑、水疱；b：左前臂屈面皮肤发红，部分高出皮面，可见抓痕；c：左前臂伸面皮肤发红，融合成圆环状。

　　2022 年 8 月（英夫利西单抗治疗后 40 周）开始头皮可见大量油腻性鳞屑附着，双侧掌面、双足、胸背部皮肤出现红斑、部分融合成片，部分脓疱样，破溃，伴有瘙痒，不痛（病例 11 图 3）。我院皮肤科考虑"汗疱疹，掌跖脓疱病"，给予保湿，克氯乳膏＋尿素乳膏＋夫西地酸乳膏外用后，皮疹瘙痒稍好转，但仍反复。2022 年 9 月起出现双下肢疼痛，行走时明显，无发热，无下肢皮肤红肿，无腰背部疼痛，无晨僵。我院门诊查血常规：WBC　8.36×10⁹/L，HGB　114 g/L，PLT 376×10⁹/L。超敏 CRP　39.67 mg/dL，并予暂停第 6 次英夫利西单抗治疗，同时加用泼尼松 20 mg　1 次 / 日，沙利度胺加量至 25 mg　3 次 / 日治疗，但仍有双下肢疼痛。

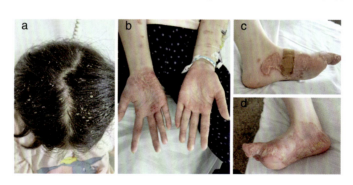

病例 11 图 3　皮肤改变

　　a：头皮大量油腻性鳞屑附着；b：双侧掌面红斑、部分脓疱样，破溃，表面脱屑；c：左足红斑，脓疱样改变，融合成片；d：左足红斑，脓疱样改变，融合成片。

　　复查 ESR　98 mm/h，血纤维蛋白酶原 5.06 g/L，IgE　1560 U/mL（正常参考值 0 ～ 100 U/mL）；ANA、ANCA、抗 dsDNA 抗体、抗核抗体谱阴性；HLA-B27 阴性。骶髂关节＋髋关节磁共振：双侧骶髂关节炎性改变，双侧髋关节少量积液（病例 11 图 4）。

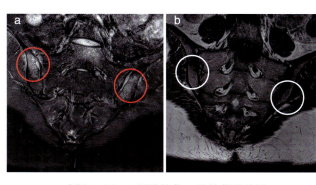

**病例 11 图 4　骶髂关节 + 髋关节磁共振**

a：T$_2$WI 显示双侧骶髂关节区呈斑片状高信号（红色圆圈）；b：T$_1$WI 显示双侧骶髂关节区呈斑片状低信号（白色圆圈）。

　　多学科讨论考虑生物制剂诱导银屑病：脓疱性银屑病，关节病型银屑病。建议患者更换生物制剂为乌司努单抗治疗。因年龄（未满 18 岁）、医保、经济等问题，未使用乌司奴单抗，改用全人源抗 TNF-α 单抗——阿达木单抗治疗。3 个月后大便每日 1 次，成形，无血、无腹痛，双下肢无疼痛，双手及双足皮疹消退，双侧遗留色素沉着（病例 11 图 5）。复查 CRP　3.92mg/L，血常规：WBC　6.93×10$^9$/L，HGB　120 g/L，PLT　391×10$^9$/L。

　　最后诊断：克罗恩病（A1L3B1P，克罗恩病疾病活动指数评分 96 分），肛瘘；强直性关节炎；英夫利西单抗诱导脓疱性银屑病，关节病型银屑病。

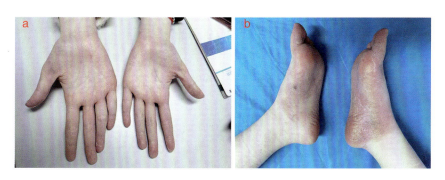

**病例 11 图 5　治疗后皮肤**

a：双侧掌面皮疹消退；b：双足皮疹好转，局部皮肤发红及色素沉着。

## 三、病例讨论

　　本病例特点：青少年女性，反复腹痛、排便异常 8 年余，诊断为克罗恩病，在使用英夫利西单抗治疗后出现皮损、双侧骶髂关节炎症性改变，考虑英夫利西单抗诱导的银屑病。经过换用全人源型阿达木单抗后病情好转。

随着生物制剂在炎症性肠病治疗中的应用，炎症性肠病患者的疗效取得了显著进展。然而，这些药物也可能引发一系列皮肤不良反应，如皮肤过敏、皮肤真菌感染、多形性红斑、狼疮样红斑等。有一种矛盾的药物不良反应是银屑病样皮损或银屑病关节炎，称之为生物制剂诱导的银屑病，或矛盾型银屑病，即生物制剂本身既可以治疗银屑病，又会诱发银屑病。根据不同的研究报道，生物制剂诱导的银屑病的总体发病率为5.3%～10.1%，但对其机制了解甚少，可能涉及多种因素，包括遗传易感性、免疫细胞的分布以及它们分泌的细胞因子失衡。这些细胞因子包括Th1细胞（干扰素-γ）、Th17细胞（IL-17A和IL-22）、浆细胞样树突状细胞（干扰素-α）以及角质形成细胞（IL-36γ和IL-17C）。抗TNF-α药物治疗期间银屑病样皮损的发生率随着治疗时间的延长而增加，其累积发生率在1年时为1.1%，5年时为6.75%，10年时为28.9%。不同生物制剂诱发的银屑病有所不同。在接受英夫利西单抗、阿达木单抗和赛妥珠单抗治疗的炎症性肠病患者中，诱导发生银屑病的发生率分别为1.3%、4.1%和6.4%。据报道，生物制剂诱导的银屑病的发病风险因素包括年龄（大于40岁）、女性、吸烟、体重指数升高、年轻开始使用生物制剂，以及有银屑病或特应性皮炎的家族史，而联用硫嘌呤类药物被认为具有保护作用。

生物制剂诱导的银屑病可表现为各种类型，其中以斑块状银屑病、掌跖脓疱病最多见。这些皮疹可累及全身各处，其中最常受累部位是四肢及头部。也可发生在经典银屑病不常累及的部位，如四肢的屈侧面、腋窝、腹股沟和臀沟等部位，称之为反常型银屑病。在本病例患者中，经过综合评估后诊断为克罗恩病，在使用英夫利西单抗治疗后12周出现全身多发皮疹，在使用局部用药后消退。在英夫利西单抗治疗后40周皮疹明显加重，累及范围增加，头皮及四肢出现皮损，伴有脱皮及鳞屑样改变，并出现骶髂关节炎症改变，经过多学科讨论后诊断为生物制剂诱导的银屑病。

当炎症性肠病治疗过程中遇上生物制剂诱导的银屑病，其处理策略应当根据原发病与皮疹的严重程度进行权衡。当原发病控制良好时，皮损面积小于全身表面积＜5%，可考虑局部使用外用皮质醇类激素、维生素D类似物或光疗进行局部治疗；如果皮疹较重，超过体表面积5%，则需要再局部治疗基础上，联合甲氨蝶呤、视黄酸类似物、环孢素A等药物进行全身治疗。如果以上处理无效，应全面评估停用生物制剂的风险和益处。当原发病控制尚可时，可考虑停用生物制剂单用硫

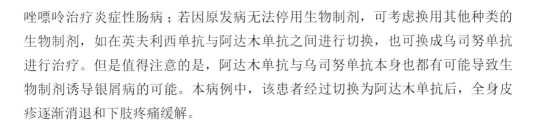

唑嘌呤治疗炎症性肠病；若因原发病无法停用生物制剂，可考虑换用其他种类的生物制剂，如在英夫利西单抗与阿达木单抗之间进行切换，也可换成乌司努单抗进行治疗。但是值得注意的是，阿达木单抗与乌司努单抗本身也都有可能导致生物制剂诱导银屑病的可能。本病例中，该患者经过切换为阿达木单抗后，全身皮疹逐渐消退和下肢疼痛缓解。

### 四、体会

1. 应用生物制剂治疗过程中，出现皮疹时，应将生物制剂诱导的银屑病纳入鉴别诊断考虑，必要时可请皮肤及风湿免疫科进行多学科会诊。

2. 当考虑生物制剂诱导的银屑病时，应当权衡原发病与皮损情况进行治疗决策。

（陈金通  林艺娟  王承党）

# 参考文献

[1] Pagani K，Lukac D，Bhukhan A，et al.Cutaneous manifestations of inflammatory bowel disease：A basic overview[J].Am J Clin Dermatol，2022，23（4）：481-497.

[2] Andrade P，Lopes S，Gaspar R，et al.Anti-tumor necrosis factor-alpha-induced dermatological complications in a large cohort of inflammatory bowel disease patients[J].Dig Dis Sci，2018，63（3）：746-754.

[3] Freling E，Baumann C，Cuny JF，et al.Cumulative incidence of，risk factors for，and outcome of dermatological complications of anti-TNF therapy in inflammatory bowel disease：a 14-year experience[J].Am J Gastroenterol，2015，110（8）：1186-1196.

[4] Cleynen I，Van Moerkercke W，Billiet T，et al.Characteristics of skin lesions associated with anti-tumor necrosis factor therapy in patients with inflammatory bowel disease：A cohort study[J].Ann Intern Med，2016，164（1）：10-22.

[5]Afzali A, Wheat CL, Hu JK, et al. The association of psoriasiform rash with anti-tumor necrosis factor (anti-TNF) therapy in inflammatory bowel disease: a single academic center case series[J]. J Crohns Colitis, 2014, 8 (6): 480-488.

[6]Rahier JF, Buche S, Peyrin-Biroulet L, et al. Groupe d'etude therapeutique des affections inflammatoires du tube D. Severe skin lesions cause patients with inflammatory bowel disease to discontinue anti-tumor necrosis factor therapy[J]. Clin Gastroenterol Hepatol, 2010, 8 (12): 1048-1055.

[7]Iida T, Hida T, Matsuura M, et al. Current clinical issue of skin lesions in patients with inflammatory bowel disease[J]. Clin J Gastroenterol, 2019, 12 (6): 501-510.

[8]Barahimi M, Lee S, Clark-Snustad K. Pustular rash in crohn's patient on ustekinumab raises concern for drug-induced paradoxical psoriasis[J]. Case Rep Gastroenterol, 2021, 15 (2): 662-666.

[9]Benzaquen M, Flachaire B, Rouby F, et al. Paradoxical pustular psoriasis induced by ustekinumab in a patient with Crohn's disease-associated spondyloarthropathy[J]. Rheumatol Int, 2018, 38 (7): 1297-1299.

# 病例 12　急性腹泻、食欲减退、结肠糜烂的男性患者

## 一、病历摘要

### （一）基本资料

患者男性，42 岁，因"腹泻、食欲减退 10 天"于 2020 年 3 月 11 日收住我科。

现病史：患者 10 天前无明显诱因出现腹泻，每日 3～5 次，呈稀水样便或糊状便，每次量约 200 mL，伴里急后重感、腹胀，无黏液、脓血；食欲减退，食量下降 1/2。5 天前某三甲医院查"血常规：WBC $31.67\times10^9$/L，HGB 78 g/L，PLT $559\times10^9$/L；肝功能：ALB 22 g/L，ALT、AST 正常；全腹彩超：大量腹水；电子结肠镜：全结肠、直肠黏膜充血、水肿、见多发糜烂，考虑溃疡性结肠炎"，诊断"溃疡性结肠炎可能，腹水，低白蛋白血症"，予利尿、补充白蛋白、止泻等治疗，腹泻未见明显好转转诊我院。发病以来无畏冷、发热，无皮疹、关节痛、脱发等，精神、睡眠尚可，小便正常，体重无明显改变。

其他病史：既往健康，未婚、未育。

### （二）体格检查

体温 36.5℃，脉搏 123 次 / 分，呼吸 20 次 / 分，血压 99/77 mmHg，BMI 18.6。神志清楚，中度贫血外观，未见皮疹，浅表淋巴结不大。巩膜无黄染，结膜苍白，角膜正常。双下肺叩诊浊音，双下肺呼吸音低，未闻及干湿性啰音。心率 123 次 / 分，心律齐，心脏各瓣膜区未闻及杂音。腹膨隆，腹肌软，无压痛、反跳痛，肝脾未触及，未触及包块，移动性浊音阳性。肛门直肠指检无异常。双下肢无水肿。

### （三）辅助检查

血常规：WBC $28.58\times10^9$/L，N% 74.9%，HGB 77 g/L，平均红细胞血红蛋白浓度 23.9 pg/L（正常参考值 32.0～36.0 pg/L），平均红细胞体积 78 fL（正常参考值 80～100 fL），PLT $257\times10^9$/L。尿常规：尿蛋白（±）、尿隐血阴性；24 小时尿蛋白定量 2.10 g/24 h（正常参考值 0.00～0.15 g/24 h）。粪检查：红细胞（2+）、白细胞阴性，隐血阳性；粪钙卫蛋白弱阳性；粪便培养、阿米巴、艰难梭菌等均阴性。CRP 13.65 mg/L（正常参考值 0.00～5.00 mg/L），ESR、PCT 正常。血液生化指标：ALB 19.4 g/L（正常参考值 35.0～45.0 mg/L）、CREA 60.2 μmol/L（正常参考值 44.0～133.0 μmol/L）、UREA 5.13 mmol/L（正常参考值 2.90～8.20 mmol/L），胆固醇 1.22 mmol/L（正常参考值 3.0～5.7 mmol/L）、TG 0.61 mmol/L（正常参考

值 0.00 ～ 2.25 mmol/L）、低密度脂蛋白胆固醇 0.67 mmol/L（正常参考值 2.60 ～ 4.10 mmol/L）、高密度脂蛋白胆固醇 0.31 mmol/L（正常参考值 1.03 ～ 1.55 mmol/L），Ca 1.66 mmol/L（正常参考值 2.20 ～ 2.65 mmol/L）、K 2.86 mmol/L（正常参考值 3.50 ～ 5.30 mmol/L）、血清铁 1.9 μmol/L（正常参考值 10.6 ～ 36.7 μmol/L）、可溶性转铁蛋白 93.70 nmol/L（正常参考值 12.16 ～ 27.25 nmol/L）、铁蛋白 31.8 ng/mL（正常参考值 80.0 ～ 130.0 ng/mL）。CA125 179 U/mL（正常参考值 0 ～ 35 U/mL），CEA、AFP、CA199 均正常。

ANA 1 ： 320 均质型阳性、1 ： 320 核仁型阳性（正常参考值为阴性＜ 1 ： 100）；抗 dsDNA 阴性；ANCA 抗体阳性（核周型）；抗核抗体谱：抗组蛋白抗体弱阳性、抗核糖体 P 蛋白抗体弱阳性，抗 $\beta_2$- 糖蛋白 1 抗体 26.7 RU/mL（正常参考值 0.0 ～ 20.0 RU/mL），C3 0.36 g/L（正常参考值 0.85 ～ 1.93 g/L），C4 0.18 g/L（正常参考值 0.12 ～ 0.36 g/L），狼疮抗凝物筛选试验（LA1）/ 狼疮抗凝物确诊实验（LA2）1.38（正常参考值 0.8 ～ 1.2），蛋白 C 288.6%（正常参考值 70% ～ 140%），蛋白 S 正常；IgG、IgA、IgG 正常；抗 PLA2R 抗体、抗心磷脂抗体均阴性。腹水检查：腹水 RBC $0.6×10^9$/L、WBC $490×10^6$/L、单个核细胞百分比 89.6%，李凡他实验阴性，腹水 GLU 6.2 mmol/L、总白蛋白＜ 20 g/L、LDH 205 U/L，腹水 CEA 0.51 ng/mL、AFP 0.99 ng/mL；腹水液基薄层见大量间皮细胞、淋巴细胞，未见明确异型细胞。

骨髓常规检查：三系增生伴粒系明显增高；骨髓病理：造血细胞占 40%，粒 / 红比例约 4 ： 1，红系以晚幼及成熟阶段为主，巨核细胞约 2 个 /HPF，呈小巨核细胞形态，形态学及免疫组化未提示明显淋巴瘤、转移瘤改变。

胸部 CT 平扫：双侧胸腔积液。全腹磁共振平扫＋增强：回肠末端、回盲部、升结肠、横结肠、降结肠、乙状结肠、直肠肠壁弥漫性增厚，肠系膜根部及腹膜后多发小淋巴结，大量腹水（病例 12 图 1）。

电子结肠镜：回肠末段黏膜基本正常，回盲部、升结肠、横结肠、降结肠、乙状结肠、直肠黏膜水肿，血管纹理消失，未见明显糜烂、溃疡（病例 12 图 2 a）。肠镜活检组织病理学:（横结肠、乙状结肠、直肠）黏膜局灶性炎伴淋巴组织增生（病例 12 图 2 b）。

肾脏穿刺病理学：光镜下见 27 个肾小球，其中可见 2 个肾小球球性硬化，可见一个细胞性小新月体，其余肾小球系膜细胞及基质弥漫性球性轻 - 中度增宽，基底膜局灶节段轻度增厚，肾小管上皮细胞颗粒变性、空泡变性，管腔内见蛋白管型，3% 肾小管萎缩，3% 淋巴、单核细胞浸润，3% 间质纤维化，小动脉未见明显病变，IHC：CD 20（局灶 B 细胞 +），IHC：刚果红（−），符合自身免疫性疾病导致肾损害（病例 12 图 3）。

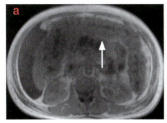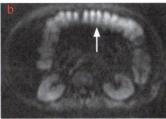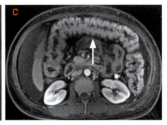

**病例 12 图 1　全腹磁共振（平扫 + 增强）**

全结肠、直肠肠壁弥漫性增厚（图 a 白色箭头），DWI 呈高信号（图 b 白色箭头），明显强化（图 c 白色箭头）。

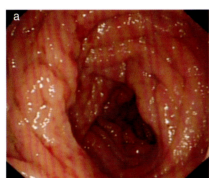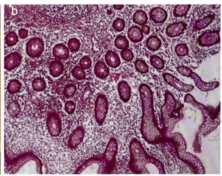

**病例 12 图 2　电子结肠镜及活检组织病理学**

全结直肠黏膜水肿，血管纹理消失（图 a），病理学提示黏膜局灶性炎伴淋巴组织增生（图 b）。

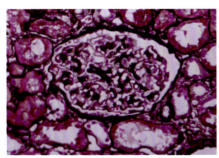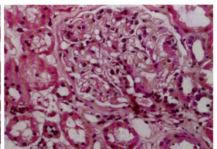

**病例 12 图 3　肾脏穿刺病理学**

肾小球系膜细胞及基质弥漫性球性轻 – 中度增宽。

## 二、诊疗经过

### （一）诊断

1. 系统性红斑狼疮，并多浆膜腔积液、肾损害，缺铁性贫血，低蛋白血症
2. 蛋白丢失性肠病

### （二）治疗及转归

经患者参与的多学科讨论，拟治疗方案如下：补充白蛋白、补充铁剂、营养支持、低分子肝素抗凝、羟氯喹抗风湿、甲泼尼龙 50 mg 1 次／日［1 mg/（kg•d）］抗炎。2 周后腹泻明显好转，每日 1～2 次、成形样便，复查 ALB 41 g/L，前白蛋白 202 mg/L，HGB 92 g/L。出院后定期门诊治疗、随访，食欲正常，大便每日 1 次，黄色成形便，甲泼尼龙规律减量。3 个月后开始口服硫唑嘌呤 75 mg 1 次／日［1.5 mg/（kg•d）］，半年后停用甲泼尼龙，继续口服羟氯喹和硫唑嘌呤 75 mg 1 次／日，复查血常规：WBC 7.23×10$^9$/L，HGB 139 g/L，生化：血清 ALB 40.7 g/L；电子结肠镜：全结肠、直肠黏膜未见明显异常（病例 12 图 4 a）；腹部 CT 平扫：结直肠肠壁未见明显增厚（病例 12 图 4 b）。

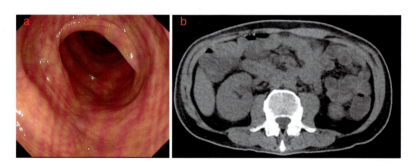

**病例 12 图 4　复查电子结肠镜及腹部 CT 平扫**

a：电子结肠镜提示全结肠、直肠血管纹理恢复；b：腹部 CT 提示结直肠肠壁无增厚。

## 三、病例讨论

本病例特点：中年男性患者，急性起病，以急性腹泻、食欲减退为主要表现，无发热、关节痛、皮疹等，病程中出现多浆膜腔积液（胸腔积液、腹腔积液）、自身相关抗体阳性。根据《系统性红斑狼疮诊疗规范》，该患者系统性红斑狼疮的诊断明确。实验室检查显示血清白蛋白水平下降，肝肾功能正常，且尿液中无大量蛋白渗漏，腹部影像学主要表现为肠壁环状增厚，电子结肠镜活检组织病理学提示黏膜慢性炎症，故蛋白丢失性肠病可诊断。经治疗血清白蛋白恢复正常后，胸

腹腔积液仍存在，考虑胸腹腔积液无法单纯用低蛋白血症解释，故考虑为系统性红斑狼疮多浆膜腔积液的表现。该患者起病急，初期仅表现为腹泻，肠镜提示全结肠、直肠黏膜弥漫性充血、水肿、见多发糜烂，易与其他疾病混淆，如感染性肠炎、溃疡性结肠炎等。患者起病前无不洁饮食史，炎症指标基本正常，粪便病原学阴性，感染性肠炎证据不足。而溃疡性结肠炎病程长，累及黏膜层及黏膜下层，活动期内镜下见倒灌性、连续性、弥漫性分布的黏膜充血、水肿、红斑、糜烂、溃疡等，病理见黏膜慢性炎性改变、隐窝炎、隐窝脓肿等，影像学可见黏膜层、黏膜下层增厚、水肿、强化明显，与该患者表现不符，可排除。

系统性红斑狼疮是一种自身免疫病，女性发病率明显高于男性，为（7～10）∶1。男女患者在临床表现上也不同，女性更常出现颧部皮疹、光过敏、口腔溃疡、关节痛，而男性更常出现浆膜炎、肾功能异常。除了皮肤、关节、肾脏和浆膜的累及外，有 50% 的系统性红斑狼疮存在胃肠道受累，其临床症状非特异，如腹痛、恶心、呕吐、厌食和腹泻，范围从轻微到危及生命。系统性红斑狼疮累及胃肠道时最常见表现为狼疮性肠系膜血管炎、蛋白丢失性肠病、假性肠梗阻。据 Mok 等人报道，蛋白丢失性肠病在中国狼疮患者中的患病率为 3.2%，其特征是大量血清蛋白通过胃肠道丢失，导致严重的低蛋白血症，主要的临床表现是水肿、腹腔积液、胸腔积液、腹泻，腹泻每日 2～10 次，在该报道中腹泻的频率高达每日 20 次。本病例患者以急性腹泻为首要表现，每日 3～5 次，最多每日 15 次，入院后逐步出现胸腹水和低蛋白血症，蛋白最低达 19.4 g/L，其临床表现与文献报道一致。

系统性红斑狼疮所致蛋白丢失性肠病的腹部影像学表现常无法与其他消化系统疾病所致类似影像学表现相鉴别，可以为正常、黏膜水肿、非特异性肠炎或肠壁增厚伴有腹腔积液等表现。内镜表现常常是非特异性的，在许多的文献报道中，胃十二指肠镜、电子结肠镜下大多数无特殊表现，部分仅仅表现为黏膜水肿及慢性炎症，病理活检多数为慢性炎症细胞浸润。本病例中该患者磁共振表现为肠壁全层均匀水肿、增厚，电子结肠镜下黏膜水肿，肠镜活检组织病理学仅提示黏膜慢性炎症，而溃疡性结肠炎镜下的表现往往是黏膜血管纹理模糊、纹理消失、黏膜充血，重者可见弥漫性糜烂和多发溃疡，这与该患者表现明显不符。此外，类癌综合征也可表现为腹泻，考虑与神经内分泌肿瘤细胞产生和分泌一系列的生物活性物质如组胺、血清素等有关，表现为皮肤潮红、腹泻、腹痛、心悸等，其中腹泻是最常见的症状之一，常常表现为频率高，达 10 余次，多为稀便或水样便，腹泻症状常于情绪激动、紧张或进食刺激食物后出现或加重，这与该患者表现不符，可排除。

多数系统性红斑狼疮致蛋白丢失性肠病的病例预后良好，大剂量糖皮质激素对控制最初的症状和复发有效，复发率20%～30%。对糖皮质激素效果不佳的病例可以加用硫唑嘌呤或环磷酰胺等免疫抑制剂治疗，该患者经糖皮质激素及硫唑嘌呤治疗后，疾病得到缓解，无复发。

### 四、体会

1. 男性系统性红斑狼疮患者，可以表现为胃肠道症状、蛋白丢失性肠病、腹水等，而没有皮疹、光过敏、口腔溃疡、关节痛等典型系统性红斑狼疮的症状，易误诊。

2. 严重低蛋白血症的患者，在排除蛋白吸收不良、合成障碍、肾脏丢失等原因后，需注意考虑蛋白丢失性肠病可能，蛋白丢失性肠病电子结肠镜及腹部影像学无特异性表现，部分存在黏膜水肿，需与溃疡性结肠炎、感染性肠病等相互鉴别。

（刘益娟 许 烨 王承党）

# 参考文献

[1] 沈南，赵毅，段利华，等. 系统性红斑狼疮诊疗规范[J]. 中华内科杂志，2023，62（7）：775-784.

[2] 2019 European League Against Rheumatism/American College of Rheumatology Classification Criteria for Systemic Lupus Erythematosus[J]. Arthritis & Rheumatology, 2019.

[3] Tedeschi SK, Johnson SR, Boumpas DT, et al. Multicriteria decision analysis process to develop new classification criteria for systemic lupus erythematosus[J]. Ann Rheum Dis, 2019, 78（5）：634-640.

[4] Fanouriakis A, Kostopoulou M, Alunno A, et al. 2019 Update of the EULAR recommendations for the management of systemic lupus erythematosus[J]. Ann Rheum Dis, 2019, 78（6）：736-745.

[5] 中华医学会风湿病学分会，国家皮肤与免疫疾病临床医学研究中心，中国系统

性红斑狼疮研究协作组 . 2020 中国系统性红斑狼疮诊疗指南［J］. 中华内科杂志，2020，59（3）：172-185.

[6]Goto Manaka，Tsuchida Yumi，Terada Keigo，et al.ANCA-associated vasculitis with protein-losing enteropathy is characterized by hypocomplementemia[J].Rheumatol Int，2022，42：1863-1872.

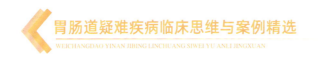

# 病例 13　腹痛、腹泻、淀粉酶升高、肠道溃疡

## 一、病历摘要

### （一）基本资料

患者男性，25岁，因"反复腹痛、腹泻10个月余"于2022年10月13日收住我科。

现病史：患者2021年12月开始无明显诱因下腹部闷痛，排便后缓解，大便每日2～4次，糊烂便，无黏液血便，未予重视。2022年9月2日于当地县医院查电子结肠镜："回肠末端糜烂，直肠下段糜烂"，肠镜活检组织病理学："回肠末端和直肠黏膜慢性炎伴糜烂"。诊断："克罗恩病可能"，口服"美沙拉嗪肠溶片3 g/d"，腹痛、腹泻无明显缓解。2022年9月28日出现左上腹闷痛，持续性，与饮食、排便无明显关系，当地医院查"血淀粉酶593 U/L"，CT提示"胰腺肿胀"，诊断"急性胰腺炎"，予生长抑素抑制胰液分泌、奥美拉唑抑酸等治疗后左上腹痛缓解，但左下腹腹痛、腹泻无明显改善，遂收住院。发病以来无恶心、呕吐、反酸、嗳气，无眼黄、尿黄，无发热、盗汗，无皮疹、关节痛、口腔溃疡、肛周疼痛等，发病后食欲基本正常，精神状态和睡眠尚好，小便正常，10个月内体重下降约7 kg。

其他病史：平素健康，否认急性阑尾炎等病史，无烟酒嗜好。家族史无特殊。

### （二）体格检查

体温36.9℃，脉搏72次/分，呼吸19次/分，血压108/74 mmHg，BMI 16.2。神志清楚，消瘦外观，轻度贫血貌。全身皮肤未见皮疹、黄染；全身浅表淋巴结不大。双侧甲状腺未及肿大；巩膜无黄染。心肺体检未见明显异常。腹部平坦，腹软，全腹无压痛、反跳痛，肝脾未触及，未触及包块，肝肾区无叩击痛，移动性浊音阴性，肠鸣音正常。肛周和肛门直肠指检无异常。双下肢无水肿，双侧足背动脉搏动存在。

### （三）辅助检查

血常规：WBC 5.6×10⁹/L，RBC 4.25×10¹²/L，HGB 118 g/L，HCT 0.362 L/L，PLT 335×10⁹/L；尿常规＋沉渣正常；粪常规正常，粪便隐血弱阳性，粪便钙卫蛋白阳性（≥60 μg/g），粪便艰难梭菌抗原和毒素、粪阿米巴、粪便细菌培养均阴性；ESR 43 mm/h；CRP＜5 mg/L；血液生化全套：天冬氨酸氨基转移酶13 U/L，γ-GGT 9 U/L，高密度脂蛋白胆固醇0.67 mmol/L，极低密度脂蛋白胆固醇0.88 mmol/L，

TG　1.93 mmol/L，UREA　2.63 mmol/L。血淀粉酶 169 U/L、血脂肪酶 265 U/L。IgG4 14.12 g/L（正常参考值 0.03～2.01 g/L），IgA　4.58 g/L（正常参考值 0.82～4.53 g/L），IgG　20.60 g/L（正常参考值 7.51～15.6 g/L），IgM、IgE 正常；补体 C4、补体 C3 正常；ANA、抗 dsDNA、ANCA、均阴性。CEA、AFP、CA199 均正常。TORCH：Rub-IgG　3.44 AU/mL，CMV-IgG　4.67 AU/mL，Tox-IgG 2.70 AU/mL，HSV 1 ＋2-IgG 18.60 AU/mL。乙肝两对半 HBsAb 阳性，其余阴性；丙肝抗体、艾滋病抗体、结核感染 T 细胞 QFT 均阴性。

电子结肠镜：回肠末端见多发不规则溃疡，部分溃疡呈纵向，覆白苔，周围黏膜充血潮红或水肿，病变间仍可见正常黏膜；结直肠黏膜光滑，血管纹理清晰，未见溃疡、糜烂（病例 13 图 1）。

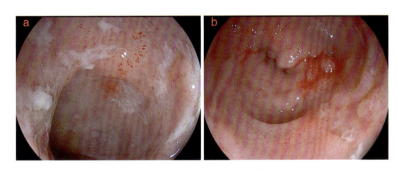

**病例 13 图 1　电子结肠镜**

回肠末端见不规则溃疡、纵向溃疡，周围黏膜充血潮红（a、b）。

肠镜活检组织病理学：回肠末段黏膜局灶慢性小肠炎伴溃疡、淋巴滤泡形成，未见明显肉芽肿。IHC：CMV（-），IgG4（热点区约 30 个 /HPF），IgG4/IgG 约 50%。原位杂交（ISH）：Epstein-Barr 病毒编码 RNA（EBER）个别阳性，对照 EBER 阳性（病例 13 图 2）。

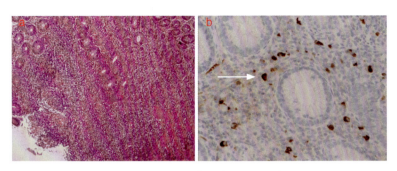

病例 13 图 2　肠镜活检组织病理学

回肠末段黏膜局灶慢性小肠炎（图 a）。免疫组化：IgG4（热点区约 30 个 /HPF，图 b 白色箭头），IgG4/IgG 约 50%。

小肠 MRE（平扫＋增强）：左中上腹、盆腔部分小肠及回肠末端肠壁增厚并强化（图 a～c 白色箭头），DWI 呈高信号（图 d 白色箭头），ADC 呈低信号，以系膜侧明显，部分局部可见小溃疡形成。部分小肠纠集，邻近肠周见数个淋巴结影，大者短径约 0.8 cm，可见强化（病例 13 图 3）。

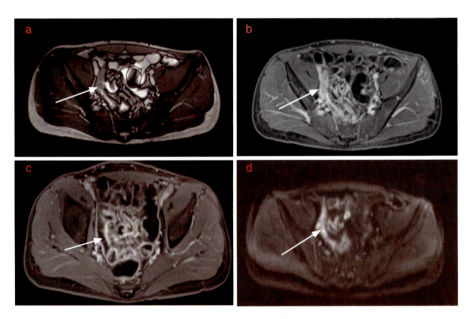

病例 13 图 3　小肠 MRE（平扫＋增强）

左中上腹、盆腔部分小肠及回肠末端肠壁增厚并强化。

上腹部磁共振：胰腺形态饱满，信号未见明显异常，增强强化均匀，胰管无扩张（病例 13 图 4）。

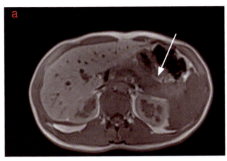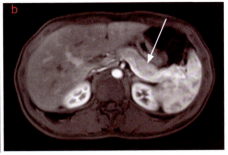

**病例 13 图 4　上腹部磁共振**

胰腺形态饱满（图 a 白色箭头），信号未见明显异常，增强强化均匀（图 b 白色箭头）。

## 二、诊疗经过

### （一）诊断

1.IgG4 相关性疾病(immunoglobulin G4-related disease):IgG4 相关性肠病，IgG4 相关性胰腺炎可能

2. 营养不良，轻度贫血

### （二）治疗及转归

经患者参与的多学科讨论，拟治疗方案如下：①饮食管理：清淡半流质饮食，辅以肠内营养粉剂 500 ～ 800 kcal/d 部分肠内营养治疗；②甲泼尼龙 40 mg[0.8 mg/(kg·d)]，静脉滴注；③其他治疗：双歧杆菌调节肠道菌群等。

1 周后，症状明显缓解，大便每日 1 次，成形，无脓血。复查血 IgG4 8.44 g/L，血淀粉酶、脂肪酶正常。

出院后甲泼尼龙逐渐减量，每周减 4 mg，3 个月后甲泼尼龙减至 8 mg/d，加用硫唑嘌呤 100 mg/d［约 1.5 mg/（kg·d）］。无腹痛、腹泻，大便正常，复查血 IgG4 正常，治疗 6 个月后复查肠镜：回肠末端见息肉样隆起及白色瘢痕，回盲部、升结肠、横结肠、降结肠、乙状结肠、直肠黏膜光滑，血管纹理清晰，未见溃疡、新生物（病例 13 图 5）。肠镜活检组织病理学：回肠末段黏膜局灶性活动炎症，IgG4（热点区）约 8 个 /HPF。小肠磁共振：小肠 MRE（治疗后）：左中上腹、盆腔部分小肠及回肠末段肠壁增厚并强化，范围较前缩小，DWI 呈高信号，ADC 呈低信号，以系膜侧为著，部分局部可见小溃疡形成（病例 13 图 6）。

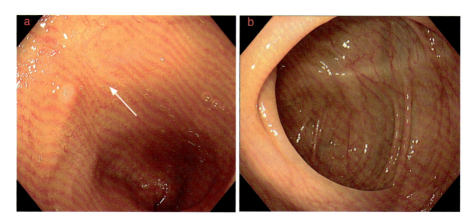

**病例 13 图 5　肠镜（治疗后）**

回肠末端息肉样隆起及白色瘢痕（图 a 白色箭头），回盲部未见异常（图 b）。

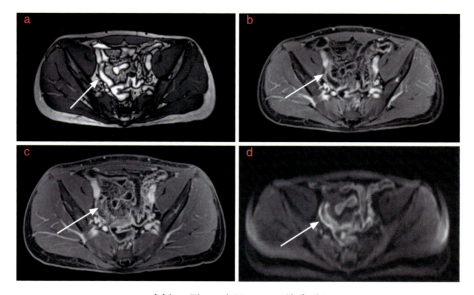

**病例 13 图 6　小肠 MRE（治疗后）**

左中上腹、盆腔小肠及回肠末段肠壁增厚并强化（图 a ～ d 白色箭头），范围较前缩小。

最后诊断：①IgG4 相关性疾病：IgG4 相关性肠病，IgG4 相关性胰腺炎；②营养不良，轻度贫血。

## 三、病例讨论

本病例特点：青年男性，25 岁，亚急性病程，以反复腹痛、腹泻为主要表现，病程中出现"急性胰腺炎"的表现；肠镜见回肠末端不规则及纵向溃疡；小肠磁共振见空、回肠多发肠壁增厚并强化，有多节段受累、偏侧性分布的病灶；上腹部磁共振见胰腺形态饱满，肿胀；血清 IgG4 升高、肠镜活检组织病理学提示肠黏膜热点区域 IgG4 阳性细胞数量 > 30 个 /HF，IgG4/IgG 约 50%，符合 2021 版 IgG4 相关性疾病诊治中国专家共识、2011 年日本 IgG4 相关性疾病综合诊断标准及 2019 年美国风湿病学会和欧洲抗风湿病联盟制定的 IgG4 相关性疾病国际分类标准。按照 IgG4 相关疾病予以糖皮质激素治疗后临床症状消失、IgG4 降低，复查肠镜肠道溃疡消失，MRE 提示肠道病灶明显改善。

此类患者如果单纯表现为肠道病变，需与肠结核、肠白塞病、炎症性肠病、淋巴瘤等疾病相鉴别；如果仅有胰腺炎表现，也易被认为是单纯性的急性胰腺炎，导致延误诊断。当肠道病变与胰腺病变并存时，胰腺病变有时也被误认为是炎症性肠病的肠外表现，或者被误认为是治疗炎症性肠病药物（如美沙拉嗪、糖皮质激素等）诱发的胰腺损伤。因此，此类患者需要有开阔的思路，以免延误诊断或者误诊。

IgG4 相关性疾病是多器官、多系统受累的由免疫介导的慢性炎症伴纤维化疾病，常见受累器官包括胰腺、胆道、泪腺、唾液腺、腹膜后、肾脏、淋巴结等。胃肠道受累罕见，仅有少量单一临床观察研究的报道。有文献报道 IgG4 相关性肠病内镜下可表现为小肠多灶性溃疡及狭窄、硬化等，与本病例相似，此情况容易被误诊为克罗恩病。但也有报道在内镜或影像学上表现为肿物，常与恶性肿瘤难以区分。对于胃肠道受累的 IgG4 相关性疾病的诊断，因无典型消化道特征标准，故仍参考全身系统性诊断标准，其中组织学指标意义重大，包括 IgG4 阳性细胞的阈值及 IgG4 与 IgG 的比值。IgG4 相关疾病综合诊断标准包括以下：①临床检查显示 1 个或多个脏器特征性的弥漫性 / 局限性肿大或肿块形成；②血清 IgG4 升高（> 1350 mg/L）；③组织病理学检查显示大量淋巴细胞和浆细胞浸润，伴纤维化；或组织中浸润的 IgG4+ 浆细胞 /IgG+ 浆细胞比值 > 40%，且每高倍镜视野下 IgG4+ 浆细胞 > 10 个。符合以上 3 条即可确诊。

IgG4 相关性疾病的治疗，糖皮质激素被认为是一线治疗方案，而且起效迅速。大多数报道的 IgG4 相关性疾病病例都对激素反应良好，激素的有效率在 90% 以上。在激素减量过程中联合使用免疫抑制剂可有助于激素的减量，并更好地控制疾病减少复发的风险。对于难治性或复发性 IgG4 相关性疾病可选用生物制剂。利妥昔单抗为抗 CD 20 单克隆抗体，主要用于清除 B 细胞，可有效诱导缓解及维持治疗。

尽管 IgG4 相关性疾病是一种良性炎症性疾病，少数患者有自愈的倾向，但多数患者病程呈逐渐进展趋势，可导致重要脏器功能障碍，甚至危及生命。因此认为该病可能是一种被低估的罕见病，可在风湿免疫科协助下，多学科联合进行诊疗及随访。

### 四、体会

1. 肠道溃疡的鉴别诊断思路要开阔，慢性腹泻、腹痛、消瘦、肠道溃疡不一定都是炎症性肠病；当肠道溃疡合并胰腺炎症时，除了考虑炎症性肠病的胰腺表现外，也需要排除本病的可能。

2. IgG4 相关性肠病的内镜和影像学表现缺乏特异性，肠道活检组织病理学 IgG4 染色对诊断有重要价值。

3. 糖皮质激素是 IgG4 相关性肠病的一线治疗药物，必要时可用免疫抑制剂维持治疗。

（郑玮玮　陈金通　王承党）

# 参考文献

[1]Campos-Murguía A，Martinez-Garcia CL，Chable-Montero F，et al. Multifocal ulcerating stenosing enteritis as a novel manifestation of immunoglobulin G4-related disease[J].Endoscopy，2023，55（S 01）：E163-E164.

[2]Orozco-Gálvez O，Fernández-Codina A，Lanzillotta M，et al.Development of an algorithm for IgG4-related disease management[J].Autoimmun Rev，2023，22（3）：103273.

[3]张文,董凌莉,朱剑,等.IgG4 相关性疾病诊治中国专家共识 [J]. 中华内科杂志，2021，60（3）：192-206.

[4]Wallace ZS，Naden RP，Chari S，et al.The 2019 american college of rheumatology/european league against rheumatism classification criteria for IgG4-related disease[J].Arthritis Rheumatol,2020,72（1）：7-19.

# 病例 14　腹痛、腹泻、肠道多发溃疡

## 一、病历摘要

### （一）基本资料

患者男性，23 岁，因"反复中下腹痛、腹泻 1 个月余"于 2019 年 5 月 25 日收住我科。

现病史：患者 1 个月余前无明显诱因中下腹痛，呈阵发性绞痛，排便后疼痛稍有缓解，伴腹泻，大便每日 2 ～ 3 次，黄色稀水样，偶有鲜红色血便。伴有低热、消瘦，热型不规则，最高体温 38℃左右。就诊当地二甲医院，电子结肠镜："升结肠不规则溃疡，覆盖黄色黏液"，考虑"克罗恩病？"；腹部 CT："腹膜后多发肿大淋巴结，回盲部肠壁增厚、边界模糊，伴周围渗出性改变，考虑炎症性改变"。诊断"克罗恩病可能，并感染"，予抗感染、补液等治疗（具体用药不详）后热退，腹痛缓解，但腹泻未见好转，大便每日 2 ～ 3 次，呈黄色稀水样。病程中无恶心、呕吐，无盗汗，无咳嗽、咳痰、咯血，无关节痛、口腔溃疡、肛周病变等，体重下降 5 kg。

其他病史：平素健康，否认急性阑尾炎、肺结核及结核病接触病史。普通文职人员，未婚未育；家族史无特殊。

### （二）体格检查

体温 36.6℃，脉搏 84 次 / 分，呼吸 19 次 / 分，血压 100/60 mmHg，BMI 19.8。神志清楚，未见皮疹，左右锁骨上等处浅表淋巴结不大。巩膜无黄染。右肺上叶呼吸粗，余肺部呼吸音清，未闻及干湿性啰音。心率 84 次 / 分，心脏各瓣膜区未闻及杂音。腹软，全腹无压痛、反跳痛，墨菲氏征阴性，肝脾未触及，未触及包块，移动性浊音阴性。肛门直肠指检无异常。双下肢无水肿。

### （三）辅助检查

血常规：WBC 5.54×10$^9$/L，N% 67.7%，HGB 116 g/L，MCHC 25.54 g/L，MCV 81.5 fL，PLT 406×10$^9$/L。粪便检查：红细胞（2+）、白细胞阴性，粪隐血阳性，粪钙卫蛋白阳性，未检出阿米巴滋养体和包囊；粪便培养白色念珠菌生长。血液生化检查：ALB 29.7 g/L（正常参考值 40.0 ～ 55.0 g/L），其余指标正常。ESR 62mm/h，CRP 53.70 ng/L，PCT 0.11 ng/L，抗核抗体谱均阴性，小肠杯状细胞 IgG 弱阳性、抗核抗体核仁型阳性（1 ：320）。血清结核抗体阳性；T-SPOT 阳性，ESAT-6（抗原 A）1 个 /25 万 PBMC、CFP-10（抗原 B）14 个 /25 万 PBMC；PPD 试验阴性。EB 病毒核

酸和巨细胞病毒核酸阴性；HIV 阴性；肿瘤标志物（如 CEA、AFP、CA199、CA125 等）均正常。

胸部 CT：肺磨玻璃影，散在结节，伴部分间质性炎症；双肺上叶部分支气管轻度扩张；左侧胸膜增厚（病例 14 图 1）。

小肠 MRE 平扫＋增强：小肠多发节段、升结肠肠壁增厚并明显强化，考虑克罗恩病；肠系膜及腹膜后多发肿大淋巴结，肝右叶小囊肿（病例 14 图 2）。

电子结肠镜：回盲瓣变形，回肠末段、回盲部、升结肠和肝曲均有多发类圆形溃疡，部分呈纵向溃疡，覆盖黄白苔，回盲部及升结肠见多发息肉样隆起，回盲部息肉密度大，以上部位黏膜充血肿胀，横结肠、乙状结肠见散在糜烂，直肠黏膜基本正常（病例 14 图 3）。

肠镜活检组织病理学：升结肠黏膜慢性炎，黏膜下查见三个上皮样肉芽肿；抗酸染色（+）、PAS（−）、刚果红（−）；横结肠黏膜慢性炎症伴溃疡形成，可见上皮样肉芽肿和神经节细胞增生，其余肠黏膜活检组织均可见黏膜慢性炎伴糜烂（病例 14 图 4）。

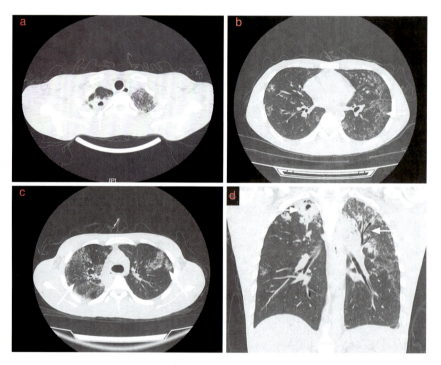

**病例 14 图 1　胸部 CT**

右肺上叶尖段病灶内见一空洞影（a），双肺见烟花征（b、c），双肺上叶部分支气管呈柱状轻度扩张（d）。

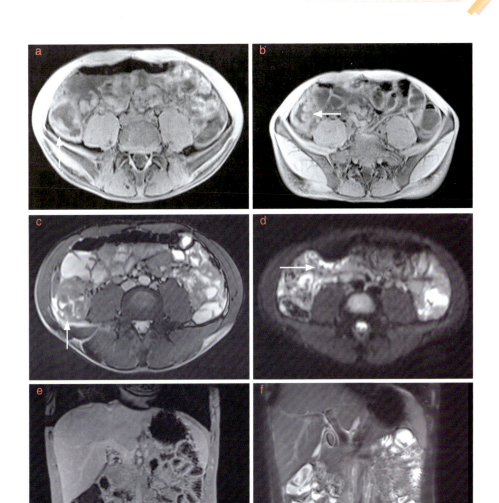

**病例 14 图 2　小肠 MRE 平扫 + 增强**

小肠多发节段、升结肠肠壁增厚（a～f），DWI 呈高信号（d），增强后强化明显；可见腹水征；肠系膜及腹膜后见多发肿大淋巴结，DWI 呈高信号（d），增强后可见强化。

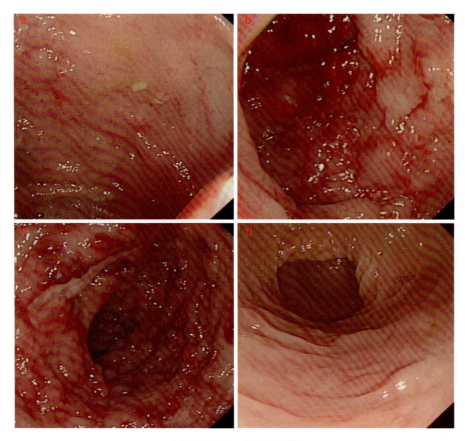

**病例 14 图 3　电子结肠镜**

回肠末段、回盲部、升结肠和肝曲多发类圆形溃疡，部分呈纵向（a），回盲部及升结肠见多发息肉样隆起（b、c），横结肠、乙状结肠见散在糜烂（d）。

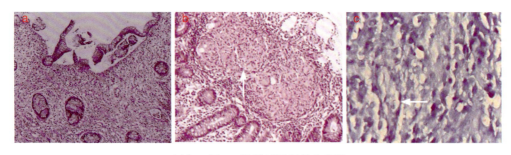

**病例 14 图 4　肠镜活检组织病理学**

升结肠黏膜慢性炎伴糜烂，灶区隐窝密度减少（a），见上皮样肉芽肿（b），神经节细胞增生，IHC 及 HC：抗酸（+）（c），PAS（-），刚果红（-）。

## 二、诊疗经过

### （一）诊断

1. 回肠、结肠多发溃疡：肠结核（intestinal tuberculosis）可能性大
2. 继发性肺结核，双上肺涂阴（-）初治
3. 营养不良：轻度贫血，低蛋白血症

### （二）治疗及转归

经过患者参与的多学科讨论，决定抗结核治疗、定期随访和复查。予"异烟肼＋利福平＋乙胺丁醇＋吡嗪酰胺"四联抗结核治疗。

治疗 3 个月后，患者体力等一般情况改善，无腹痛，大便每日 1 次，成形，无血，体重增加 3 kg。复查血常规、ESR、CRP 和肝肾功能等均正常；复查胸部 CT：双肺斑片状、结节状高密度影较前减小，右肺上叶尖段病灶范围较前减少（病例 14 图 5）。

治疗后 6 个月复查电子结肠镜：回肠末端、结肠黏膜未见明显异常（病例 14 图 6）。

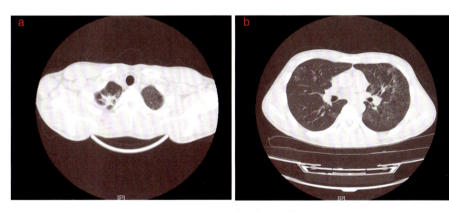

**病例 14 图 5　治疗后复查胸部 CT**

双肺斑片状、结节状高密度影较前减小（b），右肺上叶尖段病灶范围较前减少（a）。

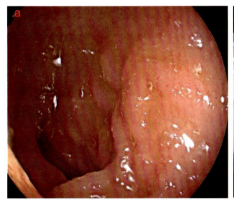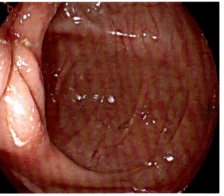

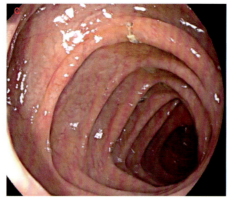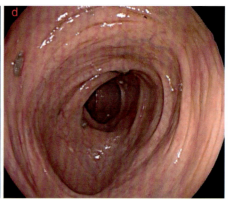

**病例 14 图 6　治疗后复查电子结肠镜**

回肠末端、回盲部、升结肠、横结肠、降结肠、乙状结肠、直肠黏膜基本正常。

最后诊断：①肠结核；②继发性肺结核，双上肺涂阴（－）初治；③营养不良：轻度贫血，低蛋白血症。

### 三、病例讨论

本病例特点：青年男性，亚急性病程，以腹痛、腹泻、发热、消瘦为主要表现。尽管肠镜发现"回肠末端、结肠多发性溃疡"，这种多发、跳跃的溃疡病灶，纵向溃疡，不是肠结核的典型电子结肠镜下表现。但是，本患者 T-SPOT 阳性、血清结核抗体阳性，胸部 CT 提示肺结核，肠镜活检组织病理学查见"上皮样肉芽肿"、抗酸染色阳性，均强烈支持肠结核的诊断。经四联抗结核治疗后临床症状消失、肺部炎症病灶缩小，回末－大肠多发溃疡消失，进一步支持肠结核的诊断。

对于结核病高发的地区，克罗恩病与肠结核的鉴别诊断是十分重要的，这也是刚刚涉及炎症性肠病临床的初级医生需要完成的课题。克罗恩病和肠结核都是肠道慢性肉芽肿性疾病，在临床表现、内镜表现和影像学上有很多相似或重叠的地方，常常易被相互误诊。如果患者缺乏肠外结核（如肺结核、淋巴结结核）的表现或者病史，多发性的回末－大肠溃疡患者，鉴别克罗恩病或肠结核确实困难。由于内镜活检取材的局限性，活检组织病理学发现典型干酪样肉芽肿的概率很低，这无疑增加了肠结核的诊断难度。

克罗恩病与肠结核的鉴别诊断方法主要有以下几种（病例 14 表 1）：①临床病史和体征：克罗恩病患者多为年轻人，常伴有慢性腹泻、肛周病变、瘘管或窦道形成、肠外表现等；肠结核患者无明显年龄倾向，有结核接触史或肺结核史，常伴有发热、盗汗、消瘦、肠梗阻、腹水等，可有咳嗽、咳痰、咯血等呼吸道症状；②实验室检查：根据血清学和分子生物学的指标，可以区分肠结核和克罗恩病的免疫反应及感染情况，如干扰素释放试验（IGRA）、结核感染特异性 T 细胞检测（T-SPOT）、酿酒酵母抗体（ASCA）、PPD 和结核杆菌聚合酶链反应（TB-PCR）等。两种疾病患者都可以出现贫血、白细胞升高、CRP 和 ESR 明显升高等炎症反应，但肠结核患者的 PPD 皮试、IGRA 试验、T-SPOT、TB-PCR 等结核相关指标多为阳性。TB-PCR 目前应用较少，既往研究提示在诊断肠结核上 IGRA 的敏感性为 81%、特异性为 85%，T-SPOT 的敏感性 84.2% ～ 86%，特异性高达 91% ～ 94.2%。克罗恩病患者的抗中性粒细胞核周抗体（pANCA）和 ASCA 等自身抗体多为阳性，单独 ASCA 对克罗恩病诊断的敏感性为 33%，特异性为 83%，联合使用 ASCA 和 IGRA 则可以提高诊断价值，当在 ASCA 阳性和 IGRA 阴性的病例中，诊断克罗恩病的敏感性和特异性分别提高到 74.4% 和 96.0%；③内镜和组织病理：克罗恩病的内镜表现以纵向溃疡、黏膜桥、卵石征、阿弗他溃疡、肠腔狭窄等为特征，病变多为节段性，可累及全消化道；肠结核患者的内镜表现以横向或环状溃疡、鼠咬样溃疡、回盲瓣固定开放、瘢痕形成等为特征，病变多为连续性，主要累及回盲部及右半结肠，但是，也有部分肠结核患者的肠道溃疡表现为跳跃性、多发性溃疡，易与克罗恩病混淆。克罗恩病的组织病理以非干酪样肉芽肿、淋巴细胞聚集、神经节炎等为特征，而肠结核患者的组织病理以干酪样肉芽肿、干酪样坏死、抗酸杆菌等为特征，但是典型干酪样肉芽肿检出率不足 5%；④影像学检查：克罗恩病患者的 CT 小肠造影检查（CTE）或 MRE 表现以肠壁非对称性增厚、跳跃性病变、肠系膜纤维脂肪增生、"齿梳征"、腹腔蜂窝织炎、腹腔脓肿、瘘管等为特征，而肠结核患者的 CTE 或 MRE 表现以肠壁对称性增厚、回盲瓣固定开放、腹腔积液、腹腔淋巴结钙化或坏死、腹膜增厚等为特征。另外所有疑似肠结核的患者还应该完善胸部 CT，因为 25% 患者可能有肺结核的表现。

**病例 14 表 1　克罗恩病与肠结核鉴别要点**

| | 克罗恩病 | 肠结核 |
| --- | --- | --- |
| 好发年龄 | 18 ～ 30 岁 | 32 ～ 40 岁 |
| 性别差异 | 无 | 男性 |
| 临床症状 | 慢性腹泻、肛周病变、瘘管或窦道形成、肠外表现等 | 发热、盗汗、消瘦、咳嗽、咳痰、肠梗阻、腹水等 |
| 结核接触史 | 无 | 有 |
| 实验室检查 | | |
| 　FC | 阳性 | 阳性 |

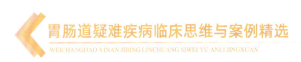

续表

|  | 克罗恩病 | 肠结核 |
| --- | --- | --- |
| T-Spot.TB | 阴性 | 阳性 |
| IGRA | 阴性 | 阳性 |
| CIBD（ANCA、ASCA） | 阳性 | 阴性 |
| PPD 试验 | 阴性 | 阳性 |
| 内镜表现 |  |  |
| 　病变范围 | 全消化道 | 回盲部及右半结肠 |
| 　纵向溃疡 | 多见 | 少见 |
| 　环形溃疡 | 少见 | 多见 |
| 　黏膜桥 | 多见 | 少见 |
| 　卵石征 | 多见 | 少见 |
| 　肠狭窄 | 有 | 有 |
| 　鼠咬征 | 少见 | 多见 |
| 　回盲瓣变形 | 少见 | 多见 |
| 病理表现 |  |  |
| 　肉芽肿 | 非干酪样肉芽肿 | 干酪样肉芽肿 |
| 　淋巴细胞聚集 | 有 | 有 |
| 　抗酸染色 | 阴性 | 阳性 |
| 影像学检查 |  |  |
| 　肠壁增厚 | 非对称性增厚 | 对称性增厚 |
| 　跳跃性病变 | 多见 | 少见 |
| 　回盲瓣固定开放 | 少见 | 多见 |
| 　肠系膜纤维脂肪增生 | 多见 | 少见 |
| 　腹腔淋巴结钙化或坏死 | 少见 | 多见 |
| 　齿梳征 | 多见 | 少见 |
| 　腹腔脓肿 | 有 | 少见 |
| 　瘘管 | 有 | 少见 |

胃肠道结核是一种常见的肺外结核，占结核病的 15% ～ 20%，在我国的发病率较高，严重影响人们的健康。其最常见的传播方式是通过吞咽结核杆菌污染的物质或血液淋巴传播。胃肠道结核的发病机制是结核杆菌通过不同的方式侵入肠道黏膜下层，引起炎症和坏死，形成溃疡和肉芽肿，好发于回肠末端等淋巴组织丰富的部位，少见情况可发生结肠或小肠多发病灶，可能同结核杆菌在肠道自由移动，直接侵犯肠壁，引起肠黏膜的炎症和坏死，形成溃疡有关。除胃肠结核外，临床工作中还需要注意其他的肺外结核，常见还有淋巴结核、结核性脑膜炎、结核性胸膜炎、结核性腹膜炎、骨结核、妇科结核、喉结核、骨关节结核和泌尿系结核等。肺外结核的症状因部位不同而异，一般有发热、消瘦、乏力、盗汗等结核中毒症状，以及局部的肿胀、疼痛、功能障碍等。肺外结核的治疗主要是全身抗结核药物治疗，必要时配合手术治疗。肺外结核一般不具有传染性，但可能合并肺结核，因此应及时诊断和治疗。

综上所述，克罗恩病与肠结核的鉴别诊断需要综合考虑多方面的因素。如果克罗恩病与肠结核一时难以鉴别，按照专家指南，高度怀疑肠结核患者可以先给予经验性抗结核治疗，边治疗、边观察症状和体征的改善情况，一般在 4 ～ 8 周可以判断疗效。如果治疗有效，可以继续抗结核治疗，同时停止或减少免疫抑制剂的使用；如果治疗无效，可以考虑诊断为克罗恩病，转为免疫抑制剂或生物制剂的治疗。同时，内镜检查时可以在病变部位多处活检提高阳性病变检出率。最后，在生物制剂时代，临床上更需要准确判断肠结核和克罗恩病，以避免误诊、延误治疗，造成不良后果。

## 四、体会

肠结核也可能表现为回肠末端、结肠多发性溃疡，类似克罗恩病的跳跃性分布，与克罗恩病的鉴别诊断困难。若克罗恩病和肠结核难以鉴别时，可以先按肠结核进行试验性抗结核治疗，定期随访和复查，若疾病转归不支持肠结核的诊断，及时转换到克罗恩病治疗。

（沈　莞　郑玮玮　王承党）

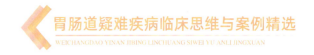
# 参考文献

[1]Kedia S，Das P，Madhusudhan KS，et al.Differentiating Crohn's disease from intestinal tuberculosis[J].World J Gastroenterol，2019，25（4）：418-432.

[2]王贵明,朱玉峰,钟碧玲.克罗恩病与肠结核鉴别诊断研究进展［J］.人民军医，2021，64（11）：1142-1145+1152.

[3]He Y，Zhu Z，Chen Y，et al.Development and validation of a novel diagnostic nomogram to differentiate between intestinal tuberculosis and Crohn's disease：A 6-year prospective multicenter study[J].Am J Gastroenterol，2019，114（3）：490-499.

[4]Ma JY，Tong JL，Ran ZH.Intestinal tuberculosis and Crohn's disease：challenging differential diagnosis[J].J Dig Dis，2016，17（3）：155-161.

[5]牛海静，李艳梅，袁宏伟.肠克罗恩病误诊肠结核一例［J］.中国防痨杂志，2021，43（04）：419-421.

[6]Kedia S，Sharma R，Vuyyuru SK，et al.Computerized tomography-based predictive model for differentiation of Crohn's disease from intestinal tuberculosis[J].Indian J Gastroenterol，2015，34（2）：135-143.

[7]刘益娟，魏凯艳，胡惠祥，等.肠结核多节段累及病例特点分析［J］.福建医科大学学报，2023，57（01）：27-33.

# 病例 15　急性腹痛、腹胀、腹水

一、病历摘要

**（一）基本资料**

患者男性，15 岁，因"腹胀、腹痛 9 天"于 2023 年 8 月 20 日收住我院。

现病史：患者 9 天前进食烤生蚝后出现腹痛、腹胀，呈持续性全腹部胀痛，脐周间断性闷痛，程度中等，可忍受，每日发作 2～4 次，每次持续 10 余分钟，与进餐无明显关系，排便后腹痛稍减轻，大便每日 2～3 次，黄褐色糊状便，无黏液血便、发热。就诊当地某二甲医院，查"血常规：WBC 16.09×10$^9$/L，EOS 3.17×10$^9$/L，EOS% 19.7%；CRP 11.40 mg/L；D-D 11.53 mg/L；腹部 CT：腹腔积液，部分肠管水肿改变"，诊断"腹痛待查、腹腔感染、腹腔积液"，予"头孢他啶、艾司奥美拉唑"治疗后无改善，转诊我院。拟"腹腔积液原因待查"收入院。发病以来无畏冷、发热、恶心、呕吐，无心悸、气促、颜面和下肢水肿等。发病后精神尚可，食欲稍差，睡眠欠佳，小便量减少，尿量约为平素 1/2，无泡沫尿、血尿等。体重无明显改变。

其他病史：4 年前诊断"荨麻疹"，每年发作 2～3 次，多于秋季发作，可自行缓解。否认食物、药物过敏史；家族史无特殊。

**（二）体格检查**

体温 36.5℃，脉搏 75 次/分，呼吸 25 次/分，血压 116/75 mmHg，BMI 31.5。神志清楚，急性面容，肥胖体型，发育超力型。皮肤、巩膜无黄染，未见皮疹。全身淋巴结无肿大。双肺呼吸音清，未闻及干湿性啰音。心率 75 次/分，心律齐；未闻及杂音。腹膨隆，可见数条紫纹，脐周压痛，无反跳痛，移动性浊音（+），肠鸣音 3 次/分。双下肢无水肿。肛门指诊无异常。

**（三）辅助检查**

血常规：WBC 13.44×10$^9$/L，EOS 4.31×10$^9$/L［正常参考值（0.02～0.52）×10$^9$/L］，EOS% 32.0%（正常参考值 0.4%～8%），HGB 147 g/L，PLT 263×10$^9$/L。尿常规正常。粪便常规：红细胞少量、白细胞阴性，粪便隐血（+）；粪便寄生虫镜检：钩虫卵、蛲虫卵、蛔虫卵、鞭虫卵、绦虫卵、血吸虫卵、阿米巴滋养体、阿米巴包囊体未检出。CRP 6.30 mg/L（正常参考值 0～6 mg/L）；ESR 2.00 mm/h（正常参考值＜21 mm/h）。生化全套：ALT、AST、TG、TCHOL 正常；D-D 11.85 mg/L（正常参考值 0～0.55 mg/L）。乙肝两对半、Anti-HCV、Anti-HIV、TRUST、PPD、结核分枝杆

菌抗体、结核感染 T 细胞检测阴性。甲状腺功能、CEA、AFP、CA199 正常。抗核抗体、抗核抗体谱、抗双链 DNA 抗体、IgG4 均阴性。总 IgE 844.00 U/mL（正常参考值＜165 U/mL）。吸入物＋食入物不耐受筛查（正常参考值均＜0.35 U/mL）：户尘螨 14.00 U/mL，粉尘螨 4.90 U/mL，狗毛皮屑 1.20 U/mL，蟑螂 2.10 U/mL，牛奶 1.00 U/mL，虾 / 蟹 0.75 U/mL，桃 / 苹果 / 芒果 / 荔枝 / 草莓 0.65 U/mL。食物特异性 IgG 抗体（正常参考值均＜50 U/mL）：鸡蛋 IgG 308.9 U/mL，大豆 IgG 55.8 U/mL，小麦 IgG 70.3 U/mL，蜂蜜 187.5 U/mL。

下肢血管彩超、心脏彩超、泌尿系彩超正常。

电子胃镜：十二指肠、胃窦黏膜充血、水肿（病例 15 图 1）。

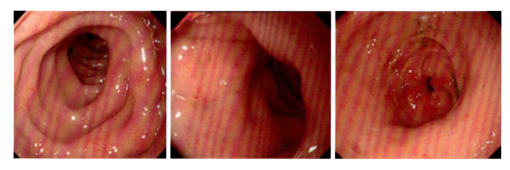

**病例 15 图 1　电子胃镜**

十二指肠、胃窦黏膜充血、水肿。

电子胃镜活检组织病理学：（十二指肠球部）黏膜活动性炎，嗜酸性细胞计数 5 个 /HPF；（胃窦）黏膜慢性炎（++），嗜酸性细胞计数 30 个 /HPF；（食管）嗜酸性细胞计数 15 个 /HPF（病例 15 图 2）。

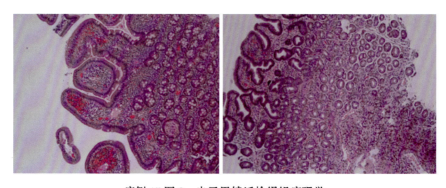

**病例 15 图 2　电子胃镜活检组织病理学**

黏膜活动性炎，伴淋巴滤泡形成，嗜酸性细胞浸润。

电子肠镜：回肠末段、全结肠、直肠黏膜水肿明显，表面见多发充血性红斑，右半结肠稍明显，未见明显糜烂、溃疡及新生物，所见回肠及结直肠腔内未见寄生虫（病例 15 图 3）。

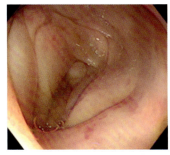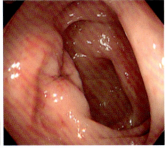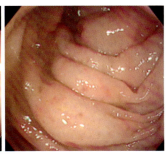

**病例 15 图 3　电子肠镜**

回肠末段炎症，结肠黏膜水肿、结直肠红斑。

电子肠镜活检组织病理学：（回肠末端）黏膜慢性炎，嗜酸性细胞计数 40 个 /HPF；（回盲部）嗜酸性细胞计数 30 个 /HPF；（升结肠）嗜酸性细胞计数 50 个 /HPF；（横结肠）嗜酸性细胞计数 20 个 /HPF；（降结肠）嗜酸性细胞计数 20 个 /HPF；（乙状结肠、直肠）嗜酸性细胞计数 10 个 /HPF（病例 15 图 4）。

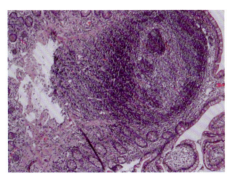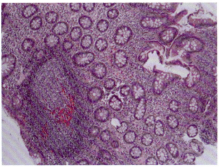

**病例 15 图 4　电子肠镜活检组织病理学**

黏膜慢性炎、淋巴滤泡形成、嗜酸性细胞浸润。

小肠 MRE 平扫＋增强：小肠肠壁弥漫性增厚，最厚处约 1.2 cm，增强呈强化，肠周、系膜根部见多发淋巴结影，大者短径约 1.0 cm；肠周脂肪间隙模糊；腹盆腔内见积液（病例 15 图 5）。

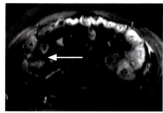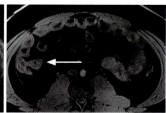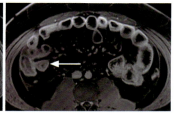

**病例 15 图 5　小肠 MRE 平扫 + 增强**

小肠肠壁弥漫性增厚，DWI 呈高信号，强化明显，见靶征（白色箭头）。

腹水穿刺：腹水常规：外观黄色微浑无凝块，李凡他实验（±），pH 8.0，RBC $5.0×10^9$/L，WBC $3817.0×10^6$/L［正常参考值（0 ～ 100）$×10^6$/L］，多核细胞数 $3617.0×10^6$/L，多核细胞百分比 94.8%，嗜酸性粒细胞数 $2308.0×10^6$/L，有核细胞数中嗜酸性粒细胞百分比 60.5%。腹水生化：总蛋白 50.1 g/L（正常参考值 0 ～ 25 g/L），乳酸脱氢酶 188 U/L（正常参考值 12 ～ 250 U/L），葡萄糖 3.84 mmol/L，腺苷脱氨酶 4.87 U/L。腹水 CEA、AFP、腹水细菌＋真菌＋抗酸杆菌涂片均阴性。腹水液基薄层镜下见大量中性粒细胞，大量间皮细胞、淋巴细胞，未见明显异型细胞。

骨髓穿刺：嗜酸性粒细胞比例明显偏高（粒细胞系统 66.5%，其中嗜酸性粒细胞 24.5%；红细胞系统 25.5%），形态未见明显异常，不排除嗜酸性粒细胞增多症，未提示淋巴瘤、转移瘤及骨髓改变。

## 二、诊疗经过

### （一）诊断

1. 嗜酸性粒细胞性胃肠炎（混合型），伴腹腔积液
2. 嗜酸性粒细胞增多症
3. 慢性荨麻疹
4. 肥胖症

### （二）治疗及转归

经患者参与的多学科讨论，拟治疗方案如下：①寻找过敏原，注意饮食卫生；②甲强龙 60 mg 1 次 / 日［1 mg/（kg·d）］抗炎、西替利嗪抗过敏、艾司奥美拉唑抑酸、碳酸钙 $D_3$ 片补钙、低分子肝素抗凝等治疗。

上述治疗后，患者无腹痛、腹胀，大便每日 1 次，黄色成形便，1 周后复查血常规：WBC $11.10×10^9$/L，EOS $0.15×10^9$/L，EOS% 1.4%；IgE、CRP、D-D 正常；腹水彩超：腹腔内未见明显积液。

激素逐渐减量，继续抗过敏治疗，并积极控制体重，门诊随访。

### 三、病例讨论

本病例特点：青少年男性，急性病程，以腹胀、腹痛、排便异常为主要表现，既往荨麻疹病史；血清、骨髓、腹水嗜酸性粒细胞计数明显升高，血清 IgE 增高；影像学提示腹腔积液、小肠肠壁弥漫性增厚；胃肠镜见胃肠道黏膜肿胀；病理学提示消化道黏膜嗜酸性粒细胞浸润。以上表现符合嗜酸性粒细胞性胃肠炎 Talley 诊断标准。Talley 标准主要包括：胃肠道症状；消化道病理活检或腹腔积液提示嗜酸性粒细胞异常浸润；除外其他嗜酸性粒细胞增多的疾病。嗜酸性粒细胞性胃肠炎有浆膜型、黏膜型、肌层型三种类型（病例 15 表 1）。本病例患者同时符合黏膜型、肌层型、浆膜型表现。

病例 15 表 1　嗜酸性粒细胞性胃肠炎的分型及临床表现

| 分型 | 浆膜型 | 黏膜型 | 肌层型 |
| --- | --- | --- | --- |
| 病变形式 | 以浆膜层病变为主 | 以黏膜层和黏膜下层病变为主 | 以肌层病变为主 |
| 临床表现 | 腹腔积液，腹水中含大量嗜酸性粒细胞 | 恶心、呕吐、腹痛、腹泻、小肠吸收不良、蛋白丢失性肠病、贫血 | 恶心、呕吐、腹胀、腹痛等完全性或不完全性幽门或小肠梗阻 |

高嗜酸性粒细胞增多症（hypereosinophilia，HE）指外周血 2 次检查（间隔时间＞1 个月）嗜酸性粒细胞绝对计数＞$1.5 \times 10^9$/L 和（或）骨髓有核细胞计数嗜酸性粒细胞比例≥20% 和（或）病理证实组织嗜酸性粒细胞广泛浸润和（或）发现嗜酸性粒细胞颗粒蛋白显著沉积。HE 分为遗传性（家族性）HE、继发性（反应性）HE、原发性（克隆性）HE 和意义未定（特发性）HE 四大类型。该患者多次查嗜酸性粒细胞绝对计数均＞$1.5 \times 10^9$/L，骨髓有核细胞计数嗜酸性粒细胞比例为24.5%，并且存在消化道黏膜嗜酸性粒细胞浸润的证据，因此可诊断 HE。患者家族史无特殊，无遗传性免疫缺陷症状或体征，不考虑遗传性（家族性）HE；结合血细胞形态学、骨髓细胞形态学分析，不考虑原发性（克隆性）HE；既往荨麻疹病史，此次发病前有进食烤生蚝史，吸入物及食入物不耐受筛查多项阳性，考虑继发性（反应性）HE。在继发性（反应性）HE 中，患者发病前无药物服用史，不考虑药物相关；粪便病原学阴性、血培养及粪便培养无感染征象，未找到寄生虫感染证据，不考

虑寄生虫感染；胸部 CT、结核相关指标正常，无呼吸道症状，不考虑呼吸系统疾病及结核性病变；肿瘤标志物、免疫相关指标正常，不考虑肿瘤性、结缔组织病或血管炎。结合患者病例特点，考虑嗜酸性粒细胞性胃肠炎。

嗜酸性粒细胞性胃肠炎是一种罕见的病因不明的原发性嗜酸性粒细胞性胃肠道疾病，总体患病率为 5.1/10 万人，好发人群为 20 ~ 50 岁，女性多于男性，其特征是肠黏膜组织病理学检查中存在严重的嗜酸性粒细胞浸润。50% ~ 70% 的嗜酸性粒细胞性胃肠炎患者有过敏性疾病史，包括哮喘、明确的食物过敏、湿疹或鼻炎。嗜酸性粒细胞性胃肠炎可引起广泛的胃肠道症状，临床表现取决于肠壁内嗜酸性粒细胞浸润的部位、范围和深度。50% 以上的患者中可观察到血清 IgE 水平异常升高。影像学检查可发现肠壁增厚、黏膜皱襞粗大呈假息肉状结节、肠系膜淋巴结肿大、肠系膜周围渗出、肠腔狭窄或扩张和腹腔积液，肠镜检查可发现肠黏膜溃疡、充血、水肿等表现。确诊需要证明至少一个肠段存在病理性嗜酸性粒细胞浸润，其中，嗜酸性粒细胞从十二指肠到盲肠逐渐增加，然后从右半结肠到直肠逐渐减少。食管黏膜活组织检查提示每个高倍镜视野中嗜酸性粒细胞 > 15 个，胃、十二指肠和回肠每个高倍镜视野中嗜酸性粒细胞多于 20 ~ 30 个，结肠每个高倍镜视野中嗜酸性粒细胞多于 20 ~ 50 个。治疗方案主要包括饮食控制、药物治疗、手术治疗和粪菌移植。当考虑疾病存在过敏相关因素时，应尽量避免进食及接触致敏源。全身使用皮质类固醇是嗜酸性粒细胞性胃肠炎患者的主要治疗方法之一，但对糖皮质激素依赖或有糖皮质激素应用禁忌的患者，可联合应用肥大细胞稳定剂（如色苷酸钠）、免疫抑制剂（如硫唑嘌呤）、抗组胺药（如酮替芬）、白三烯受体拮抗剂（如孟鲁司特钠）、生物制剂（抗 IL-4、IL-5、TNF-α、整合素 α4β7 和 IgE 的单克隆抗体）等。粪菌移植作为一种新的治疗方式仍有待进一步临床研究。对内科治疗无效或合并有肠腔狭窄或肠梗阻患者可采用内镜或外科手术治疗。该病例经糖皮质激素治疗后，效果良好，避免过敏原后，无再复发。

## 四、体会

1. 嗜酸性粒细胞性胃肠炎的临床表现缺乏特异性，易漏诊、误诊，在临床工作中应该重视血常规中的嗜酸性粒细胞计数、IgE，当青少年出现不明原因腹水，重视询问过敏史，即使嗜酸性粒细胞计数不高或 IgE 正常，也应该排查嗜酸性粒细胞性胃肠炎，尽早送检腹水明确诊断，并对消化道多部位进行活检，注意活组织检查的广度和深度。

2. 当怀疑患者嗜酸性粒细胞性胃肠炎时，需注意排除遗传性、原发性嗜酸性粒细胞增多症以及其他原因所致继发性嗜酸性粒细胞增多症，同时要关注其他靶器官损害如肺部、心脏、肾脏等。

（魏凯艳　刘益娟　王承党）

# 参考文献

[1] 中华医学会血液学分会白血病淋巴瘤学组．嗜酸粒细胞增多症诊断与治疗中国专家共识（2017 年版）[J]．中华血液学杂志，2017，38（7）：561-565.

[2] Chen PH, Anderson L, Zhang K, et al. Eosinophilic gastritis/gastroenteritis[J]. Curr Gastroenterol Rep, 2021, 23（8）：13.

[3] Amruthesh TM, Kini D, Yachha SK, et al. Eosinophilic gastroenteritis: clinical characteristics and management[J]. Indian J Gastroenterol, 2021, 40（3）：338-343.

[4] Li K, Ruan G, Liu S, et al. Eosinophilic gastroenteritis: pathogenesis, diagnosis, and treatment[J]. Chin Med J (Engl), 2023, 136（8）：899-909.

[5] Groh M, Rohmer J, Etienne N, et al. French guidelines for the etiological workup of eosinophilia and the management of hypereosinophilic syndromes[J]. Orphanet J Rare Dis, 2023, 18（1）：100.

# 病例 16　下腹痛、尿液浑浊、左下腹包块

## 一、病历摘要

### （一）基本资料

患者男性，38 岁，因"反复左下腹痛 1 个月余，尿液浑浊 1 周余"于 2023 年 4 月 11 日收住我科。

现病史：患者 1 个月余前开始（2023 年 3 月初）无明显诱因反复左下腹部闷痛，持续 2～3 分钟自行缓解，发作频率每日 3～5 次，尚可忍受，与进餐、大小便无明确关系，大便每日 1 次，软，无血，饮食、排尿等均正常，未诊治。1 周前开始尿液浑浊，尿频、尿急、尿痛，门诊查尿常规（尿沉渣定量）"细菌 12.10 个 / μL、红细胞 102.50 个 / μL、白细胞 1368.50 个 / μL"，遂收住院。病程中无腹泻或便秘、便血、腹胀、呕吐，无腰痛、肉眼血尿，无畏冷、发热等；食欲和食量正常，精神状态稍差，睡眠尚可，4 个月内体重下降约 10 kg。

其他病史：平素健康，大便每日 1 次，正常；个人史和家族史无特殊。

### （二）体格检查

体温 36.4℃，脉搏 79 次 / 分，呼吸 20 次 / 分，血压 116/64 mmHg，BMI 18.6。神志清楚，未见皮疹，左右锁骨上等处浅表淋巴结不大。双肺呼吸音清，未闻及干湿性啰音。心率 79 次 / 分，心律齐，心脏各瓣膜区未闻及杂音。腹软，左 - 中下腹部可触及一包块，约 6 cm×8 cm，边界欠清，质地硬，活动度差，有压痛、无反跳痛，其余部位无压痛，肝脾未触及，肝区和双肾区无叩痛，移动性浊音阴性，肠鸣音正常。肛门周围及直肠指检无异常。双下肢无水肿。双侧病理征阴性。

### （三）辅助检查

血常规：WBC 7.49×10⁹/L，N% 73.1%，HGB 113 g/L，PLT 438×10⁹/L；尿常规＋沉渣：白细胞 9212.7 个 / μL，白细胞（FORHPF）1658.29 个 /HP，细菌 1039.6 个 / μL，细菌（FORHPF）187.13 个 /HP，白细胞酯酶 3+，红细胞 161.9 个 / μL，红细胞（FORHPF）29.14 个 /HP；血液生化：ALB 29.5 g/L、UA 164.2 μmol/L、CREA 和 GFR-EPD 正常；CRP 47.6 mg/L，ESR 24 mm/h，PCT 正常；CEA、CA199、前列腺特异性抗原（TPSA）、游离前列腺特异性抗原（FPSA）均正常；ANA、ANA 谱、dsDNA、ANCA 均阴性；D-D 0.59 mg/L；IgE 正常。HBsAg 阳性，HIV、TRUST、CMV-DNA、EB-DNA、结核感染 T 细胞均阴性。

电子结肠镜检查：循腔进镜 25 cm 达乙状结肠，黏膜肿胀、隆起，表面潮红，

肠腔狭窄，内镜无法通过（病例 16 图 1）。肠镜活检组织病理学：乙状结肠黏膜腺上皮呈低级别上皮内瘤变。

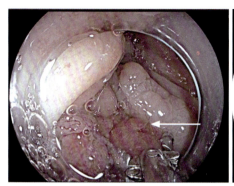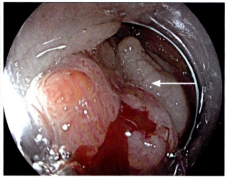

**病例 16 图 1　电子结肠镜检查**

乙状结肠黏膜肿胀、潮红、肠腔狭窄。

膀胱镜检查：膀胱后壁见多发水草状肿物，基底宽，大小约 3.0 cm×3.0 cm，表面透明粉红色，质脆，周围见散在卫星病灶（因非麻醉检查，患者无法耐受膀胱镜下进一步肿物活检）。

泌尿系统彩超：膀胱壁不规则性增厚，较厚处约 3.11 cm，伴后方肠壁增厚、浆膜连续性中断（考虑肠壁病变累及膀胱可能）；左侧输尿管上段结石伴左肾重度积水。胃肠道彩超：乙状结肠肠壁增厚，厚约 1.04 cm，层次结构欠佳，蠕动差，伴肠腔狭窄；膀胱壁不规则性增厚伴后方乙状结肠肠壁增厚、浆膜连续性中断（考虑肠壁病变累及膀胱可能）。下腹部 CT 平扫：乙状结肠及降结肠肠壁增厚，病灶累及膀胱，膀胱结肠瘘可能；左侧输尿管上段结石伴左输尿肾扩张积水（病例 16 图 2）。小肠 MR 平扫＋增强：乙状结肠局部明显增厚，伴结肠膀胱瘘，累及左侧输尿管盆段可能，周围多发淋巴结，除外恶性肿瘤；回肠末段管壁增厚伴强化；盆腔少量积液；左侧输尿管腹段结石伴左输尿管及左肾明显扩张积水（病例 16 图 3）。正电子发射断层显像–计算机断层扫描（positron emission tomography- computed tomography，PET-CT）：乙状结肠高代谢软组织占位，伴肠腔明显狭窄，考虑恶性肿瘤（淋巴瘤可能），病灶侵犯膀胱壁及左输尿管下段，伴乙状结肠膀胱瘘可能；乙状结肠周围系膜区、腹膜后及右侧髂血管旁多发代谢增高淋巴结，部分稍肿大，肿瘤累及可能（病例 16 图 4）。

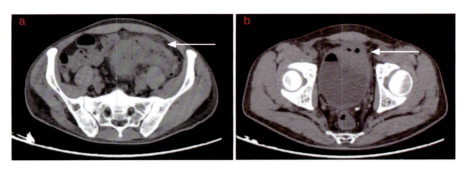

**病例 16 图 2　下腹部 CT 平扫**

乙状结肠及降结肠肠壁增厚（a），膀胱结肠瘘可能（b）。

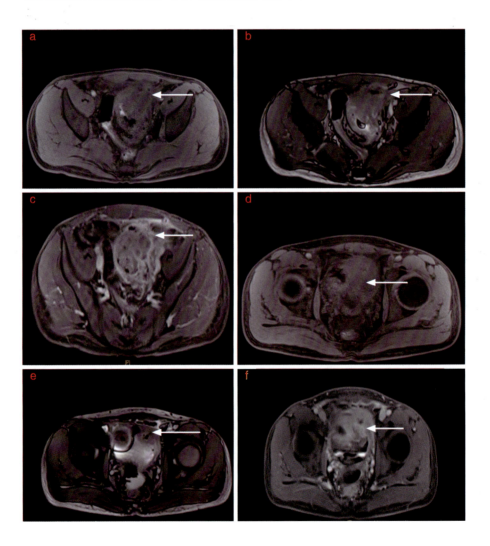

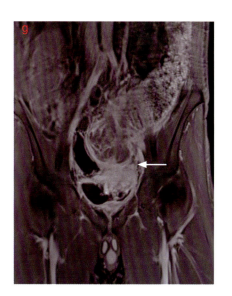

**病例 16 图 3　小肠 MR 平扫 + 增强**

乙状结肠壁不均匀增厚、管腔狭窄，不均匀强化（a ～ c），侵犯膀胱前壁及左侧壁（d ～ f），与左侧输尿管盆段分界不清、周围盆壁肠腹壁粘连（g）。

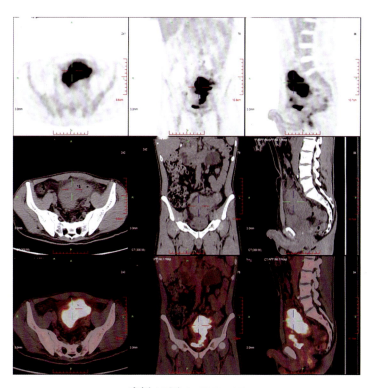

**病例 16 图 4　PET-CT**

乙状结肠团块状异常放射性浓聚影，病变侵犯膀胱壁及左输尿管下段。

## 二、诊疗经过

### （一）诊断

乙状结肠狭窄、乙状结肠－膀胱瘘性质待查：恶性肿瘤可能，并发：泌尿系感染、左侧输尿管结石伴左肾积水、营养不良（伴低蛋白血症、轻度贫血）

### （二）治疗及转归

经患者参与的多学科联合会诊讨论，拟定下一步治疗方案：积极抗感染、部分肠内营养支持，予2023年5月6日外科手术，术中见：乙状结肠上段肿物侵及浆膜，质硬肿块，大小约6.0 cm×8.0 cm，肿物周围大网膜包裹，与左侧腹膜及后腹膜粘连，并与膀胱粘连成团，不易移动；术中输尿管镜见：膀胱黏膜毛糙，尿液浑浊。故行"乙状结肠切除术＋膀胱病损切除术＋回肠造口术＋降结肠－直肠吻合术＋经尿道输尿管支架置入术（输尿管镜下）＋腹腔淋巴结清扫术"。术后病理学：（乙状结肠）隆起型中分化管状腺癌，肿物大小约8.0 cm×5.0 cm×5.0 cm，侵及肠周纤维脂肪组织（病例16图5）；肠周淋巴结（3/19）查见转移癌；免疫组化：CD X2（＋）、MLH1（＋）、MSH2（＋）、MSH6（＋）、PMS2（＋）、SATB2（＋）、P53（－）、HER2（1+）、Ki-67（＋，10%）。

术后规律化疗、随访。

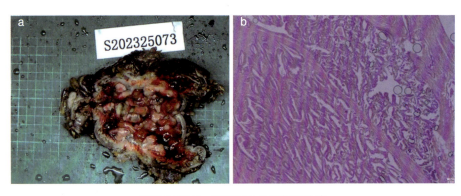

**病例16图5　隆起型中分化管状腺癌**

乙状结肠手术切除标本（a）及术后病理（b）。

最后诊断：乙状结肠隆起型中分化管状腺癌（$T_4N_1M_0$，Ⅲ期），并：乙状结肠狭窄、乙状结肠－膀胱瘘、泌尿系感染、左侧输尿管结石伴左肾积水、营养不良（伴低蛋白血症、轻度贫血）。

### 三、病例讨论

本病例特点：中青年男性，亚急性病程，隐匿起病，以腹痛、粪尿和尿路刺激症状等肠膀胱瘘为主要表现，伴消瘦、腹部包块，无大便异常、发热等，最后诊断乙状结肠恶性肿瘤，并侵犯膀胱。需要与克罗恩病、肠道白塞病、慢性乙状结肠憩室炎、肠淋巴瘤等相鉴别，也有部分膀胱恶性肿瘤患者侵犯乙状结肠。

肠膀胱瘘是指肠道与膀胱之间形成病理性通道，是一种破坏性病变，可继发于炎症性或肿瘤性疾病、创伤性或医源性损伤等，明显降低患者的生活质量，并导致严重的并发症。肠膀胱瘘常被漏诊、误诊及延迟诊断，诊治具有挑战性。

肠膀胱瘘是一种罕见病，估计每 3000 例手术入院患者中有 1 例发生肠膀胱瘘，男性多于女性，约 3∶1，可能与女性子宫的解剖位置位于结直肠和膀胱之间，起到保护性作用有关。肠膀胱瘘最常见的病因是肠道憩室炎，其次是恶性肿瘤、克罗恩病，其他病因还包括医源性损伤、异物、放射性损伤、阑尾炎和泌尿生殖系感染等。肠道憩室相关肠膀胱瘘占 50% ～ 79%，几乎全为结肠膀胱瘘。恶性肿瘤导致的肠膀胱瘘，以结直肠癌最多见，约 0.5% 结肠癌出现结肠膀胱瘘，膀胱癌、前列腺癌少见，也有肠道淋巴瘤的报道。文献报道，35% ～ 40% 克罗恩病患者可出现各种瘘管，其中 2% ～ 4% 会发生肠膀胱瘘，其中 80% 为回肠膀胱瘘，结肠膀胱瘘少见。本病例患者为中青年男性，非恶性肿瘤好发年龄，出现肠瘘合并肠狭窄，容易误诊克罗恩病，肠道恶性肿瘤并非首先考虑，但注意该患者表现为结肠膀胱瘘，影像学评估上未见小肠受累的证据，最终手术病理确诊肠道恶性肿瘤。因此，在肠膀胱瘘的病因诊断上需要综合考虑，肠膀胱瘘的解剖特点是重要线索之一，注意避免定性思维。

肠膀胱瘘的典型临床表现为气尿、粪尿、复发性尿路感染，也可出现耻骨上疼痛、排尿困难、血尿、直肠尿流、腹泻、腹痛、便血等，严重者并发脓毒血症、代谢性酸中毒、氮质血症等。尿液检查常有异常，如尿白细胞升高、检出粪便碎片 / 植物、培养出粪便菌群等。对于以泌尿系症状为主要表现而没有明显肠道症状的患者，一般首诊于泌尿外科，尿液检查是基础，比如本病例患者，因粪尿首先就诊泌尿外科，尿常规证实尿路感染，结合泌尿系彩超提示，为后续诊疗提供进一步思路。CT 可作为首选的一线检查方法，有较高的敏感性，增强 CT 扫描可能会发现瘘管的位置，也有助于发现潜在病因，并识别邻近结构（如周围血管、组织、脏器等）的解剖关系。磁共振具有出色的软组织分辨率和多平面成像能力，对肠膀胱瘘（尤其复杂性瘘）具有很高的诊断价值，但便捷性稍差、费用高、检查时间长。腹部彩超、经直肠 / 阴道超声、膀胱造影、钡灌肠、放射性核素肾动态显像等也有帮助。膀胱镜是有创检查，可以发现膀胱黏膜非特异炎症，如局部红斑、水肿和充血、周围有大疱性水肿和黏膜乳头状瘤增生等，有时也能观察到明确的瘘口，有助于鉴别泌尿系恶性肿瘤，获取病理证据。电子结肠镜在发现瘘管方面并不是特别准确，但有助于确定导致瘘管形成的肠道病理性质。此外，借助着色材料如罂粟籽试验，对证实肠膀胱瘘的存在有诊断价值，但无法提供瘘管位置、病变性质等信息。而本病例患者，还进行了 PET-CT 检查，该方法昂贵、有一定辐射性，但在病因未明，尤其炎症性病变与肿瘤性病变鉴别困难的情况下，也是一种重要的无创性方法之一。

肠膀胱瘘的治疗主要取决于潜在的病因、肠道病变的部位和患者的一般状态，多数难以自行愈合，外科手术是主要治疗手段。

### 四、体会

1. 肠膀胱瘘是一种罕见病，有粪尿、复发性难治性尿路感染的患者，需要注意肠膀胱瘘的可能。

2. 肠膀胱瘘的原因有肠道憩室炎、恶性肿瘤、克罗恩病等，除了证实瘘管的存在，更关键的是病因的诊断；外科手术是肠膀胱瘘的主要治疗手段。

3. 对于中青年群体，如果出现局灶性的肠道狭窄，也需警惕消化道恶性肿瘤的可能。由于活检取材的局限性，普通的肠镜活检病理有时不能代表病变全貌，必要时需多次活检、深挖大块活检；当病变性质诊断不明确时，外科手术既是治疗手段也是明确诊断的最后手段。

（黄燕妮 陈雪娥 郑玮玮 王承党）

# 参考文献

[1]Keady C, Hechtl D, Joyce M.When the bowel meets the bladder：Optimal management of colorectal pathology with urological involvement.World journal of gastrointestinal surgery, 2020, 12（5）：208-225.

[2]Golabek T, Szymanska A, Szopinski T, et al.Enterovesical fistulae：aetiology, imaging, and management[J].Gastroenterology research and

practice，2013，2013：617967.

[3]Widia F，Firman M，Irdam GA，et al.A six years' experience with 41 cases of enterovesical fistula in a tertiary national hospital in indonesia：A retrospective study[J].Annals of medicine and surgery（2012），2022，73：103102.

[4]Li S，Chen Z，Zhang Q，et al.Four cases of enterovesical fistula and the importance of CT in the diagnosis.BJR Case Rep，2017，3（1）：20150124.

[5]Hirten RP，Shah S，Sachar DB，et al.The management of intestinal penetrating Crohn's disease[J].Inflamm Bowel Dis，2018，24（4）：752-765.

[6]Hsu MW，Chen WC，Wei TN，et al.Management of enterovesical fistula in a patient with Crohn's disease：A case report and literature review[J].Diagnostics（Basel，Switzerland），2023，13（9）：1527.

# 病例 17　车祸骨折后血便、结肠狭窄

## 一、病历摘要

### （一）基本资料

患者女性，51 岁，因"反复排稀便半年，排血便 20 天"于 2022 年 7 月收住我科。

现病史：患者 2022 年 1 月因车祸行"左距骨、右胫腓骨粉碎性骨折术"，手术过程顺利，术前、术中、术后均无大汗淋漓、"低血压"等。术后长期卧床 6 个月，此后出现反复排黄色稀糊状便，每日 6～7 次，总量约每日 100 mL，就诊于当地诊所，考虑"肠炎"（具体不详），予"酪酸梭菌肠球菌三联活菌片 400 mg 3 次/日；美沙拉嗪缓释颗粒 1.0 g 3 次/日"治疗，仍反复排黄色稀糊状便，每日 6～7 次。2022 年 6 月出现排暗红色稀糊状血便，血混于大便之中，大便每日 6～7 次，约半数大便有血，当地某三甲医院查肺动脉 CT 血管造影（CT angiography，CTA）提示"双肺动脉多发栓塞"；肠镜提示"肠道狭窄（具体不详）"，PET-CT 提示"直肠及乙状结肠条带状均匀性代谢增高，考虑炎症性狭窄"，行下腔静脉滤器置入、抗凝等治疗后未再排血便，仍排黄色稀便，每日 6～7 次，量同前，遂收住院。病程中无腹痛、腹胀，无发热，无畏冷、寒战，无黑便，无胸闷、气促等不适。发病后食欲正常，精神状态和睡眠如常，小便正常，体重变化不详。

其他病史：平素大便每日 1 次，正常。2004 年"宫外孕"手术。2022 年 1 月因车祸致左距骨、右胫腓骨粉碎性骨折手术治疗。否认高血压、糖尿病、急性阑尾炎等病史；无烟酒嗜好；家族史无特殊。

### （二）体格检查

体温 36.3℃，脉搏 90 次/分，呼吸 19 次/分，血压 120/73 mmHg，BMI 19.55，血氧饱和度（SPO$_2$）98%。神志清楚，贫血外观，全身皮肤、黏膜无黄染，全身浅表淋巴结未触及肿大。双肺呼吸音粗，未闻及明显干湿性啰音。心律齐，未闻及杂音。全腹软，全腹无压痛，无反跳痛，肝脾肋下未触及，移动性浊音阴性，肠鸣音 4 次/分。肛缘可见长约 2 cm 的隆起，肛门口狭窄，肛门括约肌紧张度适中，直肠壁光滑，未触及肿物，指套退出无染血。双下肢可见多发陈旧性手术瘢痕，右下肢轻度水肿，左下肢中度水肿，皮温正常；双上肢肌力、肌张力正常，双下肢肌肉明显萎缩，右下肢肌力 4 级，左下肢肌力 2 级，肌张力正常，病理征阴性。

### （三）辅助检查

血常规：WBC 3.46×10$^9$/L，HGB 56 g/L，PLT 250×10$^9$/L；CRP 31.12 mg/L，

PCT 0.06 ng/mL，ESR 正常；ALB 26.5 g/L，K 2.59 mmol/L，肝肾功能大致正常；D-D 1.53 mg/L（正常参考值 0 ～ 0.55 mg/L）；PT 12.0 秒、国际标准化比值 1.05、APTT 38.3 秒、FG 1.15 g/L，TT 18.4 秒、抗凝血酶Ⅲ活性 60.6%（正常参考值 79.4% ～ 112%）；蛋白 C 活性 93.4%（正常参考值 70% ～ 140%）、蛋白 S 活性 77.0%（正常参考值 55% ～ 130%）；狼疮抗凝物质筛选试验 28.9 秒（正常参考值 31 ～ 44 秒）、狼疮抗凝物质确诊试验 29.0 秒（正常参考值 30 ～ 38 秒），LA1/LA2 = 1.0（正常参考值 0.8 ～ 1.2）。结核抗体、HIV 抗原 / 抗体、丙肝抗体均阴性。乙肝两对半定量：HBsAb（+）、HBcAb（+），余均阴性。抗核抗体、抗核抗体谱、抗双链 DNA 抗体、FT$_3$、FT$_4$、TSH、CEA、AFP、CA125、CA199、IgG4、IgE 均正常。

粪便检查：白细胞（++），粪隐血（+），粪便钙卫蛋白（±），艰难梭菌抗原检测（+），艰难梭菌毒素检测（-）；粪阿米巴检测、粪细菌培养和粪真菌培养均阴性。

电子胃镜：胆汁相关性胃炎。胃镜活检组织病理学：胃窦黏膜慢性炎（+）。电子回结肠镜：直径 12.2 mm，进镜至肛缘 12 cm 见大片状溃疡，几乎环绕肠周，溃疡界限清楚，黏膜明显肿胀并狭窄，内镜无法通过；远端直肠见多发片状溃疡，形态不一，充气后稍渗血，溃疡间见部分正常黏膜（病例 17 图 1a、病例 17 图 1b）。肠镜活检组织病理学：直肠黏膜炎性肉芽组织（病例 17 图 1c）。全腹部 CTA：降结肠、乙状结肠肠壁增厚毛糙伴肠周渗出性改变；右侧髂总动脉、左侧髂内动脉动脉粥样硬化；腹膜后及肠系膜根部多发小淋巴结；盆壁、腰背部皮下渗出性改变，右侧臀壁皮下钙化灶；肠系膜上、下动脉主干及属支走行正常，充盈良好；重度脂肪肝（病例 17 图 2）。全腹部静脉血管成像（CTV）：下腔静脉滤器置入术后改变，下腔静脉血栓形成；左侧髂总静脉及双侧髂外静脉血栓形成；肠系膜上、下静脉主干及属支显示清楚，强化良好（病例 17 图 3）。

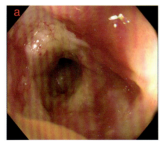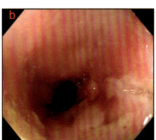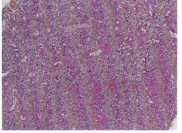

**病例 17 图 1　肠镜及活检组织病理学（2022 年 7 月）**

a、b：肠镜图像：直肠黏膜肿胀、多发溃疡伴狭窄；c：直肠黏膜组织镜下见炎性肉芽组织。

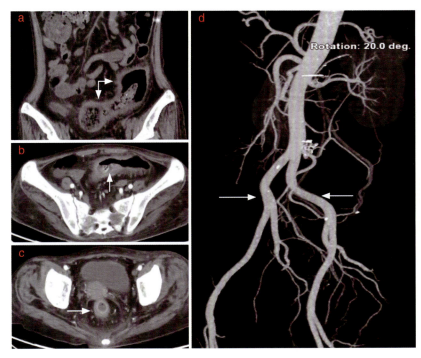

**病例 17 图 2　全腹部 CTA（2022 年 7 月）**

a～c：降结肠、乙状结肠肠壁增厚毛糙伴肠周渗出性改变；d：右侧髂总动脉、左侧髂内动脉动脉粥样硬化，肠系膜动脉充盈良好。

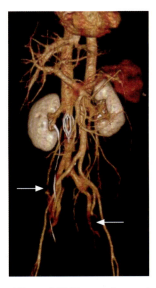

**病例 17 图 3　全腹部 CTV（2022 年 7 月）**

下腔静脉滤器置入术后改变，下腔静脉血栓形成，左侧髂总静脉及双侧髂外静脉血栓形成。肠系膜静脉强化良好。

下肢动静脉血管彩超：左侧股总静脉至腘静脉深静脉血栓形成；双下肢动脉内中膜稍毛糙。肺动脉CTA：右肺动脉主干及其肺内分支动脉、左肺分支动脉多发栓塞；双肺上叶及右肺中叶多发结节，考虑良性病变（病例17图4）。心脏彩超：左室增大，左室射血分数（LVEF）值正常范围；肺动脉高压：估测肺动脉收缩压（PASP）40 mmHg（正常参考值18～25 mmHg）。

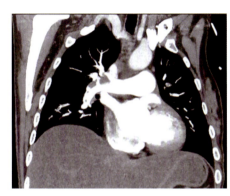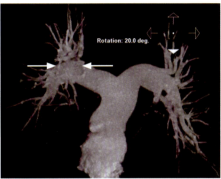

**病例 17 图 4　肺动脉 CTA（2022 年 7 月）**

右肺动脉主干及其肺内分支动脉、左肺分支动脉多发充盈缺损影。

## 二、诊疗经过

### （一）诊断

1. 直肠－乙状结肠溃疡、狭窄性质待定：缺血性肠病可能性大
2. 艰难梭菌感染可能性大
3. 肺栓塞，肺动脉高压
4. 下腔静脉血栓形成
5. 动脉硬化（右侧髂总动脉、左侧髂内动脉动脉粥样硬化）
6. 重度营养不良，重度贫血
7. 手术史（下腔静脉滤器置入术后、双下肢骨折术后、宫外孕术后）

### （二）治疗及转归

经患者参与的多学科讨论，拟治疗方案如下：①对症治疗：补充铁剂、输血纠正贫血，输注白蛋白，补液、营养支持、调节肠道菌群等；②抗凝、扩血管治疗：低分子肝素5000 U 1次/12小时、利伐沙班20 mg，罂粟碱60 mg 1次/12小时；③抗感染治疗：口服甲硝唑；④康复治疗：积极床边康复训练。

治疗后便血好转，大便减少至每日3～5次，黄色稀糊状，无腹痛、腹胀等不适。

出院后规律口服利伐沙班 20 mg、益生菌等。

2023 年 3 月大便次数又增加至每日 5 ～ 6 次，黄色稀糊状，无黏液、无血、无腹痛等不适。2023 年 4 月复查肺动脉、下肢静脉血栓较前吸收，但肠道病变较前进展，并出现乙状结肠狭窄伴降结肠、横结肠梗阻（病例 17 图 5、病例 17 图 6）。

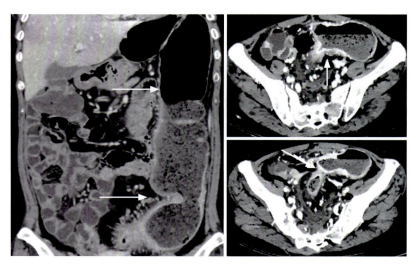

**病例 17 图 5　全腹部 CT 平扫＋增强＋CTV（2023 年 4 月）**

降结肠、乙状结肠肠壁增厚毛糙伴肠周渗出，较前进展，乙状结肠管腔变窄伴其上方降结肠、横结肠扩张。

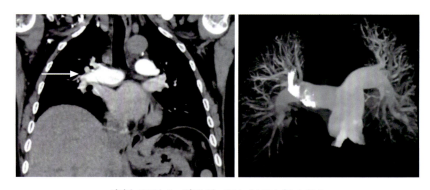

**病例 17 图 6　肺动脉 CTA（2023 年 4 月）**

右肺动脉主干及其肺内分支动脉、左肺分支动脉多发栓塞，较前吸收。

经充分讨论，2023 年 5 月 8 日行腹腔镜手术，术中探查见：腹腔内少量淡黄色腹水，盆腔肠管、大网膜与子宫粘连，直肠上段、乙状结肠、降结肠下段纠集成团，肠壁、肠系膜严重增厚水肿，肠腔狭窄，近端肠管严重扩张，积气积液；肠周及肠系膜根部见明显肿大淋巴结。隧行"腹腔镜下直肠根治术＋腹腔镜下肠粘连松解术＋回肠造口术"。术后病理：直肠及乙状结肠镜下见黏膜溃疡形成，黏膜固有层间质中可见纤维素沉积，灶区血管壁伴有纤维素样坏死，黏膜下层炎性肉芽组织形成，间质纤维化，纤维化累及黏膜下层和浅表肌层，伴大量淋巴细胞、浆细胞及中性粒细胞浸润，符合缺血性结肠炎，缺血性狭窄改变（病例 17 图 7）。

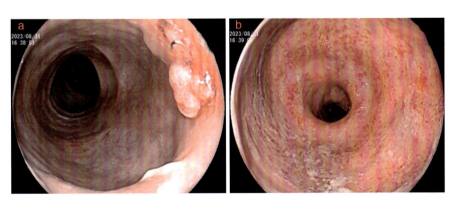

病例 17 图 7　术后病理

a：大体标本；b：镜下病理。

术后大便次数减少到每日 2～3 次，黄色稀糊状便，继续利伐沙班 20 mg 1 次 / 日和益生菌等治疗，并康复训练。2023 年 8 月行"回肠造口还纳术"。术后复查电子肠镜：肠镜吻合口一处息肉样隆起和充血糜烂，下段直肠见多发充血红斑，回肠末段及大肠黏膜基本正常（病例 17 图 8）。

病例 17 图 8　电子肠镜（2023 年 8 月）

a：吻合口见一处息肉样隆起和充血糜烂；b：下段直肠见多发充血红斑。

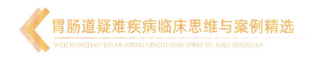

最后诊断：缺血性结肠炎，并直肠－乙状结肠溃疡和狭窄。

### 三、病例讨论

病例特点：中年女性，慢性病程，长期卧床后出现反复腹泻、排血便、直－乙状结肠多发溃疡并狭窄，同时出现肺动脉、髂总静脉及双侧髂外静脉血栓形成。外科手术及病理支持"缺血性结肠炎并肠道狭窄"。本病需要与炎症性肠病、结直肠肿瘤、感染性疾病或放射性肠炎等鉴别。

缺血性肠病包括急性肠系膜缺血、慢性肠系膜缺血和缺血性结肠炎，其中，缺血性结肠炎是由于闭塞或非闭塞性血流减少造成的结肠血管供血不足引起的临床综合征。该病症可由多种不同因素引发，如全身性或局部血液供应不足，包括心力衰竭、休克所致的内脏血供降低，以及肠腔内压力上升导致的局部血管受压。此外，由于疾病引起的血液高凝状态，可能导致微血栓的形成，阻断肠道血管，进一步影响结肠的血液流动，导致结肠缺血。这些不同的病理过程都可能最终致使结肠细胞功能障碍、完整性破坏以及细胞死亡。因此，结肠供血不足及其引发的结肠损伤是构成缺血性结肠炎的主要因素。

结合结肠的血供解剖学特点，本病好发于结肠脾曲、降结肠，乙状结肠以及直肠－乙状结肠交界。这一偏好源于肠系膜上、下动脉的主要分支构成的连续动脉弓在结肠脾曲部位所供应的血管相对较细，使得该区域容易出现供血不足。同时，在肠系膜上、下动脉的汇合部位，以及肠系膜下动脉与髂内动脉的交界处，都是缺血可能发生的危险区，特别是影响左半结肠，亦即降结肠和乙状结肠。与此相反，直肠得到直肠中动脉和直肠下动脉的额外供血，使其血流相对充沛，因此直肠较不易发生缺血。这一供血充裕与不足的对比，阐释了缺血性结肠炎发生的局部性倾向。

缺血性结肠炎可导致不同程度的结肠损伤，包括可逆的结肠病变（黏膜下和黏膜内的出血和水肿）、一过性结肠炎（以结肠溃疡为主）、慢性结肠炎至结肠狭窄、坏疽和全结肠炎等。可表现为腹痛、便血，部分患者还会出现恶心、呕吐、发热或里急后重，少数的慢性、严重的缺血可导致肠道狭窄甚至坏疽。

缺血性结肠炎缺乏影像学特征，CT可表现为肠壁增厚、异常或无壁增强、周围积液等。内镜是重要检查方式，可见分界清楚的缺血肠管和正常肠管，可见黏膜水肿、瘀点和溃疡，特征性改变为黏膜单条溃疡带征，为沿结肠纵轴的线性溃疡区域。若为坏疽性则可见到肠黏膜深紫色坏死，或形成大溃疡灶或片状出血。活检组织病理学可见不同程度的黏膜下层坏死、出血和肉芽组织、纤维化或玻璃样变等。

此病的治疗分为非手术和手术。轻中度的缺血性结肠炎患者，首先应祛除病因、容量补充、应用扩血管药物和对症治疗，另外，视具体病情可预防应用抗生素 2～3 天，减少病原菌和细菌移位，减轻缺血损伤导致的全身炎症反应。对于继发于动脉或静脉血栓栓塞症的缺血性结肠炎患者，应开始抗凝治疗。当怀疑急性腹膜炎、门静脉积气、肠壁积气等严重并发症时，或进展为坏疽型应及时转外科手术治疗。结肠慢性缺血或结肠特定区域反复发作可导致结肠狭窄亦需外科手术。

本患者为反复腹泻后逐渐出现便血，非老年高龄，肠血管 CTA、CTV 未见动脉硬化或血栓证据，肠镜表现亦不典型，但其合并肺动脉血栓，且有长期制动及卧床致血液高凝状态、感染致肠道内压高的高危因素，CT 见降结肠、乙状结肠肠壁增厚毛糙伴肠周渗出，需考虑存在缺血性结肠炎。在接受充分扩容、扩张血管、抗凝、抗感染治疗后症状明显改善，但排便次数仍较多，长期卧床致血液高凝等高危因素未能及时解除，慢性肠缺血导致肠狭窄进一步加重，予手术干预明确诊断并解除梗阻，目前恢复良好。由于缺血性肠炎各种检查特异性较低，出现肠狭窄等并发症后，外科手术治疗有助于明确诊断并协助治疗并发症。

## 四、体会

1. 有血栓形成的高危因素或已有血栓事件发生的患者，出现腹痛、腹泻、血便等，需要警惕缺血性肠炎。

2. 缺血性肠炎的治疗重点是引起血管病变的相关高危因素；当出现结肠狭窄时，外科手术有助于解除狭窄，并进一步明确病因。

（杨沁瑜　陈金通　郑玮玮　王承党）

# 参考文献

[1] 中华医学会消化病学分会老年消化协作组，国家老年疾病临床医学研究中心（解放军总医院）. 老年人结肠缺血诊治中国专家指导意见 [J]. 中华内科杂志，2023，62（06）：639-646.

[2] Xu Y, Xiong L, Li Y, et al. Diagnostic methods and drug therapies in patients with ischemic colitis[J]. Int J Colorectal Dis, 2021, 36 (1):

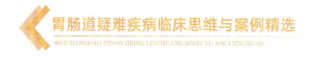
47-56.

[3]Maimone A, De Ceglie A, Siersema PD, et al.Colon ischemia：A comprehensive review[J].Clin Res Hepatol Gastroenterol, 2021, 45（6）: 101592.

[4]Mehmood F, Khalid A, Mahmood S, et al.Colonic stricture secondary to recurrent ischemic colitis[J].Cureus, 2021, 13（6）: e15478.

[5]Kim JS, Kim HJ, Hong SM, et al.Post-ischemic bowel stricture：CT features in eight cases[J].Korean J Radiol, 2017, 18（6）: 936-945.

# 病例 18　回盲部 - 升结肠狭窄、消瘦的年轻男性患者

## 一、病历摘要

### （一）基本资料

患者男性，24 岁，因"右下腹痛、体重减轻 4 个月"于 2019 年 11 月 9 日收住我科。

现病史：患者 4 个月前无明显诱因右下腹绞痛，阵发性发作，排便后腹痛减轻，大便每日 1～2 次，黄色稀便，无黏液、脓血。此后，腹痛症状反复发作，无明显规律性，4 个月体重下降 7.5 kg。无畏冷、发热，无口腔溃疡、会阴部溃疡，无皮疹、肛周肿痛，无腰痛、血尿等，发病以来精神、睡眠尚可，小便正常。

其他病史：既往健康，否认急性阑尾炎病史。未婚未育。

### （二）体格检查

体温 36.2℃，脉搏 75 次 / 分，呼吸 19 次 / 分，血压 118/70 mmHg，BMI 17.6。神志清楚，无贫血外观，全身皮肤未见皮疹，浅表淋巴结不大。巩膜无黄染，结膜、角膜正常。双肺呼吸音清，未闻及干湿性啰音。心率 75 次 / 分，心脏各瓣膜区未闻及杂音。腹软，右下腹压痛、无反跳痛，余腹无压痛、反跳痛，肝脾未触及，未触及包块，移动性浊音阴性，肠鸣音 4 次 / 分。脐部、腹股沟区、阴囊未见疝囊；肛门直肠指检无异常。双下肢无水肿，双侧足背动脉搏动存在。

### （三）辅助检查

血常规：WBC 8.48×$10^9$/L，N% 71.9%，HGB 138 g/L，PLT 257×$10^9$/L；CRP 12.10 mg/L（正常参考值 0.00～5.00 mg/L），ESR 45 mm/h（正常参考值 0～15 mm/h）。血生化指标：血 ALB 30.5 g/L（正常参考值 35.0～45.0 mg/L），余正常。尿检查、粪便常规均正常。巨细胞病毒 CMV-IgM、巨细胞病毒 CMV-DNA、EB 病毒 -IgM、EB 病毒 -DNA、结核感染 T 细胞试验均阴性。免疫学指标（ANA、dsDNA、ANCA、抗核抗体谱、C3、C4、免疫球蛋白 IgG、IgA、IgM）均正常。肿瘤标志物指标（CEA、CA199、PSA 等）均正常。

电子结肠镜：升结肠中段不规则肿物，呈息肉样隆起，表面大量坏死苔，占据管腔四周导致管腔狭窄，内镜无法通过（病例 18 图 1 a）。肠镜活检组织病理学：升结肠炎性息肉样改变，局部见隐窝脓肿形成，未见肿瘤细胞（病例 18 图 1 b）。

小肠磁共振平扫＋增强：回盲部肠壁明显增厚，增强呈明显强化，周围脂肪间隙模糊，邻近壁层腹膜增厚，回盲部周围见多发淋巴结影，增强均匀强化，界清，

较大者最大径约 1.1 cm（病例 18 图 2）。

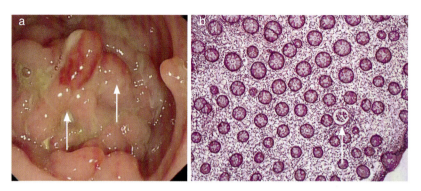

**病例 18 图 1　电子结肠镜及活检组织病理学**

电子结肠镜提示升结肠中段不规则肿物（图 a 白色箭头）。病理学提示升结肠炎性息肉样改变，局部见隐窝脓肿形成（图 b 白色箭头）。

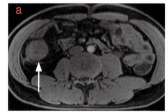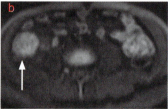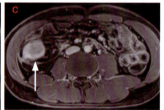

**病例 18 图 2　小肠磁共振平扫 + 增强**

回盲部肠壁明显增厚、管腔狭窄（图 a 白色箭头），DWI 呈高信号（图 b 白色箭头），明显强化（图 c 白色箭头）。

## 二、诊疗经过

### （一）诊断

1. 回盲部 - 升结肠狭窄：炎症性病变，考虑克罗恩病可能

2. 营养不良

### （二）治疗及转归

经患者参与的多学科讨论，拟治疗方案如下：先内科治疗包括营养治疗、解痉药物治疗，若效果不佳，拟外科手术治疗。先予肠内营养悬液（百普力）鼻胃管持续缓慢滴入（24 小时 1000 ～ 1500 mL，热量 1000 ～ 1500 kcal）时，腹痛症状有所改善，但体重持续下降，进食少许半流质时依然反复出现右下腹痛，于 2020 年 3 月行"右半结肠 + 部分回肠切除术"，术中见：回盲部增厚明显，肠腔严

重狭窄，见多发憩室开口，其中 2 处憩室深达浆膜层，周围肠管粘连，肠系膜淋巴结增大，余肠管探查未见明显病变。术后病理：（右半结肠切除标本）升结肠灶区肠壁增厚，黏膜呈息肉样增生，灶区黏膜溃疡，透壁性炎症及淋巴组织聚集，可见多个憩室，深达肌层，伴浆膜下层慢性脓肿形成，浆膜层纤维组织及脂肪组织增生伴多量炎症细胞浸润，符合憩室相关性结肠炎伴脓肿形成（病例 18 图 3）。术后患者情况良好，无腹痛、血便等，术后 5 个月内体重增加 12 kg。

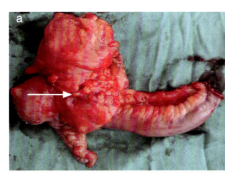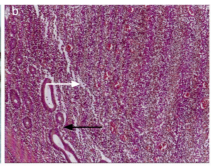

**病例 18 图 3　手术切除标本及术后病理**

手术切除标本见憩室开口（图 a 白色箭头），术后病理检查结果提示憩室壁（图 b 黑色箭头）、炎症细胞和淋巴细胞浸润（图 b 白色箭头）。

最后诊断：①回盲部 - 升结肠狭窄：憩室相关性结肠炎；②营养不良。

## 三、病例讨论

本病例特点：年轻男性，慢性病程，表现为不全性肠梗阻、体重下降，肠镜及 MRE 提示回盲部 - 升结肠狭窄，此部位是肠结核、肠道淋巴瘤、肠癌等好发部位，外科手术病理符合憩室相关性结肠炎伴脓肿形成。患者术后恢复好，无明显不适，体重明显增加。

憩室相关性结肠炎是一种罕见但逐渐被认识的疾病，它的最早描述可追溯到 20 世纪 60 年代，而憩室相关性结肠炎这一术语是从 20 世纪 80 年代初才开始使用的，是憩室病在结肠部位表现的慢性活动性炎症，在憩室炎症反复发作的基础上，出现慢性穿孔，累及周围组织，形成粘连、包块、梗阻。憩室相关性结肠炎在普通人群中的患病率尚不明确，其在憩室病人群中，患病率 1.15% ～ 11.4%，具体发病机制尚不清楚，可能潜在的机制包括：黏膜脱垂，粪便淤滞和局部缺血。憩室相关性结肠炎的临床表现多数为腹痛、腹泻、血便、肠梗阻、瘘管等，发热及体重减轻等全身表现较少见，本病例患者表现为腹痛、肠梗阻和营养不良等非特异性症状。实验室检查中，如全血细胞计数、红细胞沉降率、C反应蛋白、粪钙卫蛋白等不具有特异性。影像断层扫描也不具有特异性，当发现憩室炎症慢性进展时或怀疑克罗恩病伴穿孔时，都可以看到节段性结肠壁增厚、瘘管形成等相似的影像表现，如该案例所见，小肠磁共振平扫＋增强检查可见克罗恩病较特异的影像学征象，如肠壁增厚、肠系膜血管增生，这往往也增加了临床诊断的难度。因此，影像学检查在区别憩室相关性结肠炎与克罗恩病中不具有特异性。内镜检查是诊断憩室相关性结肠炎的主要手段。根据内镜和组织学特征，憩室相关性结肠炎分为A、B、C、D 4种亚型（病例18表1），憩室相关性结肠炎C亚型表现为裂隙状溃疡、透壁性炎症、非干酪性肉芽肿，酷似克罗恩病的表现，但该病理变化仅限于憩室病变累及的肠段，神经节细胞增生、幽门腺化生和绒毛状黏膜变化不常见，且憩室口的存在是区别于炎症性肠病的一大特征。

病例18表1 憩室相关性结肠炎类型

| | A | B | C | D |
|---|---|---|---|---|
| 内镜表现 | 新月形褶皱 | 轻度-中度溃疡性结肠炎样模式 | 克罗恩病样模式 | 重度溃疡性结肠炎样模式 |
| 大体外观 | 黏膜皱襞内直径0.5～1.5cm的红色斑片改变 | 黏膜弥漫性充血、水肿和糜烂 | 散在的鹅口疮样溃疡 | 与B相同，但有着更严重的弥漫性溃疡及管腔直径减小 |
| 组织学改变 | 无隐窝结构改变；中性粒细胞和淋巴细胞浸润仅局限于隐窝上皮 | 隐窝结构改变伴固有层慢性炎症改变，隐窝脓肿和出血；杯状细胞减少 | 裂隙状溃疡、透壁性炎症、非干酪性肉芽肿；淋巴细胞及非特异性细胞聚集 | 隐窝结构改变伴固有层慢性炎症改变，隐窝脓肿和出血；杯状细胞减少 |
| 憩室口 | 存在 | 存在 | 存在 | 存在 |

憩室相关性结肠炎和克罗恩病有着相似的重叠症状、内镜及病理表现，甚至可能出现两种疾病合并出现的情况，这使得临床很难将它们区分开来。尤其是近些年，克罗恩病在我国的发病率越来越高，各临床医疗中心疑难病例也越来越多，可能存在过度诊断的问题。克罗恩病好发于右半结肠，常有腹痛、腹泻和腹部压痛，也可形成腹腔脓肿、瘘管和炎性包块，这些与憩室相关性结肠炎类似，但克罗恩病病程较长，常同时累及多个肠段，结合影像学和内镜检查、病理组织学活检鉴别，病理是诊断的金标准，憩室相关性结肠炎的病理特征是存在囊性扩张的隐窝，固有层中存在轻度炎症浸润，另一个重要特征是没有基底浆细胞增多症。

憩室相关性结肠炎的病例往往因反复肠梗阻、腹部包块需行外科手术治疗，同时术后病理也可进一步明确诊断，手术后无须用药，预后良好。

## 四、体会

1. 临床诊疗中，遇到克罗恩病相关临床表现的患者，且内镜发现合并有憩室存在时，应警惕憩室相关性结肠炎的可能。

2. 临床中如果遇到"难治性克罗恩病"的患者，对药物治疗没有足够的反应，作为临床医生，我们必须考虑到这类患者可能有另一种导致临床症状的潜在疾病，必要时外科干预也是一种重要的诊疗方式。

（刘益娟　林艺娟　王承党）

# 参考文献

[1]Sladen GE, Filipe MI.Is segmental colitis a complication of diverticular disease？[J].Dis Colon Rectum, 1984, 27（8）：513-514.

[2]Sbarigia C, Ritieni C, Annibale B, et al.Common diagnostic challenges and pitfalls in segmental colitis associated with diverticulosis（SCAD）[J].J Clin Med, 2023, 12（18）：6084.

[3]Sakhalkar Om V, Goyal Arnav, Abualruz Abdul Rahman.Segmental colitis associated with diverticulosis[J].Cureus, 2023, 15：e38724.

[4]Tursi A, Elisei W, Giorgetti G, et al.Role of fecal calprotectin in the diagnosis and treatment of segmental colitis associated with diverticulosis[J].Minerva Gastroenterol Dietol, 2011, 57（3）：247-255.

[5]Tursi A, Elisei W, Brandimarte G, et al.The endoscopic spectrum of segmental colitis associated with diverticulosis[J].Colorectal Dis, 2010, 12（5）：464-470.

[6]Freeman Hugh J.Segmental colitis associated with diverticulosis(SCAD)[J].Curr Gastroenterol Rep, 2023, 25：130-133.

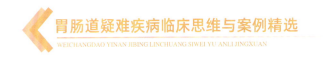
# 病例 19　头晕、耳鸣、听力下降、角膜炎和肠溃疡

## 一、病历摘要

### （一）基本资料

患者男性，54 岁，因"头晕、耳鸣、食欲缺乏、消瘦 2 个月余"于 2018 年 6 月 11 日收住我科。

现病史：患者 2 个月余前出现耳鸣、头晕、左耳听力下降，耳鸣呈持续性，头晕多为眩晕，与体位无明显关系，同时出现食欲缺乏，食量减少 1/3，伴消瘦，体重下降约 10 kg。门诊查血 CA72-4　16.61 U/mL；内耳磁共振：双侧面听神经桥池段与邻近小血管关系密切，左侧上半规管和后半规管显影浅淡；纯音测听＋声阻抗：左耳声反射阈阴性，口服"银杏叶提取物片、盐酸地芬尼多片、甲磺酸倍他司汀（敏使朗）"后，耳鸣、头晕、眩晕症状稍缓解，听力无改善，食欲缺乏无缓解，门诊拟"食欲缺乏、消瘦原因待查：肿瘤性病变可能"收入院。发病以来无腹痛、腹胀、恶心、呕吐，无发热、畏冷、寒战，无盗汗，无口干、多饮、多食、多尿，无情绪改变等，精神、睡眠尚可，大小便正常。

其他病史：患者 8 年前因"腰椎间盘突出"行手术治疗（具体不详），术后遗留弯腰困难，有时感腰背酸痛不适，未做复查。7 年前因"颈淋巴结结核"接受四联抗结核（异烟肼、利福平、吡嗪酰胺、乙胺丁醇）治疗，规律治疗 1 年半后，复查病变消失、遵医嘱停药。

### （二）体格检查

体温 37.0℃，脉搏 99 次/分，呼吸 19 次/分，血压 117/85 mmHg，BMI 23.62。神志清楚，双侧颈部可触及多个肿大淋巴结，最大约 2 cm×1 cm，边界清楚，移动度良好，无明显触痛、无融合，其余部位浅表淋巴结未触及肿大。双肺呼吸音清，未闻及干湿性啰音。心脏体检未见异常。腹平坦，腹式呼吸运动存在，未见腹壁静脉曲张，未见胃、肠型及异常蠕动波，腹软，无压痛、反跳痛，麦氏点无压痛，肝脾未触及，未触及包块，墨菲氏征阴性，肠鸣音正常，肝区和双侧肾区无叩击痛。肛门指诊：肛缘无肿物，肛门括约肌紧张度适中，直肠壁光滑，未触及肿物，指套无染血。腰椎活动度降低，"4"字试验阳性，枕墙试验阳性。未引出病理征。

### （三）辅助检查

血常规 WBC　10.28×10⁹/L，N%　57.6%，HGB　120 g/L，PLT　342×10⁹/L；CRP 53.70 mg/L（正常参考值 0.00 ～ 5.00 mg/L），ESR　120.00 mm/h（正常参考值 0 ～

15 mm/h）；PCT 正常；糖类抗原 72-4　9.820 U/mL（正常参考值 0～6.9 U/mL），其余肿瘤指标（CEA、AFP、CA125、CA199、CA242、PSA）正常；生化全套、糖化血红蛋白正常、FT$_3$、FT$_4$、超敏促甲状腺激素（STSH）正常；结核感染 T 细胞试验：ESAT-6（抗原 A）26 个 /25 万 PBMC（+）、CFP-10（抗原 B）8 个 /25 万 PBMC（+）；PPD（+），血清结核抗体（+）；免疫相关指标：ANA　1.2 S/CO（正常参考值 0～1 S/CO），dsDNA　180.2 U/mL（正常参考值 0.0～100.0 U/mL），IgE　851.00 U/mL（正常参考值 0.00～165.00 U/mL）；ANN 谱、ANCA、C3、C4、IgG、IgA、IgM、炎症性肠病自身抗体正常。免疫蛋白电泳：IgG、IgA、IgM、λ、κ 未见异常浓集区带；JAK2/V617F、JAK2、EXON12、CALR、MPL-EXON10 阴性。人类白细胞抗原 B27 阳性（+），HLA-B27 百分率 99.36%。

骨髓细胞学：浆细胞比例偏高占 11%，且可见双核浆细胞，巨核细胞系明显增生，血小板多见，血小板增多症可能性大。

电子胃镜：萎缩性胃炎（C-1）伴胃窦糜烂，十二指肠球部多发溃疡（病例 19 图 1）；胃镜活检组织病理学：胃窦轻度慢性萎缩性胃炎（活动期）伴糜烂。电子肠镜：回肠末段不规则浅溃疡，环形分布；横结肠、降结肠、乙状结肠、直肠多发阿弗他溃疡、红斑（病例 19 图 2a 至病例 19 图 2c）；肠镜活检组织病理学：（回肠末端、结肠活检组织）黏膜慢性炎症，抗酸染色阴性（病例 19 图 2d）。胶囊内镜：小肠未见糜烂、溃疡。

颈部淋巴结彩超：双侧颈部淋巴结肿大，最大约 2.74 cm×0.76 cm。肺部 CT：纵隔内多发钙化淋巴结（病例 19 图 3）。全腹 CT 平扫＋增强：未见明显异常。骶髂关节 CT：骶髂关节关节面骨质毛糙，脊柱椎体呈竹节样改变，考虑强直性脊柱炎（病例 19 图 4）。内耳磁共振：迷路炎。

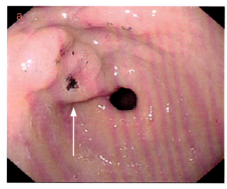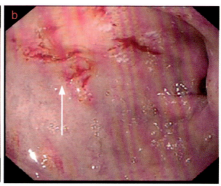

**病例 19 图 1　电子胃镜**

胃窦多发糜烂（图 a 白色箭头），十二指肠球部多发溃疡（图 b 白色箭头）。

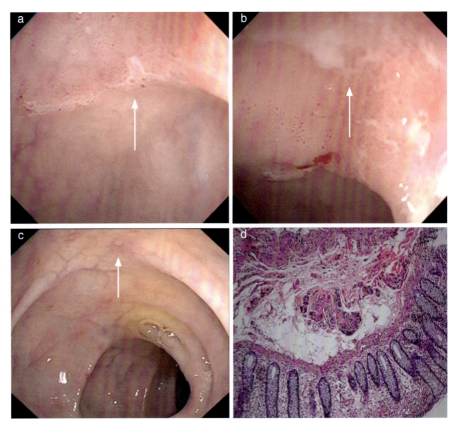

**病例 19 图 2　电子结肠镜及活检组织病理学**

结肠电子结肠镜提示回肠末段环形浅溃疡（图 a、图 b 白色箭头所示），横结肠阿弗他溃疡（图 c 白色箭头），病理学提示结肠黏膜慢性炎（图 d）。

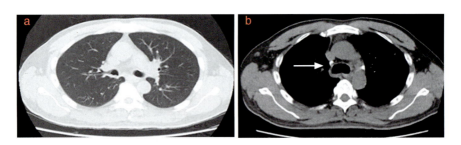

**病例 19 图 3　肺部 CT**

纵隔内多发钙化淋巴结（图 a 肺窗，图 b 纵隔窗；图 b 白色箭头所示为钙化淋巴结）。

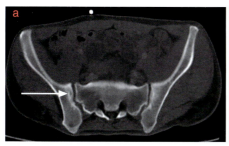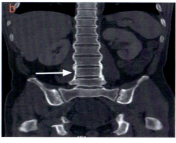

**病例 19 图 4　骶髂关节 CT**

骶髂关节关节面骨质毛糙（图 a 白色箭头），脊柱椎体呈竹节样改变（图 b 白色箭头）。

## 二、诊疗经过

### （一）诊断

1. 回结肠溃疡：肠结核可能性大

2. 颈淋巴结结核（治疗后）

3. 陈旧性肺结核（左肺上叶尖后段钙化，纵隔淋巴结钙化）

4. 强直性脊柱炎

### （二）治疗及转归

2018 年 7 月 7 日开始"异烟肼、利福平、吡嗪酰胺、乙胺丁醇"四联抗结核治疗，1 周后出现脐周阵发性闷痛、腹泻，大便 5～6 次 / 日，稀便，排便后腹痛减轻，对症处理后继续抗结核治疗。1 个月后出现发热，体温波动于 37～38.8℃，多为低热，发热时间不固定，可自行退热，继续口服四联抗结核药物。第 2 个月开始出现全身皮疹、瘙痒、眼睛肿痛、干涩、视力下降，测视力左眼 0.8、右眼 1.0；眼压：左眼 13 mmHg、右眼 13 mmHg；光学相干断层扫描（OCT）：双眼黄斑可扫及，网膜厚度增加，偏鼻侧明显，视网膜色素上皮细胞（RPE）结构部分缺失，视乳头水肿；复查血常规：WBC 12×10⁹/L，N% 67.9%，HGB 91 g/L，PLT 953×10⁹/L；CRP 70.53 mg/L，ESR 120.00 mm/h，PCT 正常，糖类抗原 72-4 正常；结核感染 T 细胞试验：ESAT-6（抗原 A）63 个 /25 万 PBMC，CFP-10（抗原 B）59 个 /25 万 PBMC。复查胃镜：十二指肠球部溃疡及糜烂较前明显好转（病例 19 图 5 a、病例 19 图 5 b）；肠镜：回肠末端溃疡、结肠阿弗他溃疡消失（病例 19 图 5 c、病例 19 图 5 d）；颈部淋巴结彩超：颈部淋巴结大小约 0.7 cm×0.6 cm，较前明显缩小。皮肤活检病理学：表皮坏死，棘层增厚伴海绵水肿，真皮浅中层血管扩张，管壁增厚伴纤维素样坏死，管壁及管周可见中性粒细胞及少量核尘细胞浸润、嗜酸性粒细胞浸润，另可见红细胞外渗，符合白细胞碎裂性血管炎的病理改变（病例 19 图 6）。多学科会诊讨论，综合患者有角膜炎、眩晕、神经性耳聋等表现，诊断 Cogan 综合征（Cogan syndrome）。治疗方案调整为"异烟肼＋利福平＋甲强龙 40 mg 1 次／日"，激素逐渐减量至停药，异烟肼和利福平疗程用药满 9 个月后停药。

调整治疗方案之后，皮疹消失，腰背痛好转，活动度改善；无腹痛，大便每日 1～2 次，成形，无黏液和血液；双眼肿痛消失，双侧视力均为 1.0；右耳听力稳定、左耳失聪；体重增加 6 kg。复查 ESR、CRP、血小板、球蛋白、血红蛋白、白蛋白均恢复正常。

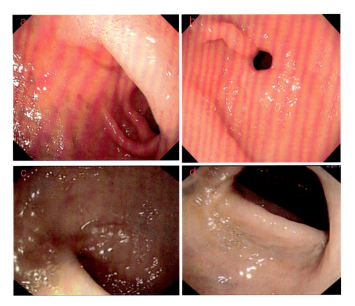

**病例 19 图 5　复查胃镜及肠镜**

十二指肠球部溃疡及胃窦糜烂较前明显好转（a、b）；回肠末端溃疡、结肠阿弗他溃疡消失（c、d）。

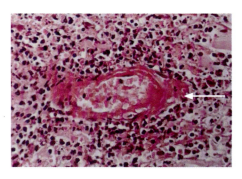

**病例 19 图 6　皮肤活检病理学**

管壁增厚伴纤维素样坏死，管壁及管周可见中性粒细胞及少量核尘细胞浸润、嗜酸性粒细胞浸润（白色箭头）。

最后诊断：①结核病：肠结核、颈淋巴结结核（治疗后）、陈旧性肺结核（左肺上叶尖后段钙化，纵隔淋巴结钙化）；②强直性脊柱炎；③Cogan 综合征。

### 三、病例讨论

本病例特点：患者中老年男性，慢性病程，有明确的"颈淋巴结结核"病史，本次因食欲缺乏、消瘦入院，经检查诊断"回肠末端肠结核"，予以四联抗结核治疗 3 个月复查肠镜"回肠末端溃疡病灶消失"。病程中先后出现耳鸣、眩晕（听力检查提示左耳神经性耳聋）以及全身皮疹、瘙痒、眼睛肿痛、干涩、视力下降，血小板计数进行性升高（最高达 $1000×10^9$/L），相关检查和多学科会诊讨论，考虑间质角膜炎，皮肤活检提示白细胞碎裂性血管炎，综合角膜炎、眩晕和神经性耳聋，诊断 Cogan 综合征。Cogan 综合征可以解释该患者眩晕、角膜炎、神经性耳聋，病程早期发热、皮疹，以及白细胞、血细胞、血沉升高，皮肤活检符合白细胞碎裂性血管炎的表现。此外，患者有腰痛，CT 提示骶髂关节炎，HLA-B27 阳性，诊断强直性脊柱。强直性脊柱炎可以有关节外表现，如眼部表现为结膜炎、虹膜炎、色素膜炎、葡萄膜炎，但该患者多次眼科会诊，均表现为间质角膜炎，非强直性脊柱炎常见的眼部表现。强直性脊柱炎引起的耳部表现主要是慢性中耳炎，而该患者却以短期内突发性神经性耳聋为主要表现；此外，强直性脊柱炎常有肾脏、心脏的累及，该患者病程中无肾脏、心脏受累的表现，故用强直性脊柱炎无法解释其他系统的表现。患者颈部淋巴结结核史，表现为食欲缺乏、消瘦，PPD（+）、T-SPOT（+），双侧颈部多发淋巴结肿大，纵隔淋巴结钙化，回肠末段环形溃疡，经四联抗结核治疗 3 个月后，复查结肠溃疡消失，颈部淋巴结缩小，考虑抗结核有效。抗结核治疗后出现多系统的症状，是否是抗结核药物所致？乙胺丁醇可能引起视神经损伤、链霉素引起听神经损伤，但该患者 7 年前颈部淋巴结结核时曾使用过乙胺丁醇，而本次未使用链霉素，况且在抗结核治疗前已有眩晕表现，故用抗结核药物亦无法解释神经损伤和眩晕的表现。抗结核药物可能出现皮肤不良反应，包括斑丘疹、荨麻疹、苔藓样皮疹、皮肤潮红、光过敏、色素沉着等，常常出现在服药后 30 分钟，较长者可达 1～2 个月，通常比较轻微，可自行消退，与患者的皮疹表现不符，结合皮肤活检病理，用抗结核药物无法解释皮疹的表现。

治疗上，糖皮质激素对强直性脊柱炎和 Cogan 综合征均有效，是基础治疗药物。因考虑到糖皮质激素可能导致活动性结核病情加重，故经四联抗结核治疗 3 个月后，调整方案为"甲强龙 40mg 1 次／日＋异烟肼＋利福平"，激素逐渐减量至停用，未增加免疫抑制药物。随访至今，病情获得明显缓解，体重回升，炎症指标恢复正常。

Cogan 综合征又称间质性角膜炎－眩晕－感音神经性耳聋综合征，是一种罕见的以非梅毒性间质性角膜炎、一侧或双侧快速进展的感音神经性聋、双侧前庭功能损害及系统性血管炎为主要特征的综合征。Cogan 综合征可发生于任何年龄段，是一种罕见的疾病，公开报道的病例总共约 300 例，其病因及发病机制仍不明确，包括自身免疫学说、感染学说、血管炎学说及遗传学说。临床表现主要为前庭症状、眼部症状及系统性血管炎相关表现。全身症状包括发热、体重减轻、系统性血管炎相关症状。系统性血管炎包括大动脉炎、中小动脉炎，可引起血管栓塞、狭窄和出血，从而引起全身各系统疾病。部分患者可出现骨骼及关节疼痛，如踝关节、骶髂关节及手部小关节炎，复发性多软骨炎和脊柱炎、类风湿关节炎等。该患者骶髂关节炎也有可能是 Cogan 综合征的全身表现之一。

Cogan 综合征的治疗药物包括糖皮质激素、免疫抑制剂（如甲氨蝶呤、环孢素、硫唑嘌呤、环磷酰胺、麦考酚酸吗乙酯），生物制剂如 TNF-α 拮抗剂（如依那西普、英夫利西单抗）也可用于本病的治疗。

Cogan 综合征的早期诊断及治疗对减少致残及不可逆损伤具有重大意义，但因为此病的发病率低，临床医生对此病较为陌生，早期诊断及治疗存在困难，往往可能因误诊而错失最佳治疗时机。

## 四、体会

在临床诊疗过程中，患者的多个症状和（或）体征，都尽可能用一个疾病来解释，即"一元论"，尽可能做到"因病施治"，而不仅仅是简单的"对症治疗"。但是，当疾病确实比较复杂时，也不能"唯一元论"，而漏诊其他疾病。本病例患者"颈部淋巴结结核、肠结核、强直性脊柱炎"诊断明确，而 Cogan 综合征是新出现的情况，在诊断方面难以用"一元论"来解释，此时，需要重新梳理临床症状和体征，整体考虑，综合决策。

（刘益娟　林艺娟　王承党）

# 参考文献

[1] 毛秋月，杨涛，彭安全，等.Cogan 综合征诊治的研究进展 [J]. 中华耳科杂志，2023，21（1）：115-120.

[2]Espinoza GM，Wheeler J，Temprano KK，et al.Cogan's syndrome：Clinical presentations and update on treatment[J].Curr Allergy Asthma Rep，2020，20（9）：46.

[3]Wu ZM，Zhang SZ，Ren LL.Current trend of clinical application of vestibular evoked myogenic potentials[J].Chinese Journal of Otology，2019，17（06）：14-19.

[4]Hidalgo TA，AJG González，Castaeda S，et al.Cogan syndrome：descriptive analysis and clinical experience of 7 cases diagnosed and treated in two third level hospitals[J].Reumatol Clin（Engl Ed），2021，17（6）：318-321.

[5]Little LM，Randleman JB.Cogan syndrome masquerading as corneal ectasia[J].Am J Ophthalmol Case Rep，2021，24：101215.

[6]Morinaka S，Takano Y，Tsuboi H，et al.Familial HLA-B*52 vas-culitis：maternal，atypical cogan's syndrome with takayasu arteri-tis-mimicking aortitis and filial takayasu arteritis[J].Intern Med，2020，59（15）：1899-1904.

[7]Mora P，Calzetti G，Ghirardini S，et al.Cogan's syndrome：state of the art of systemic immunosuppressive treatment in adult and pediatric patients[J].Autoimmunity reviews，2017，16（4）：385-390.

[8]Padoan R，Cazzador D，Pendolino AL，et al.Cogan's syndrome：new therapeutic approaches in the biological era[J].Expert Opin Biol Ther，2019，19（7/12）：781-788.

# 病例 20　发热、便血、肠溃疡

## 一、病历摘要

### （一）基本资料

患者男性，44 岁，因"反复发热半月余，便血 1 天"于 2017 年 8 月 25 日收住我科。

现病史：患者半月余前无明显诱因出现畏冷、寒战、发热，最高体温 39℃，伴恶心、食欲减退、全身乏力，大便每日 1 次，正常，无血便等，多次当地医院对症、退热处理，体温常达 39℃，呈"稽留热"。1 天前无明显诱因大便次数增多，每日 4～6 次，呈黑色糊状便，带有暗红色血块，总量 50～100 mL，感头晕、乏力、口干，无晕厥。我院急诊科查血常规："WBC 5.87×10$^9$/L，N% 71.8%，LY% 18.2%，EOS% 0.2%，HGB 120 g/L，PLT 144×10$^9$/L"；全腹 CT 平扫提示"回肠末段 - 升结肠起始段肠壁增厚"。拟"下消化道出血原因待查"收住院。病程中无腹痛、腹胀、恶心、呕吐，无咳嗽、咳痰、胸痛、心悸，无眼黄、尿黄、皮肤黄，无尿频、尿急、尿痛等。

食欲较差，食量减少约 2/3，精神状态较差、萎靡，睡眠欠差，小便正常，近半个月体重下降约 4 kg。

其他病史：平素健康，大便每日 1 次，正常。发病前无不洁饮食史；否认急性阑尾炎等病史。机会性饮酒，无吸烟。已婚，育 1 男 1 女，配偶及子女均体健，无冶游史和疫区旅游史。家族史无特殊。

### （二）体格检查

体温 38.2℃、脉搏 105 次/分，呼吸 20 次/分，血压 126/87 mmHg，BMI 21.4。神志清楚，神情萎靡、对答切题。全身皮肤未见皮疹、出血点、焦痂等。左锁骨上等处浅表淋巴结未触及。结膜无充血水肿，巩膜无黄染。口腔黏膜无溃疡和白苔，扁桃体不大，未见脓点。双肺呼吸音清，未闻及干湿性啰音。心率 105 次/分，心脏各瓣膜区未闻及杂音。腹平坦，腹软，全腹无压痛、反跳痛，墨菲征阴性，肝脾未触及，肝肾区无叩击痛，移动性浊音阴性，肠鸣音 3 次/分。肛门指诊无异常，指套染黑色粪渣。双下肢无水肿。颈抵抗阴性，双侧病理征阴性。

### （三）辅助检查

血常规：WBC 5.5×10$^9$/L，N% 74.5%，Lym% 18.2%，EOS% 0.1%，EOS 0.0×10$^9$/L，HGB 104 g/L，PLT 135×10$^9$/L。尿常规正常。粪便检查正常，粪隐血试验阳性；

粪便培养、阿米巴、艰难梭菌检测等均阴性。CRP 78.26 mg/L，PCT 0.37 ng/mL，ESR 36 mm/h。血液生化指标：ALB 30.2 g/L，ALT 89 U/L，AST 88 U/L，Cr 74 μmol/L，UREA 3.7 mmol/L，TCHOL 3.03 mmol/L，TG 2.04 mmol/L，低密度脂蛋白胆固醇 1.78 mmol/L，高密度脂蛋白胆固醇 0.43 mmol/L，Ca 1.93 mmol/L，K 4.19 mmol/L。糖化血红蛋白 5.2%。甲状腺功能、肿瘤指标（CEA、AFP、CA199、CA125）均正常；甲肝和戊肝标志物阴性；肥达氏反应阴性。

　　胸部 CT 平扫：右肺中叶支气管扩张伴感染，双肺下叶炎症，左侧胸腔少量积液；双侧胸膜增厚，心包少量积液。

　　全腹 CT 平扫：回肠末段－升结肠起始段肠壁增厚；盆腔积液。

　　小肠 CT 平扫＋增强：回肠末段肠壁增厚（约 0.6 cm），黏膜面凹凸不平，可见浅溃疡；脾大约 10 个肋单元（病例 20 图 1）。

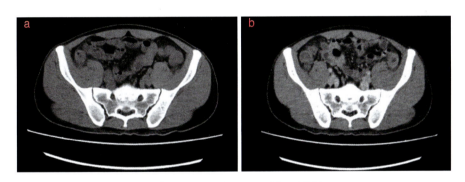

**病例 20 图 1　小肠 CT 平扫＋增强**

回肠末段肠壁增厚，黏膜面凹凸不平，可见浅溃疡。

## 二、诊疗经过

### （一）诊断

1. 发热、便血原因待查：感染性疾病可能性大
2. 右肺中叶支气管扩张伴感染

### （二）治疗及转归

　　经患者参与的多学科讨论认为：男性患者病程短，起病急，以发热为首发表现，2 周后出现便血，心包、胸腔、盆腔多浆膜腔积液，外周血嗜酸性粒细胞数量减少，结合腹部 CT 表现，考虑感染性疾病（伤寒可能性大），拟治疗方案如下：①一般治疗：补液和营养支持治疗，鼓励少量易消化、少渣或无渣的流质或半流饮食；②药物治疗：莫西沙星抗感染，多烯磷脂酰胆碱和复方甘草酸苷保肝治疗；③查找原发

病因：血液等病原学检查，择期内镜检查。

治疗1周后体温恢复正常，食欲和睡眠均改善，无便血，大便每日1次，黄色，基本成形。复查粪便隐血阴性；WBC 3.96×10⁹/L，N% 49.5%、EOS% 2.5%、EOS 0.10×10⁹/L，HGB 88 g/L，HCT 0.255 L/L，PLT 400×10⁹/L；ALT 69 U/L、AST 正常、γ-GGT 158 U/L；CRP 正常。电子结肠镜检查：回肠末端、回盲瓣、升结肠见多发类圆形溃疡，被黄白苔，周边见红晕，病变之间见正常黏膜（病例20图2）。

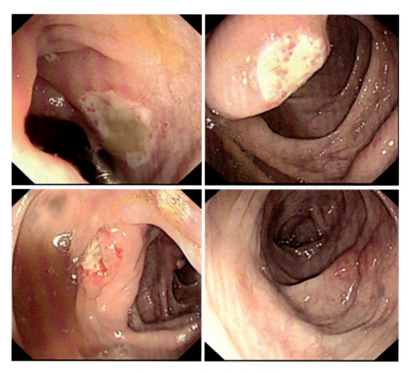

**病例20图2　电子结肠镜检查**
回肠末端、回盲瓣、升结肠多发类圆形溃疡。

肠镜活检组织病理学：回肠末段黏膜慢性炎伴灶区糜烂、溃疡形成，部分腺体萎缩，分泌减少，可见隐窝炎及隐窝周围活动性炎症；回盲瓣黏膜慢性炎症伴灶区腺体呈分枝状排列及小灶炎性渗出；升结肠黏膜慢性炎症伴炎性肉芽组织形成（病例20图3）。

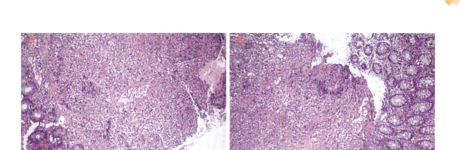

**病例 20 图 3　肠镜活检组织病理学**

黏膜慢性炎症，局灶腺体萎缩。

血培养结果回报：甲型副伤寒沙门菌生长，药敏试验：头孢及青霉素类药物敏感，左氧氟沙星中度敏感。

出院后无不适，大便正常。1 年后复查电子结肠镜：回肠末端、大肠黏膜未见异常（病例 20 图 4）。

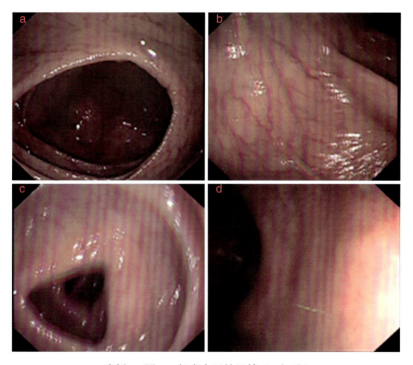

**病例 20 图 4　复查电子结肠镜（1 年后）**

回肠末端、大肠黏膜未见异常。

最后诊断：①甲型副伤寒沙门菌败血症，并：肠副伤寒、下消化道出血，感染中毒性肝损害、多浆膜腔积液（心包、左侧胸腔、盆腔）；②右肺中叶支气管扩张伴感染。

### 三、病例讨论

本病例特点：中年男性，亚急性病程，主要表现为反复高热、食欲下降、萎靡，2 周后出现下消化道出血，同时有外周血中嗜酸性粒细胞减少，CT 提示多浆膜腔（心包、左胸腔、盆腔）积液，初步诊断"感染性疾病（伤寒可能性大）"的难度并不大，最后电子结肠镜、血培养和治疗结果支持诊断。近年来，伤寒的发病率降低，临床表现不典型，医生的警惕性降低，会导致误诊和漏诊。本病例没有腹痛、皮疹、相对缓脉、肥达氏反应阴性（发病 2 周后，属于窗口期），均非伤寒典型表现。本病需要与各类感染性疾病、风湿性疾病、其他原因的肠道溃疡性疾病相鉴别。

伤寒和副伤寒统称为肠伤寒，约 20% 的肠伤寒病例为副伤寒。副伤寒是由副伤寒沙门菌甲、乙、丙感染引起的急性肠道传染病，最常累及的部位是末端回肠，依次是回盲瓣、升结肠、横结肠，左半结肠多可豁免，可以累及全身组织和器官，甚至引起多脏器功能障碍。在食用被污染的食物或水后有可能引起感染，副伤寒的潜伏期较伤寒短，一般为 8～10 天，有时可短至 3 天。该病在全国各地均可发生，常年散发，以夏秋季多见。发病以儿童、青壮年较多。典型临床表现是持续高热、相对脉缓、特征性中毒症状、脾大、玫瑰疹与嗜酸性粒细胞减少。发病初期可仅表现持续高热，热型多为稽留热，少数呈弛张热或不规则热，也可先有急性胃肠炎症状（如腹痛、呕吐、腹泻等），2～3 天胃肠道症状减轻，继而出现体温升高。部分患者可出现肠出血、肠穿孔、中毒性肝炎、中毒性心肌炎等并发症，若诊断延误或治疗不当，严重时可危及生命。

本病的首选治疗药物是喹诺酮类抗生素和第三代头孢类抗生素，如左氧氟沙星、莫西沙星、头孢曲松等，同时注意补充水分和电解质，及时处理并发症。

本病及时诊断、有效治疗，其预后良好，极少数大出血、肠穿孔、多脏器功能障碍者，可能危及生命。

### 四、体会

副伤寒是一种急性消化道传染病，临床上以持续高热、相对脉缓、特征性中毒症状、脾大、玫瑰疹、白细胞减少、嗜酸性粒细胞减少或消失等为特征。①反复发热、回结肠多发溃疡者，应将肠伤寒列入鉴别诊断范畴；②肥达试验对诊断有一定帮助，但需注意窗口期及试剂敏感性的影响，血培养或骨髓培养可以提供病原学证据。

（林燕君　陈金通　王承党）

# 参考文献

[1]Garrett D，Longley A，Aiemjoy K，et al.Incidence of typhoid and paratyphoid fever in bangladesh，Nepal，and pakistan：Results of the surveillance for enteric fever in asia project[J].SSRN Electron J，2021.

[2]Stanaway JD，Parisi A，Sarkar K，et al.The global burden of non-typhoidal salmonella invasive disease：a systematic analysis for the global burden of disease study 2017[J].Lancet Infect Dis，2019.

[3]Saha S，Islam MS，Sajib MSI，et al.Epidemiology of typhoid and paratyphoid：Implications for vaccine policy[J].Clin Infect Dis，2019，68：S117-S123.

[4]Hui Wang，Xiao-Lin Dong，Xiao-Ming Yu，et al.Successful endoscopic hemoclipping of massive lower gastrointestinal bleeding from paratyphoid A fever[J].World J Gastroenterol，2015，21（3）：1040-1043.

[5]Crump JA，Mintz ED.Global trends in typhoid and paratyphoid Fever[J].Clin Infect Dis，2010，50：241-246.

[6]Lee JH，Kim JJ，Jung JH，et al.Colonoscopic manifestations of typhoid fever with lower gastrointestinal bleeding[J].Dig Liver Dis，2004，36（2）：141-146.

# 病例 21　慢性排便困难、间歇性便血

## 一、病历摘要

### （一）基本资料

患者男性，43岁，因"反复排便困难10年余，间歇性血便5年，加重1个月余"于2022年5月收住我科。

现病史：患者10年余前无明显诱因出现排便困难，表现为排便费力，需用手辅助排便，排出块状或羊粪样大便，每日1～2次，无血便，无里急后重、腹痛、腹胀等，未重视未诊治。5年余前出现排便次数较前增加，每日2～3次，仍感排便费力，需用手指刺激肛门辅助排出块状粪便，粪便表面附有黏液及少量红色血液，排便前感下腹部闷痛，排便后好转，自行服药（具体不详）无明显好转。3年前就诊当地县级医院，考虑"溃疡性结肠炎"，予"美沙拉嗪"等药物治疗3个月后，症状无缓解而自行停药。1年前出现排血便，量少，色鲜红，约每月1次，当地县级医院查电子结肠镜提示"直肠中下段多发溃疡"，直肠活检组织病理学提示"直肠黏膜浅表慢性炎（中度活动性），部分区肉芽组织增生伴糜烂、坏死，腺上皮低级别上皮内瘤变，小灶状区腺上皮高级别上皮内瘤变"。药物治疗后（具体不详）仍间断排血便，量少，伴有下腹闷痛不适。1个月余前排便次数增加，每日4～5次，每日首次排便时仍感费力，无法自行排出，需手法辅助，后几次排便量少，多为黏液血，伴有明显排便不尽感，遂住院检查。病程中无恶心、呕吐、呕血，无食欲减退、乏力、黄疸，无咳嗽、咳痰、咯血，无口腔溃疡、皮疹、关节肿痛。发病以来食欲正常，精神一般，睡眠尚好；小便正常；近3个月体重减轻3kg。

其他病史：8年前"痔疮手术"。吸烟20年，每日20支，未戒烟；否认饮酒史；否认不良性生活史。家族史无特殊。

### （二）体格检查

体温36.7℃，脉搏83次/分，呼吸19次/分，血压112/73 mmHg。神志清楚，皮肤黏膜未见明显异常。浅表淋巴结未触及肿大。双肺呼吸音清，未闻及干湿性啰音。心律齐，各心脏瓣膜听诊区未闻及杂音。腹平坦，未见腹壁静脉曲张，腹软，脐周轻压痛，无反跳痛、肌紧张。肛门指诊：肛周无病变，肛缘无肿物，肛门括约肌紧张度适中，距肛缘6 cm截石位2～4点处可触及可疑肿物，质地稍软，活动度好，指套退出无染血。双下肢无水肿。病理征阴性。

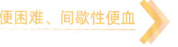

### （三）辅助检查

血常规、尿常规正常。粪便常规：少量红细胞、白细胞阴性，隐血阳性；粪便阿米巴、粪便钙卫蛋白、粪便细菌培养、粪便艰难梭菌毒素和抗原均阴性。血液生化检查未见异常。CRP、血沉、降钙素原、凝血全套及 D-D 均正常；CEA、CA125、CA199、AFP 正常；抗核抗体、抗双链 DNA、抗中性粒细胞抗体均阴性；结核感染 T 细胞、结核抗体均阴性。HIV、梅毒、乙肝、丙肝相关标志物均阴性。

胸部 CT 平扫未见明显异常。全腹部 CT 平扫＋增强：直肠周围见致密影，考虑术后改变。直肠磁共振平扫＋增强：距肛门口 6 cm 处直肠偏侧性增厚，较厚处约 1.2 cm，增强后可见明显强化；盆腔多发小淋巴结；近肛门口可见直肠环形低信号影，考虑直肠术后改变（病例 21 图 1）。

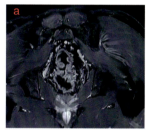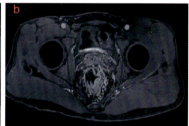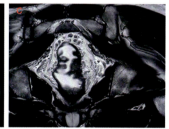

**病例 21 图 1　直肠磁共振平扫＋增强**

直肠偏侧性增厚，明显强化（a：$T_1WI$ 沿病变长轴冠状位；b：$T_1WI$ 沿病变长轴横断位；c：$T_2WI$ 沿病变长轴冠状位）。

电子结肠镜：距肛约 3 cm 左右见白色瘢痕；距肛 5～10 cm 见条片状溃疡，覆白苔，周边黏膜稍充血（病例 21 图 2 a、病例 21 图 2 b）；回肠末段和其余大肠黏膜未见明显异常。电子超声肠镜：直肠局部黏膜层增厚，局部厚约 4.5 mm，局部黏膜及黏膜下层境界欠清（病例 21 图 2 c）。经直肠三维彩超：距肛缘 5～8 cm 黏膜层及黏膜下层明显增厚，直肠黏膜脱垂，直肠周围探及多发肿大淋巴结，会阴体过度活动（病例 21 图 2 d）。

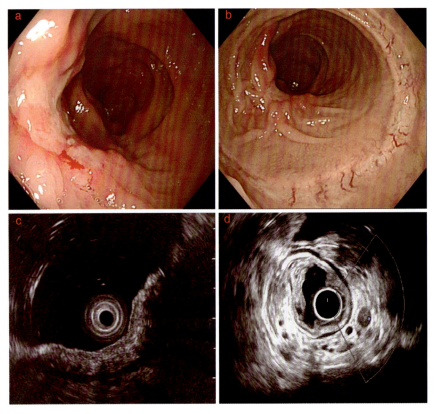

**病例 21 图 2　电子结肠镜、超声内镜、经直肠三维彩超**

直肠片状溃疡（a），直肠白色瘢痕（b），直肠黏膜层增厚（c，超声内镜）；直肠黏膜层及黏膜下层明显增厚（d，经直肠超声）。

直肠活检组织病理学：黏膜肌层肥厚，延伸进入黏膜层，占据整个固有层；黏膜隐窝减少、分支扭曲、隐窝分泌减少，小灶腺上皮非典型增生（病例 21 图 3）。

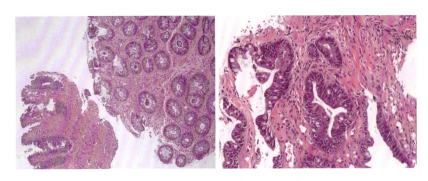

**病例 21 图 3　直肠活检组织病理学**

黏膜肌层肥厚，延伸进入黏膜层，占据整个固有层。

经直肠排粪造影：力排时会阴下降，直肠中远端后壁距肛门内口约 10 cm 处见"锯齿征"，直肠远端局段见粗大紊乱的可滑动黏膜，力排终末该黏膜丛深入肛管内。

## 二、诊疗经过

### （一）诊断

1. 慢性便秘
2. 孤立性直肠溃疡综合征：直肠黏膜脱垂，直肠黏膜套叠

### （二）治疗及转归

经患者参与的多学科会诊，拟定如下诊疗方案：①改变生活方式：多进食高膳食纤维食物、多饮水，适当运动；②患者教育：解释排便不尽感的原因，减少患者过度焦虑，纠正排便习惯和体位，每次排便时间尽量小于 5 分钟，避免排便过度用力；③药物治疗：乳果糖＋小麦麸颗粒促进排便，双歧杆菌三联活菌调节肠道菌群治疗，短期使用角菜酸酯栓缓解肛门不适症状。经过上述治疗后患者排便不尽感逐渐改善，每日排 1～2 次，软便，下腹闷痛消失。1 年后复查肠镜可直肠瘢痕样改变，未见溃疡、糜烂等。

## 三、病例讨论

本病例特点：中年男性，长期排便困难，伴有排便过度用力，排便时间延长，随着时间延长，出现明显排便不尽感和黏液血便。肠镜下见孤立性直肠溃疡，病理提示黏膜肌层明显增厚，延伸进入黏膜层。直肠磁共振提示直肠黏膜明显增厚伴强化，经直肠超声提示直肠黏膜增厚，会阴体过度活动，结合排粪造影见可滑动的直肠黏膜，患者最终考虑为直肠黏膜脱垂导致的孤立性直肠溃疡综合征。

孤立性直肠溃疡综合征是一种少见的慢性直肠良性疾病，年发病率约为 1/10 万，好发年龄在 30～40 岁。孤立性直肠溃疡综合征的病因和发病机制尚未完全明确，目前得到较多认可的是与直接创伤和直肠缺血有关。孤立性直肠溃疡综合征的常见病因包括直肠内套叠、脱垂，骨盆底肌肉矛盾性收缩，便秘、手指辅助排便、肛交等造成的损伤，射线和麦角胺栓剂的使用。孤立性直肠溃疡综合征的临床表现主要包括排便困难、黏液血便、血便、里急后重感、肛门坠胀感等。孤立性直肠溃疡综合征根据病变不同程度，在内镜下表现不尽相同，典型的孤立性直肠溃疡综合征表现为单发的浅表溃疡，直径范围为 0.5～4 cm，可覆有白苔或黄白苔，边缘干净，周围黏膜充血水肿，病变通常位于直肠的前壁或前外侧壁，以直肠褶皱为中心，距肛门 5～10 cm。少部分患者可表现为单纯的非溃疡性充血红斑，甚至表现为直肠息肉样隆起性病变。本病例中，该患者初期被认为是溃疡性直肠炎，

但是溃疡性直肠炎的病变往往具有弥漫性、浅表性、连续性等特点，显然该患者的内镜特征与之不符合。典型的孤立性直肠溃疡综合征的组织病理学改变可见黏膜肌层增生肥厚，平滑肌细胞向固有层生长，固有层内见纤维肌束显著增生，隐窝之间黏膜肌上抬外展。另外黏膜表面可见糜烂或溃疡形成，可伴有腺体变形、增生反应，少部分可出现不典型增生。在本病例中，该患者的外院病理提示腺体变形，伴有轻度上皮内瘤变，甚至小灶性高级别上皮内瘤变，因此被疑诊为直肠恶性病变可能，经过本院进一步复查内镜病理见到典型的孤立性直肠溃疡综合征病理特征，最终得到确诊。直肠排粪造影可显示孤立性直肠溃疡综合征患者直肠排空时间延长或排空不完全，可动态观察到直肠肠套叠、直肠壁或直肠黏膜脱垂、直肠膨出等。经直肠超声或超声内镜检查可以观察肠壁各层情况，较好地显示黏膜下层增厚。除了与溃疡性直肠炎和直肠癌鉴别外，还应当与放射性直肠炎、直肠损伤等鉴别，因此，我们在接诊该类患者时候，应注意询问相关的病史信息。

孤立性直肠溃疡综合征治疗的目的是消除或者改善症状，主要取决于症状的严重程度和是否存在直肠脱垂。孤立性直肠溃疡综合征常用的治疗方法包括一般治疗、药物治疗、局部治疗和手术治疗。首先应当对其进行健康教育，帮助建立良好的排便习惯，如用正确姿势排便；如把脚趾前端放在地面上，上半身轻轻前倾，使用腹肌和膈肌，尽量缩短每次排便时间，控制在 5 分钟以内；避免过度用力排便或手指插入肛门内。对于便秘患者，建议高膳食纤维饮食，适当加用容积性缓泻剂；对于里急后重感明显的患者可短期使用激素或美沙拉嗪局部灌肠治疗。若患者一般治疗和药物治疗后症状无改善，可行生物反馈疗法。对于上述治疗仍症状严重者，可考虑外科手术治疗。

## 四、体会

1. 孤立性直肠溃疡综合征是直肠溃疡的少见病因，临床上遇到孤立性直肠溃疡的患者，需要详细询问病史，包括排便的时间、排便习惯、是否有不当性交史、放疗史等；诊断依赖于准确详尽的病史采集、内镜及病理检查，同时排除其他引起直肠溃疡的原因。

2. 治疗方面重点在于健康教育，养成良好的排便习惯，便秘的患者加用缓泻剂，少部分患者需要生物反馈及手术治疗。

（严 琪 陆 崇 陈金通 王承党）

# 参考文献

[1] 赵狄，刘艳迪.结肠镜下单纯性直肠溃疡的临床特征分析 [J].中国中西医结合外科杂志，2022，28（6）：869-872.

[2] Michalopoulos G, Karmiris K.When disease extent is not always a key parameter：management of refractory ulcerative proctitis[J].Curr Res Pharmacol Drug Discov, 2022, 3：100071.

[3] 李冬琳，管仲安.孤立性直肠溃疡综合征的研究进展 [J].世界最新医学信息文摘，2021，21（53）：104-105，111.

[4] Rizza S, Mistrangelo M, Ribaldone DG, et al.Proctitis：a glance beyond inflammatory bowel diseases[J].Minerva Gastroenterol Dietol, 2020, 66（3）：252-266.

[5] Anahita Sadeghi, Mohammad Biglari, Mojgan Forootan, et al.Solitary rectal ulcer syndrome：A narrative review[J].Middle East journal of digestive diseases, 2019, 11（3）：129-134.

[6] Forootan M, Shekarchizadeh M, Farmanara H, et al.Biofeedback efficacy to improve clinical symptoms and endoscopic signs of solitary rectal ulcer syndrome[J].European journal of translational myology, 2018, 28（1）：7327.

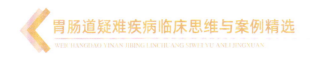

# 病例 22　反复口腔溃疡、胸痛

## 一、病历摘要

### （一）基本资料

患者男性，38 岁，因"反复口腔溃疡 20 年余，胸骨后疼痛 3 个月"于 2022 年 1 月 17 日收住我科。

现病史：患者 20 多年前开始反复口腔黏膜溃疡，有时每月发作 1～2 次，或者每年发作 2～3 次，伴疼痛，可自行愈合，或者服用"匹多莫德、维生素 B₂"后愈合，未诊治。3 个月前开始无明显诱因胸骨后闷痛，呈持续性，进食、饮水时明显，无向他处放射，与体位、活动无关。当地医院查电子胃镜提示"食管多发溃疡（直径约 5 cm）"，活检黏膜组织病理学提示"（距门齿 28 cm 之食管）鳞状上皮轻度增生，间质中量急慢性炎症细胞浸润，局灶黏膜糜烂"，予"泮托拉唑、胃铋镁颗粒"等治疗，症状无明显改善。6 天前开始胸骨后闷痛较前加重，并放射至背部，本院复查胃镜提示"食管多发溃疡（直径约 8 mm）"；活检黏膜病理学提示"食管黏膜慢性炎症（活动期）伴淋巴组织增生"。病程中无反酸、嗳气，无腹痛、腹胀、腹泻、黑便，无关节痛、肛门周围病变等；食欲正常，精神状态好，睡眠尚可；大便每日 1 次，正常；小便正常，无消瘦。

其他病史：无急性阑尾炎等病史。无烟酒嗜好。已婚，育 1 女，配偶及女儿均体健，否认冶游史。家族史无特殊。

### （二）体格检查

体温 36.3℃、脉搏 81 次/分，呼吸 19 次/分，血压 134/94 mmHg，BMI 19.2。神志清楚，皮肤巩膜无黄染，皮肤针刺试验阴性。左锁骨上淋巴结未触及，双肺呼吸音清，未闻及干湿性啰音。心率 81 次/分，心脏各瓣膜区未闻及杂音。腹平坦，腹软，全腹无压痛、反跳痛，肝脾未触及，肝肾区无叩击痛，墨菲征阴性，移动性浊音阴性，肠鸣音 3 次/分。肛门指诊：肛缘无肿物，肛门括约肌紧张度适中，直肠壁光滑，未触及肿物，指套退出无染血。阴茎尿道口旁 3 点钟方向见一直径约 0.6 cm 浅小溃疡，少苔，界清，伴触痛，余外生殖器无异常。双下肢无水肿。病理征阴性；眼科会诊检查未见明显异常。

### （三）辅助检查

血常规：WBC 4.98×10⁹/L，N% 48.6%，MCHC 28.9 pg/L，MCV 84 fL，HGB 156 g/L，PLT 212×10⁹/L。尿常规正常。粪便常规正常，粪隐血阳性。CRP、ESR

正常。血液生化指标：ALB　44 g/L，ALT　38 U/L，AST　19 U/L，CREA　92 μmol/L，UREA　4.14 mmol/L，TCHOL　3.9 mmol/L、TG　1.22 mmol/L、LDL-C　2.8 mmol/L、HDL 0.77 mmol/L，Ca　2.33 mmol/L，K　4.25 mmol/L。CEA、AFP CA199、TPSA、FPSA 均正常；IgG4、IgE、C3、C4 正常，ANA、ANA 谱、ANCA、dsDNA 均阴性。结核分枝杆菌抗体阴性、TB.T-SPOT 阴性；EB 病毒感染相关抗体：EBVCA 抗体 IgG　324.0 U/mL，EBVNA 抗体 IgG　418.0 U/mL。CMV-DNA 正常；EBV-DNA　1.36 E ＋ 03 Copies/mL。

心脏彩超正常。胸部 CT 平扫：右肺上叶微结节，考虑良性结节。

小肠 CT 平扫＋增强：回肠末端肠壁可疑增厚、强化（病例 22 图 1）。

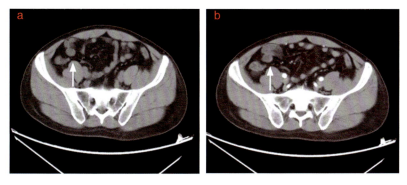

**病例 22 图 1　小肠 CT 平扫＋增强**

回肠末端肠壁可疑增厚、强化。

电子胃十二指肠镜检查：距门齿约 30 cm 处见 2 处溃疡，类椭圆形，表面覆白苔，稍粗糙，界限清楚，直径约 8 mm（病例 22 图 2）。

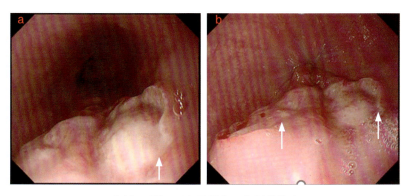

**病例 22 图 2　电子胃十二指肠镜检查**

食管多发溃疡。

食管活检组织病理学：鳞状上皮增生，黏膜下间质多量中性粒细胞及淋巴细胞浸润，嗜酸性细胞计数 0 ~ 1 个 /HPF（病例 22 图 3）。

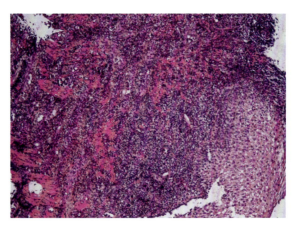

**病例 22 图 3　食管活检组织病理学**

食管黏膜鳞状上皮增生，黏膜下间质多量中性粒细胞及淋巴细胞浸润。

## 二、诊疗经过

### （一）诊断

口腔、食管、阴茎溃疡：贝赫切特病

### （二）治疗及转归

经患者参与的多学科讨论，拟治疗方案如下：①一般治疗：保持口腔卫生，少进食过硬或温度过高的食物，避免进食刺激性食物，以保护口腔黏膜；②药物治疗：甲泼尼龙 40 mg 1 次 / 日抗炎、沙利度胺 25 mg 2 次 / 日调节免疫，营养支持治疗等。

3 天后胸骨后疼痛消失，出院后激素逐渐减量，每 2 周甲泼尼松片减 1 片（4 mg），半年后停用，沙利度胺继续口服，未再发口腔溃疡、生殖器溃疡、胸痛等。治疗后 6 个月复查电子胃十二指肠镜：食管等未见明显异常。

## 三、病例讨论

本病例特点：中年男性，慢性起病，主要表现反复口腔溃疡、胸骨后疼痛（食管多发溃疡）、外阴部溃疡等，临床诊断贝赫切特病，经过治疗后获得良好的临床效果。本病需与食管癌、嗜酸性粒细胞食管炎、反流性食管炎、德戈斯综合征（Degos综合征）相鉴别。

贝赫切特病（behcet's disease，BD）是一种病因不明的系统性、血管性炎症性疾病，也称白塞病，在 1937 年首次被 Behcet 报道故命名，其病因和发病机制尚不完全明确，与 HLA-B51 亚型有一定关联性，存在一定的遗传易感性。BD 的基本病理学改变是血管炎，早期为白细胞破碎性血管炎或中性粒细胞性血管炎，晚期多为淋巴细胞性血管周围炎，全身血管均可累及，以小血管和小静脉为主，也可发生大动脉炎和静脉血栓。

BD 的发病年龄多为 15～50 岁，中位发病年龄 34 岁，男女发病率相似。典型临床表现主要是复发性的口腔溃疡、生殖器口疮性溃疡及葡萄膜炎三联征，也可累及皮肤、关节、消化道、神经系统、肾脏等组织和器官，引起相应的临床表现。BD 累及消化道的发生率为 4%～38%，其中，回盲部是最常见的受累部位，食管次之。当 BD 累及消化道时，可表现为腹痛、腹泻、吞咽困难、胸痛等，严重时可导致消化道出血、肠梗阻、肠穿孔。BD 的食管病变无特异性症状，主要有吞咽困难、胸痛、反酸等；BD 食管损伤的内镜表现也缺乏特异性，可表现食管多发糜烂、弥漫性食管炎等，相对典型的表现是食管孤立性或者多发性溃疡，深浅不一，深者可呈穿凿样溃疡，边界比较清楚，被相对清洁的白苔，各段食管均可发生，这与反流性食管炎的溃疡不同；反复发作者可出现食管狭窄等。内镜活检组织往往取材比较浅、组织比较小，难以获得典型的 BD 病理学证据。在本病例中，该患者出现食管 2 处界限清楚的溃疡，结合其反复口腔溃疡及外阴溃疡，临床诊断为 BD。

国际上 BD 诊断标准为：复发性口腔溃疡，每年至少发作 3 次，同时存在以下 4 项中的 2 项即可诊断：①复发性生殖器溃疡；②眼部损害（葡萄膜炎、玻璃体病变或视网膜血管炎）；③皮肤损害（结节性红斑、假性毛囊炎、丘疹脓疱样损害或未接受糖皮质激素治疗者青春期后出现痤疮样结节）；④针刺反应阳性。国际新的 BD 诊断（分类）标准，采用的是积分的方法，得分 ≥ 4 分提示诊断 BD，具体如下：眼部损坏 2 分、生殖器溃疡 2 分、口腔溃疡 2 分、皮肤损害 1 分、神经系统表现 1 分、血管表现 1 分、针刺试验阳性 1 分（针刺试验是非必需的，但如果进行了针刺试验，且结果为阳性，则计 1 分）。

根据中华医学会风湿病学分会《白塞病综合征诊疗规范》指南，BD 的治疗药物有：柳氮磺吡啶、糖皮质激素、硫唑嘌呤、甲氨蝶呤、他克莫司、英夫利西单抗、阿达木单抗等。根据预后因素、疾病活动度、严重程度等进行优化治疗。食管 BD 患者，特别是食管下段溃疡患者，可能会受到反流的胃酸的影响，可酌情使用质子泵抑制剂治疗，黏膜保护剂的使用目前缺乏有效证据。在本病例中，患者接受激素及沙利度胺治疗后症状得到明显缓解，在激素逐渐减停后单用沙利度胺维持

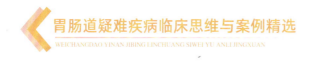
治疗。患者半年后复查胃镜提示食管溃疡已经愈合。

BD 的预后因人而异，其症状通常呈周期性发作和缓解，有的患者可能经历长时间的缓解期，而有的患者则可能频繁发作。不同患者受累的器官和严重程度不同，一些患者可能仅有轻微的症状，而另一些患者则可能出现严重的器官损害。眼部受累是白塞病最严重的并发症之一，可能导致视力下降甚至失明。心血管系统的受累可能导致严重的并发症，如动脉瘤、血栓形成等，这些并发症可能危及生命。中枢神经系统受累可能导致脑膜炎、脑炎等严重疾病，影响患者的生活质量和生存预后。BD 的影响预后因素与受累器官、疾病活动度、治疗应答、合并症、遗传因素以及年龄和性别等有关。心脏、中枢神经系统和胃肠道的受累的患者预后较差。疾病活动期的严重程度和持续时间也会影响预后，频繁和严重的发作可能导致更严重的器官损害。对治疗的应答也影响预后，一些患者对治疗应答良好，则预后相对良好，另一些患者可能难以控制病情。合并感染、其他慢性疾病等合并症可能预后差。某些遗传标志，如 HLA-B5 阳性，可能与疾病的严重程度和预后有关。一些研究表明，年轻发病和男性患者可能有倾向于病情严重和较差的预后。早期诊断和及时治疗对于改善预后至关重要。

## 四、体会

胃肠道 BD 是 BD 的一种特殊形式，从食管到肛门的整个消化道都可能受累，易漏诊和误诊，对于那些"难治性的消化道溃疡"都需要与 BD 相鉴别。需详细询问病史及规范查体，不可遗漏任何临床阳性的症状或体征；内镜检查有助于确定病变的部位和范围，组织病理学通常提示潜在的小静脉血管炎，或者在某些情况下提示非特异性炎症，也需注意是否存在此病可能。

（林燕君　陈金通　王承党）

# 参考文献

[1]Murakami Keita, Arai Junya, Ihara Sozaburo, et al.Upper gastrointestinal involvement of Behçet's disease in japan：endoscopic findings and clinical features[J].J Gastroenterol Hepatol，2024，39（4）：708-715.

[2]Zhang MY, Liu JJ, Liu TT, et al.The efficacy and safety of anti-tumor necrosis factor agents in the treatment of intestinal behcet's disease, a systematic review and meta-analysis[J].J Gastroenterol Hepatol，2022，37（4）：608-619.

[3]Hatemi G, Christensen R, Bang D, et al.2018 update of the EULAR recommendations for the management of Behçet's syndrome[J].Ann Rheum Dis，2018，77（6）：808-818.

[4]Davatchi F, Chams-Davatchi C, Shams H, et al.Behcet's disease：epidemiology, clinical manifestations, and diagnosis[J].Expert Rev Clin Immunol，2017，13（1）：57-65.

[5]Ananthakrishnan AN.Epidemiology and risk factors for IBD[J].Nat Rev Gastroenterol Hepatol，2015，12（4）：205-217.

[6]Saleh Z, Arayssi T.Update on the therapy of Behçet disease[J].Ther Adv Chronic Dis，2014，5（3）：112-134.

[7]Ideguchi Haruko, Suda Akiko, Takeno Mitsuhiro, et al.Gastrointestinal manifestations of Behçet's disease in Japan：a study of 43 patients[J].Rheumatol Int，2014，34（6）：851-856.

[8]Hisamatsu T, Ueno F, Matsumoto T, et al.The 2nd edition of consensus statements for the diagnosis and management of intestinal behçet's disease：Indication of anti-TNFα monoclonal antibodies[J].J Gastroenterol，2014，49（1）：156-162.

# 病例 23　反复肠梗阻、多节段小肠病变、消瘦

## 一、病历摘要

### （一）基本资料

患者男性，60 岁，因"反复腹痛伴排便、排气减少 1 年余，加重 1 个月"于 2023 年 5 月 23 日收住我科。

现病史：患者 2022 年无明显诱因反复脐周阵发性胀痛，向后背处放射，餐后加重，便后缓解，可持续数十分钟至数小时不等，伴肛门排气、排便减少，大便成形，色黄，3～4 天 1 次，食量减少至平素 1/2，常反酸、嗳气，偶有呕吐少量胃内容物。当地诊所"药物治疗"（具体不详）后腹胀痛缓解，可自主排气排便，未再进一步诊疗。2022 年 8 月无明显诱因上述症状再发，性质和程度同前，我院急诊科全腹部 CT 平扫＋增强："单纯性肠梗阻，腹腔少量积液"，诊断"肠梗阻"，予肠外营养支持、奥曲肽抑制消化液分泌、通便等治疗后腹痛好转，可自主排气排便，未再继续检查，腹痛症状仍间歇性发作。2023 年 4 月脐周痛程度加剧，无呕吐，我院门诊全腹部 CT 平扫＋增强："盆腔段小肠管壁增厚，管腔狭窄；肠梗阻"，拟"肠梗阻"收住我科。病程中无发热、畏冷、寒战、呕血、黑便、血便、乏力、盗汗、口腔溃疡、关节痛、肛门周围病变等；4 个月内体重减轻约 15 kg。

其他病史："2 型糖尿病"病史 2 年，使用"门冬胰岛素、西格列他、伏格列波糖"等治疗，血糖未监测。否认急性阑尾炎等病史，无腹腔和盆腔外科手术病史。

### （二）体格检查

体温 36.6℃，脉搏 82 次/分，呼吸 19 次/分，血压 110/76 mmHg。神志清楚，左锁骨上及其他浅表淋巴结未触及。双肺呼吸音清，未闻及干湿性啰音。腹平坦，脐周轻压痛，无反跳痛，余部位无压痛、反跳痛，未扪及包块，肝脾肋下未触及，肠鸣音 2 次/分，移动性浊音阴性；腹股沟处未见疝囊。双下肢无水肿。

### （三）辅助检查

血常规：WBC $4.36 \times 10^9$/L，N $1.86 \times 10^9$/L，N% 42.7%，HGB 142 g/L，PLT $232 \times 10^9$/L。尿常规、粪便常规＋隐血、粪便钙卫蛋白、C-反应蛋白、血沉、凝血全套、血浆 D-D 均正常，粪便阿米巴、粪艰难梭菌抗原和毒素测定、Anti-HIV、Anti-HCV、TRUST、乙肝两对半定量分析均阴性。肝功能、肾功能、血脂、电解质均正常。CA153、甲胎蛋白、CA125、CA199、CEA 正常。总 IgE 测定 173.00 U/mL（正常参考值 0～100 U/mL）；过敏原筛查（吸入物＋食入物）、食物特异性 IgG 抗体正

常。结核感染 T 细胞免疫反应阳性，γ–干扰素实际释放水平（T–N）1.74 U/mL（正常参考值＜0.35 U/mL）；抗结核分枝杆菌抗体正常。EB 病毒感染相关抗体阴性，EB 病毒核酸（EB-DNA）测定 1.57E+03 Copies/mL（正常参考值＜$4.00×10^2$ Copies/mL）。TORCH 抗体测定：Rub-IgG 9.63 AU/mL（正常参考值＜2 AU/mL），CMV-IgG 4.93 AU/mL（正常参考值＜2 AU/mL），HSV 1＋2-IgG 10.30 AU/mL（正常参考值＜2A U/mL）。抗核抗体谱、抗双链 DNA 抗体、抗中性粒细胞胞浆抗体、抗核抗体正常。

麻醉电子胃十二指肠镜：萎缩性胃炎（C-1）伴糜烂、十二指肠球炎。麻醉电子结肠镜：未见明显异常。

全腹部 CT 平扫＋增强：腹腔内见多发小肠肠管扩张，见多发气液平，移行处位于左下腹，局部肠管管壁增厚，管腔狭窄，周围脂肪间隙尚清；腹腔少量积液；肝右叶多发结石或钙化；双肾多发囊肿；心包少量积液（病例 23 图 1）。

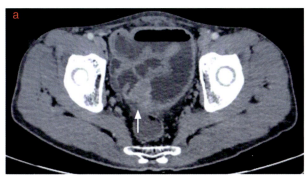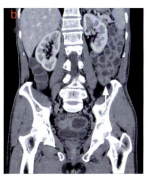

**病例 23 图 1　全腹部 CT 平扫＋增强**

多发小肠肠管扩张、多发气液平，移行处位于左下腹（a），局部肠管管壁增厚，管腔狭窄（b）。

胸部 CT 平扫：双肺上叶及右肺中叶多发小结节灶；双肺含气囊腔；主动脉及冠状动脉硬化；心包少量积液；肝右叶多发结石或钙化。

胃肠道彩超：多段小肠壁增厚，下腹部较长一段回肠肠壁厚约 0.94 cm、回肠狭窄长度约 2.48 cm，狭窄处内径约 0.57 cm，近段肠管扩张内径约 2.89 cm，肠壁血供 Limberg Ⅳ级（病例 23 图 2）。

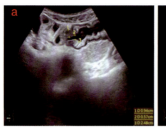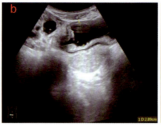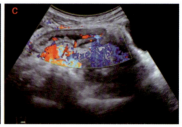

**病例 23 图 2　胃肠道彩超**

下腹部回肠肠壁厚（图 a 黄色 1）、狭窄（图 a 黄色 3），狭窄处内径约 0.57cm（图 a 黄色 2），近端肠管扩张（b），肠壁血供 Limberg Ⅳ级（c）。

小肠＋盆腔磁共振平扫＋增强：左中腹部局部节段空肠、盆腔部分回肠局部管壁不规则增厚，壁厚约 1.5 cm，局部管腔狭窄，信号异常，DWI 呈高信号，增强可见强化，近端小肠肠管稍扩张；扫及肝脏及双肾多发小囊肿；见明确肛瘘征象；扫及右侧腰部软组织及臀肌渗出性病变（病例 23 图 3）。

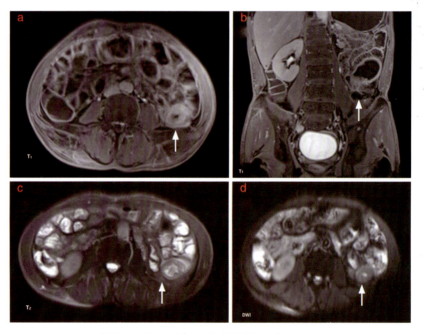

**病例 23 图 3　小肠 + 盆腔磁共振平扫 + 增强**

左中腹部局部空肠、盆腔部分回肠局部管壁不规则增厚、管腔狭窄，近端小肠肠管稍扩张。

## 二、诊疗经过

### （一）诊断

1. 不全性小肠梗阻原因待查：肠道占位性病变可能（如肠道淋巴瘤、小肠癌、小肠间质瘤等）

2. 2 型糖尿病

### （二）治疗及转归

经患者参与的多学科讨论认为：先短期内缓解症状、评估腹部和全身状况，予以解痉、通便、肠外营养支持等治疗，腹胀、腹痛缓解，有自主排气排便；综合考虑患者为老年男性，1 年来反复出现肠梗阻，病灶相对局限，且存在占位病变的可能性大，有外科手术指征、没有禁忌证，手术即可解除小肠梗阻，手术后病理学有助于进一步明确诊断。患者及家属同意外科手术，于 2023 年 6 月 2 日转胃肠外科行腹腔镜手术，术中见：右下腹稍粘连，距回盲部近端约 30 cm 处一肿物，约 3 cm×4 cm，质硬，侵及浆膜层，侵犯肠管整圈，近端肠管扩张，积液积气，肠壁增厚水肿；肝脏及其余肠管未发现明显异常。术中诊断：小肠肿瘤、不完全性肠梗阻。遂行腹腔镜小肠病损切除术＋腹腔镜腹腔淋巴结清扫术＋回肠回肠吻合术。术后病理：回肠隆起型中分化管状腺癌，肿物大小约 3 cm×2.5 cm×1.5 cm，侵及浆膜层，查见脉管内癌栓；回肠 2 个切端未见癌累及；肠周淋巴结（0/22）未见癌转移；IHC：克罗恩病 X2（+）、MLH1（+）、MSH2（+）、MSH6（+）、PMS2（+）、SATB2（+）、P53（+，70%）、HER2（1+）、Ki-67（+，80%）（病例 23 图 4）。术后诊断：小肠恶性肿瘤［中分化管状腺癌 $T_4N_0M_0$，Ⅱb 期］。术后患者恢复好，继续后续治疗。

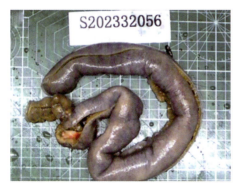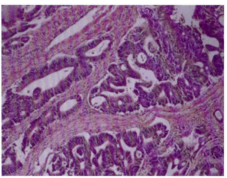

**病例 23 图 4　术后病理**

肉眼所见：（部分回肠）见一隆起型肿物，肿物大小约 3 cm×2.5 cm×1.5 cm，切面灰白，质中，似侵犯肠壁全层。病理所见：（部分回肠）隆起型中分化管状腺癌，肿物大小约 3 cm×2.5 cm×1.5 cm，侵及浆膜层，伴查见脉管内癌栓。

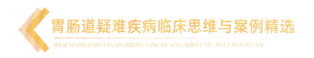

最后诊断：①不全性小肠梗阻：回肠腺癌；②2型糖尿病。

### 三、病例讨论

本病例特点：老年患者，病程1年，反复腹痛、腹胀、肛门排便和排气减少或者无自主排气、呕吐等肠梗阻的表现，伴有明显的消瘦，影像学发现小肠狭窄性病变，外科手术病理学确诊"回肠中分化管状腺癌"。

近年来，小肠疾病的发病率有所上升，如小肠克罗恩病、肠结核、肠道淋巴瘤、小肠间质瘤、憩室炎等。某些系统性疾病、药物性损伤也会累及小肠，给小肠疾病的诊断和鉴别诊断带来一定的难度。小肠的解剖结构特点也给小肠疾病的定位诊断和定性诊断带来不小的挑战。包括小肠镜、胶囊内镜、CTE/MRE、胃肠道超声、PET-CT/磁共振检查等在内的新技术应用给小肠疾病的诊断提供了新手段，但在可及性、检查技术等方面还存在一些不足。本案例虽然小肠MRE提示"左中腹部局部节段空肠、盆腔部分回肠局部管壁不规则增厚"，但胃肠道超声所见"下腹部一段回肠狭窄、近端小肠扩张"，结果与外科手术探查所见更吻合。因此，要更加客观、综合地评价相关检查的特异性、敏感性等。

CT小肠造影可检测出小肠肿瘤的数目，显示黏膜病变、肠壁增厚及肠外转移情况，对病变范围、性质和分期可做出较全面准确的评价，且检查时间短、费用低、空间分辨率高、患者依从性较好，常作为小肠肿瘤检出和定位的首选。磁共振小肠造影优势在于无辐射、具有很高的软组织分辨力，能够分析肠管周围的改变，鉴别增厚的肠壁和梗阻性肿块；但不适用于存在幽闭恐惧症的患者、金属植入装置的患者，且因其检查时间长，易受呼吸、肠蠕动等运动伪影的影响。X线小肠钡剂造影检查最大优势在于可以动态观察病变肠段的功能改变，对病变的检出和诊断依赖于操作者的技术和经验，但是敏感性依然不高，且钡剂不适用于肠梗阻、肠穿孔患者，不为临床常用。胃肠道超声检查无辐射，经济性好，在小儿及青少年、孕妇的小肠疾病检查中应用广泛，但其应用受如肥胖、肠道内积气较多的患者等客观条件的限制，且与操作者的技术水平相关性较大。胶囊内镜体积小、易吞咽，患者耐受性好，可实现无创且更全面的观察小肠全段，主要缺点是对病变的显示相对主观，对肿瘤定位较困难，不能进行活检和治疗，重复性差，存在滞留风险（特别是小肠肿瘤患者，滞留风险高）。双气囊电子小肠镜通过经口及经肛门两个不同途径的进镜检查，可以进行全小肠的直视检查，并且能够对病变进行活检及内镜治疗，但可及性差、费用高，也有消化道出血、穿孔等并发症，且对操作者的技术和经验依赖性高。随着影像学技术的不断发展，功能性成像、影像组学和人工智能等新技术逐渐兴起和应用，在小肠疾病的诊断、分期、预后和小肠功能评估中逐渐扮演重要角色。根据患者及医疗机构的实际情况，综合选择合适的检查手段，即经济、又能比较全面反映小肠病变的部位、范围以及性质，提高小肠疾病的诊断水平。

小肠癌是指发生在胃和大肠之间的消化道的上皮源性恶性肿瘤，包括十二指肠、空肠与回肠。虽然小肠占胃肠道长度的 75%、黏膜表面积的 90%，但原发性小肠癌（small bowel carcinoma）较少见，占所有胃肠道癌症的 3%～4%；小肠腺癌（small bowel adenocarcinoma）占小肠癌的 30%～40%，此外还有神经内分泌肿瘤（20%～30%）、胃肠道间质瘤（15%）、淋巴瘤（15%）。按照部位分，52%～57% 小肠腺癌起源于十二指肠，空肠占 18%～29%，回肠占 10%～13%，未明起源为 4%～14%。一项纳入 223 例小肠腺癌患者的研究发现，这些患者的平均诊断年龄为 67.8 岁，其中十二指肠腺癌最多（132 例，59.2%），大多数诊断时已为晚期（IV 期 70 例，31.4%），5 年生存率为 29.0%。另一项纳入 115 例小肠腺癌患者的研究也发现十二指肠小肠腺癌最常见（70 例，61%），其次是空肠（16.5%）和回肠（9.5%），13% 为非特指型；24%（27 例）患者表现为肠梗阻，大多数患者（64 例，56%）为 IV 期。

与其他组织学亚型的小肠癌相比，小肠腺癌预后较差，5 年总生存率为 25.9%，其中 IV 期 5 年总生存率约为 2.1%。男性、$T_4$ 期、淋巴结受累、分化不良、转移性疾病和淋巴血管侵袭是小肠腺癌预后不良的危险因素。小肠腺癌也可以由特定的遗传性综合征引起，如家族性腺瘤病性息肉病综合征、遗传性非息肉病性结直肠癌（Lynch 综合征）和 MUTYH- 相关息肉病。

小肠腺癌的临床症状缺乏特异性，表现隐匿。50% 的小肠腺癌患者由于模糊且非特异性症状，导致诊断延迟，诊断前中位病程约 10 个月，到明确诊断时多数患者可能已经进入晚期。小肠腺癌常见的症状有腹痛、体重减轻、消化不良、腹泻、恶心、呕吐、腹胀、疲劳和胃肠道出血等。有时，隐匿性胃肠道出血引起的缺铁性贫血是其唯一表现。根据肿瘤的位置和疾病行为，部分小肠腺癌可导致相应的并发症，如梗阻性黄疸、肠梗阻和肠穿孔等。

小肠腺癌的治疗以根治性手术为主。建议对所有小肠腺癌患者进行错配修复（mismatch repair，MMR）或微卫星不稳定性（microsatellite instability，MSI）检测，根据检查结果及疾病分期选择合适的化疗 ± 靶向联合方案。

## 四、体会

1. 原发性小肠癌较少见，临床表现隐匿、无特异性，需结合临床表现、影像学资料等综合分析，选择合适的小肠检查手段可提供重要诊断线索，必要时联合多手段检查，避免诊断延误。

2. 小肠腺癌是最具侵袭性的肿瘤之一，被诊断时多为晚期，预后差，其诊断、治疗和预防具有挑战性，及时精准诊断和治疗至关重要。

3. 对病因不明的、反复不全性小肠梗阻患者，适时手术是非常重要的，多学科讨论对医疗决策至关重要。

（张琳琳 陈金通 王承党）

# 参考文献

[1] 王道才，李春卫. 小肠影像学检查技术 [J]. 中国中西医结合影像学杂志，2020，18（06）：651-653.

[2] 朱珍，解骞，申晓俊，等. 小肠影像学应用研究进展 [J]. 上海医药，2023，44(21)：3-9+22.

[3] Siegel RL, Miller KD, Jemal A.Cancer statistics, 2019[J].CA Cancer J Clin, 2019, 69（1）：7-34.

[4] Vanoli A, Grillo F, Guerini C, et al.Prognostic role of mismatch repair status, histotype and high-risk pathologic features in stage Ⅱ small bowel adenocarcinomas[J].Ann Surg Oncol, 2021, 28（2）：1167-1177.

[5] Barsouk A, Rawla P, Barsouk A, et al.Epidemiology of Cancers of the small intestine：Trends, Risk factors, and prevention[J].Med Sci, 2019, 7（3）：46.

[6] Gelsomino, Rita Balsano, Stefania De Lorenzo, et al.Small bowel adenocarcinoma：From molecular insights to clinical management fabio[J].Curr.Oncol, 2022, 29（2）：1223-1236.

[7]Andreas Teufel，Nadja M Meindl-Beinker，Pauline Hösel，et al. Characteristics and outcome of patients with small bowel adenocarcinoma（SBA）[J].J Cancer Res Clin Oncol, 2023, 149（8）: 4579-4590.

[8]Abdulhameed Alfagih，Mohammad Alrehaili，Timothy Asmis.Small Bowel adenocarcinoma：10-year experience in a cancer center—the ottawa hospital（TOH）[J].Curr.Oncol, 2022, 29（10）: 7439-7449.

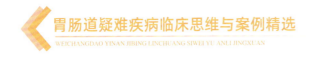

# 病例 24  腹泻、消瘦、结肠巨大溃疡

## 一、病历摘要

### （一）基本资料

患者男性，55 岁，因"反复腹泻、消瘦 3 个月余"于 2017 年 12 月入住我科。

现病史：患者 3 个月余前无明显诱因出现腹泻，平均每日 5～6 次，最多时达每日 10 余次，每次量约 200 mL，为黄色糊状或水样便，可见食物残渣，伴全腹闷胀不适、乏力；食欲下降，食量减少为原来的 1/2；无腹痛，排尿正常。多次就诊当地医院，调节肠道菌群、止泻等治疗，症状未见明显改善。2 个月余前本院门诊电子结肠镜检查显示：全结肠黏膜充血肿胀；黏膜活检病理显示：升结肠黏膜重度慢性炎伴糜烂、溃疡形成。予调节肠道菌群、止泻、肠外营养治疗等，仍反复腹泻，伴有下腹部痛、腹胀、乏力，感口干、尿量少（具体不详），遂收住院。发病以来体重降低约 20 kg，无里急后重、排便不尽感，无黑便、黏液血便，无咳嗽、咳痰、盗汗，无畏寒、寒战、发热，无眼黄、尿黄、皮肤黄等不适。发病后精神状态和食欲欠佳，睡眠尚好。

其他病史：8 年前体检发现"左肾肿物"，外院行"左肾切除术"，术后病理提示"左侧肾透明细胞癌"，术后恢复良好，未行化疗，也未复查，目前无血尿及腰痛。5 年前诊断"高血压"，最高 180/100 mmHg，未规律口服药物治疗，未规则监测血压。1 年余前诊断"阵发性房室结折返性心动过速""高脂血症"，行"经血管心脏射频消融术"后恢复正常，未规则降血脂治疗。1 年前因"反复咳嗽、咳痰"就诊某肺科医院，具体诊断不详，间断服药半年后无再咳嗽、咳痰。5 个月前发现"右口底肿物"，活检病理学提示：黏膜慢性炎症，间质内大量淋巴、浆细胞增生浸润，免疫组化染色提示增生的淋巴细胞呈多克隆性，考虑炎症性病变。否认有肺结核、糖尿病等病史。年轻时曾有冶游、吸毒史。吸烟 20 年余，每日约 100 支，已戒烟 8 年。饮酒 20 年余，每日白酒 3 两（换算酒精量每日约 60 g），未戒酒。家族史无特殊。

### （二）体格检查

体温 36.7 ℃，脉搏 96 次 / 分，呼吸 20 次 / 分，血压 101/70 mmHg，BMI 17.30。神志清醒，慢性面容，消瘦外观。全身浅表淋巴结未触及肿大。右侧口底可见一肿物，大小约 0.5 cm×1.0 cm，边界欠清，无触痛，质地韧。心肺查体未见明显异常。腹平坦，腹式呼吸运动存在，左侧腹壁可见一长约 25 cm 的陈旧性手术瘢痕，延及左背部；腹软，无压痛、反跳痛，肝脾未触及，未触及包块，移动性浊音阴性，肠鸣音3次／分；肛周和直肠指检未见明显异常。双下肢无水肿；病理征阴性。

**（三）辅助检查**

血常规：WBC 10.69×10$^9$/L，N% 66.7%，HGB 141 g/L，PLT 424×10$^9$/L。粪常规：WBC 少量、RBC 阴性，粪便隐血阳性；粪便钙卫蛋白阳性；粪便真菌涂片酵母样真菌（++）；粪找阿米巴阴性。尿常规正常。CRP 25～86.74 mg/L；ESR 17 mm/h。凝血功能：APTT 54.1秒，FG 4.94 g/L，余正常。血液生化：ALB 22.7 g/L，Na 132.4 mmol/L（正常参考值137～147 mmol/L），CK 21 U/L（正常参考值38～174 U/L），余正常。

甲状腺功能五项正常。CA125 50.43 U/L，CA199、CEA、AFP：正常；抗核抗体4.1 S/CO（正常参考值0～1 S/CO），抗双链DNA抗体360 U/mL（正常参考值0～100 U/mL）；血清IgM、IgG、IgA、IgE定量均正常；抗中性粒细胞胞浆抗体阴性。

EB病毒DNA 9.41E＋03拷贝数/mL（＜4.00E＋02拷贝数/mL），EB相关抗体EB病毒壳抗原IgG抗体、EB病毒核抗原-IgG抗体阳性；EB病毒早期抗原、EB病毒IgM抗体阴性；巨细胞病毒DNA＜4.00E＋02拷贝数/mL（＜4.00E＋02拷贝数/mL）；巨细胞病毒IgM、IgG抗体阴性。梅毒、HIV相关标志物阴性。

粪便艰难梭菌抗原＋毒素阴性；粪真菌培养：白色念珠菌；粪细菌培养无致病菌生长；痰找抗酸抗菌阴性；痰找真菌：白色念珠菌。

肺部CT：右中肺、左上肺陈旧性病灶。

全腹部CT平扫＋增强：左肾呈术后缺如；肝血管瘤，脾钙化灶。乙状结肠及横结肠肿胀。

2017年10月门诊电子结肠镜检查：全结肠黏膜充血肿胀，血管纹理消失，升结肠黏膜表面覆有白苔，横结肠以远黏膜肿胀多呈偏侧分布，其间可见正常黏膜（病例24图1）。黏膜活检病理显示：升结肠黏膜重度慢性炎伴糜烂、溃疡形成，固有层淋巴浆细胞浸润；降结肠黏膜慢性活动性炎伴糜烂（病例24图2）。

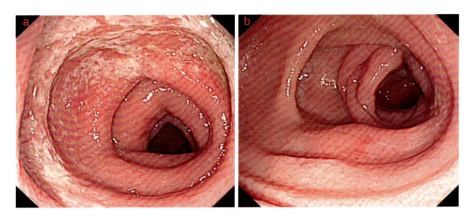

**病例 24 图 1　电子结肠镜检查**

a:升结肠黏膜肿胀,被有白苔;b:降结肠黏膜肿胀,血管纹理消失,病变一侧仍可见正常黏膜。

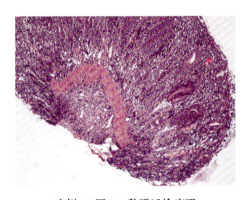

**病例 24 图 2　黏膜活检病理**

升结肠黏膜重度慢性炎伴糜烂,溃疡形成,固有层淋巴浆细胞浸润。

2017 年 12 月住院电子结肠镜:回肠末段黏膜未见明显异常;回盲部见片状充血红斑,仍可见正常黏膜;横结肠黏膜弥漫性充血水肿,血管纹理消失,降结肠可见散在小溃疡灶;升结肠、直肠黏膜基本正常;乙状结肠见一个巨大环形溃疡,累及肠腔 2/3 周,周边似稍隆起,表面附有白色黏苔,活检质地实(病例 24 图 3)。

肠镜黏膜活检病理:(升结肠、降结肠、乙状结肠)黏膜慢性炎症伴糜烂,溃疡形成,可见隐窝炎及隐窝周围活动性炎,部分隐窝上皮内淋巴细胞数量增多(病例 24 图 4)。免疫组化染色:CMV(-),CD 3(+),CD 20(B 细胞 +)。原位杂交:EBER(-,对照 +)。特殊染色:PAS(-),抗酸(-)。

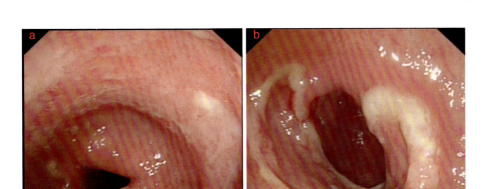

**病例 24 图 3　电子结肠镜**

a：横结肠黏膜肿胀，血管纹理消失；b：乙状结肠见一个巨大环形溃疡，累及肠腔 2/3 周，周边似稍隆起，表面附有白色黏苔。

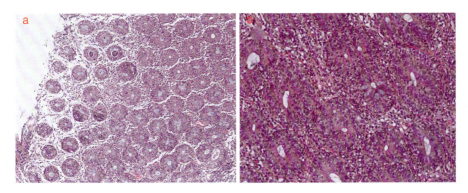

**病例 24 图 4　肠镜黏膜活检病理**

黏膜慢性炎症伴糜烂，溃疡形成，可见隐窝炎及隐窝周围活动性炎（a，低倍镜），隐窝上皮内淋巴细胞数量增多（b，高倍镜）。

## 二、诊疗经过

### （一）诊断

1. 结肠溃疡性质待查：淋巴瘤可能
2. 右口底肿物性质待查：淋巴瘤可能
3. 营养不良：低蛋白血症
4. 左侧肾透明细胞癌：左肾切除术
5. 高血压

经过患者参与的多学科讨论认为，患者反复腹泻 3 个月，出现明显消耗症状，肠镜下病变明显进展，出现巨大溃疡，周边似乎隆起，经过多次病理后，可见到上皮内浸润有较多的核深染的单一形态的小淋巴细胞，结合免疫组化结果，最终诊断：单形性嗜上皮性肠道 T 细胞淋巴瘤。

### （二）治疗及转归

经多学科讨论：①营养治疗和纠正电解质紊乱：脂肪乳氨基酸（17）葡萄糖（11%）注射液＋水溶性维生素＋脂溶性维生素＋多种微量元素肠外营养支持、补充人血白蛋白；积极补钾、补钙纠正电解质紊乱治疗；②积极获得病理学证据：因为患者拒绝 PET-CT 检查，同意再次电子回肠镜多点深挖活检，最后病理报告：上皮内可见较多小 - 中淋巴细胞浸润，细胞核深染，免疫组化染色：CD 3（＋），CD 20（－），CD 4（－），CD 5（－），CD 7（＋），CD 8（－），CD 56（＋），Ki-67（＋，90%），诊断：单形性嗜上皮性肠道 T 细胞淋巴瘤。明确诊断后转血液科 CHOP ＋ V-16 方案治疗（依托泊苷 0.1 g d1 ～ d3 ＋环磷酰胺 1000 mg d1 ＋表阿霉素 70 mg d1 ＋长春瑞滨 20 g d1 ＋甲强龙 80 g d1 ～ d3）。

化疗后第 4 天，出现腹胀、腹痛加重，复查全腹部 CT 平扫：不完全性肠梗阻，腹腔少量游离气体，考虑肠道穿孔，左中腹部、盆腔腹膜炎。予禁食、胃肠减压、美罗培南＋莫西沙星抗感染、奥曲肽减少胃肠液分泌、艾司奥美拉唑抑酸，以及营养支持等治疗。患者家属表示拒绝外科手术，自动出院回当地医院继续抗感染治疗。3 个月后因肺部淋巴瘤累及，最终死亡，未做尸检。

最后诊断：①单形性嗜上皮性肠道 T 细胞淋巴瘤，累及结肠溃疡、右口底、肺部，并营养不良、低蛋白血症；②左侧肾透明细胞癌：左肾切除术；③高血压。

### 三、病例讨论

本病例特点：中老年男性，慢性腹泻、短期内消瘦明显，既往有肾癌和口底肿物，有冶游史和吸毒史，发病初期大肠黏膜弥漫性充血肿胀，短期内乙状结肠出现巨大圆形溃疡；2 次常规肠镜活检组织病理学仅提示"炎症"，第 3 次肠镜多块深挖活检病理学获得淋巴瘤的病理学证据。结合患者的病历特点，本病例患者需要与以下疾病鉴别：自身免疫性疾病累及肠道、性传播疾病相关肠病、肠结核、溃疡性结肠炎或结肠炎型克罗恩病、肠道恶性肿瘤。

单形性嗜上皮性肠道 T 细胞淋巴瘤是一种罕见的原发性肠道成熟 T 细胞淋巴瘤，曾称为 2 型肠道 T 细胞淋巴瘤，占所有胃肠道淋巴瘤不到 5%。该病主要发生于亚洲和西班牙裔人群，中位发病年龄约为 60 岁。常表现为腹痛、腹泻和体重下降，50% 以上的患者因肠穿孔或肠梗阻而急诊就医。主要累及小肠，次之为大肠，胃受累较为罕见，部分患者可能多部位受累。内镜下的表现多样化，部分患者早期内镜表现较轻微，仅表现为黏膜红斑、黏膜肿胀、细颗粒状、充血性改变，容易漏诊。随着疾病的进展，内镜检查可呈现深浅不一的溃疡，如地图样溃疡、深大溃疡，甚至穿透性病变。在组织病理学上，可见上皮内有大量单一形态的淋巴细胞浸润，这些淋巴细胞细胞核呈圆形、深染；免疫组化显示 CD 3、CD 8 和 CD 56 阳性，但 CD 30 阴性。本患者的第 2 次肠镜活检组织病理学结果已经观察到上皮内较多单一形态的淋巴细胞浸润，但免疫组化显示 CD 3 和 CD 20 均阳性，造成一定的误导，未能确诊。第 3 次电子肠镜多块深挖活检病理学补充了其他标志物，显示典型的 CD 3、CD 7、CD 56 阳性，但 CD 20 阴性，经过病理专家会诊讨论后最终诊断为单形性嗜上皮性肠道 T 细胞淋巴瘤。

目前对于单形性嗜上皮性肠道 T 细胞淋巴瘤尚无标准的治疗方案，CHOP（环磷酰胺、多柔比星、长春新碱和泼尼松龙）是最常用的化疗方案。肠道病灶局限者，手术切除病灶有助于减少肿瘤负荷。有部分的患者出现消化道出血或肠穿孔等并发症，往往需要外科手术。本病的预后较差，中位总生存期仅为 7 个月左右。

### 四、体会

单形性嗜上皮性肠道 T 细胞淋巴瘤是一种非常罕见的肠道淋巴瘤，早期诊断具有挑战性。本病例展示了大肠单形性嗜上皮性肠道 T 细胞淋巴瘤的早期和晚期内镜表现。需要特别关注内镜下早期出现的轻微黏膜变化，如弥漫性红斑、黏膜肿胀和细颗粒状改变；当临床高度怀疑时，应进行多点和深部活检。

（陈金通　郑玮玮　王承党）

# 参考文献

[1]Chen M, Liu X, Zhang Y, et al.Endoscopic features and clinical outcomes of enteropathy-associated T-cell lymphoma：A tertiary center retrospective study[J].Saudi J Gastroenterol, 2022, 28（2）：127-134.

[2]Auerbach A, Aguilera NS.Overview of Gastrointestinal

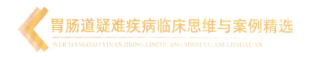
Lymphoproliferative disorders☆[J].Semin Diagn Pathol，2021，38（4）：1-5.

[3]Yi JH, Lee GW, Do YR, et al.Multicenter retrospective analysis of the clinicopathologic features of monomorphic epitheliotropic intestinal T-cell lymphoma[J].Ann Hematol，2019，98（11）：2541-2550.

[4]Hashimoto R, Matsuda T.Gastrointestinal：Endoscopic findings of monomorphic epitheliotropic intestinal T-cell lymphoma[J].J Gastroenterol Hepatol，2019，34（2）：311.

[5]王亚楠，李骥，倪岳晖，等．内镜下轻微病变的单形性嗜上皮性肠道 T 细胞淋巴瘤的临床特点［J］．中华内科杂志，2018，57（2）：112-117.

# 病例 25　发热、腹痛、腹泻、回肠末端滤泡样隆起

## 一、病历摘要

### （一）基本资料

患者男性，32 岁，因"反复发热、腹痛、腹泻 1 年余"收住我科。

现病史：患者 1 年前无明显诱因出现腹痛，常位于脐周、下腹部，阵发性闷痛，程度不剧，可忍受，排便后腹痛无明显减轻；大便每日 3～4 次，黄色糊状便，无黏液、脓血；伴发热，热型不明确，热峰 39℃。未做详细检查，仅当地诊所对症治疗（具体不详），上述症状反复发作。5 天前就诊我院，查血常规：WBC 14.42×10$^9$/L，N% 25.1%、LY% 66.7%，LYMPH 9.62×10$^9$/L，PLT 396×10$^9$/L，HGB 160 g/L；上腹部磁共振平扫＋增强：提示腹腔内多发小淋巴结。遂收住院。发病以来无恶心、呕吐，无眼黄、尿黄、皮肤黄等，无畏冷、咳嗽、咳痰，无尿频、尿急、尿痛，无口腔溃疡、鼻出血、牙龈出血等；食欲稍差，小便正常，精神状态和睡眠欠佳。

其他病史：平素健康，生活规律，无烟酒嗜好和吸毒史，无长期抗生素及非甾体类药物使用史；无急性阑尾炎病史。家族史无特殊。

### （二）体格检查

体温 36.5℃，脉搏 83 次 / 分，呼吸 20 次 / 分，血压 120/77 mmHg，BMI 18.8。神志清楚，无贫血外观，未见皮疹，巩膜无黄染。双侧颈浅可触及数枚小淋巴结，3～5 mm，表面光滑，移动都良好，无触痛、无融合。双肺呼吸音清，未闻及干湿性啰音。心率 83 次 / 分，心律齐，心脏各瓣膜区未闻及杂音。腹平坦，腹肌软，无压痛、反跳痛，肝脾未触及，未触及包块，移动性浊音阴性。肛门直肠指检无异常。双下肢无水肿。

### （三）辅助检查

血常规：WBC 12.82×10$^9$/L，LY% 63.7%，LYMPH 8.16×10$^9$/L；CRP、ESR、PCT 正常。粪便常规正常、粪隐血阳性，粪便寄生虫及幼虫鉴定、粪便阿米巴检查、艰难梭菌、粪便培养阴性。生化全套、CEA、AFP、CA125、CA199、淀粉酶、凝血功能正常；EB-DNA 5.67×10$^3$ Copies/mL（正常参考值＜ 4×10$^2$ Copies/mL）。肥达试验、结核感染 T 细胞测定、CMV-DNA 均阴性；ANA、dsDNA、ANCA、免疫蛋白电泳正常。

骨髓流式细胞学：髓系原始细胞比例不高（0.05%），粒系比例降低，以中幼粒细胞及之后阶段为主，可见异常 T 淋巴细胞，占有核细胞的 54.24%，部分细胞

CD 5 表达减弱及缺失，TRBC1 阳性率减低，为 2.93%。基因重排 -TCRB、基因重排 -TCRG、基因重排 -TCRD 阳性。

骨髓穿刺活检组织病理学：造血细胞占 50%，粒 / 红比例约 3 ：1，粒系红系以晚幼及成熟阶段为主，巨核细胞 2 ～ 4 个 /HPF；查见小巢状淋巴样细胞，免疫组化染色显示 CD 3 阳性 T 淋巴细胞。IHC：髓过氧化物酶（MPO）、CD 15 粒系（+）；E-cad 红系（+）；CD 42b 巨核系（+）；CD 3（散在 T 细胞 +）；CD 20（散在 B 细胞 +）；CD 34（个别细胞 +）；CD 117（个别细胞 +），CD 38、CD 138（浆细胞 +），Ki-67（+，90%），AE1/AE3（-），IHC：PAS（+），网状纤维染色（-）。

PET-CT：腹腔盆腔内多发小淋巴结，考虑反应性增生；颈部、双侧肺门及纵隔内多发淋巴结，考虑炎性淋巴结。

电子胃十二指肠镜：萎缩性胃炎，胃窦花斑样改变；胃镜活检组织病理学：间质大量淋巴细胞浸润，需除外淋巴瘤可能（病例 25 图 1 a）。胃镜病理 IHC：CD 3（T 细胞 +），CD 20（B 细胞 +），CD 21（FDC+），Ki-67（+，10%）（病例 25 图 1 b）。

电子结肠镜：回肠末段见密集分布的结节状隆起，大小 0.4 ～ 0.6 cm，部分表面潮红糜烂（病例 25 图 2 a）。肠镜活检组织病理学：（回肠末端）符合胃肠道惰性 T 细胞淋巴组织增殖性疾病（indolent T-cell lymphoproliferative disorder of the gastrointestinal tract，ITLPD-GI）。IHC：CD 3（+），CD 2（+），CD 5（+），CD 7（+），CD 8（+），CD 4（部分 +），CD 43（+），TIA-1（+），GranB（-），Perforin（-），CD 20（B 细胞 +），Ki-67（+，5%），CD 21（FDC+），CD 23（-），CyclinD1（-），BCL-2（+），CD 56（-），CXCL13（-），PD-1（3%+），ALK（-），CD 30（-），CD 10（-），TDT（-）；ISH：EBER（-）；分子检测结果：TCR 重排（+）（病例 25 图 2 b）。

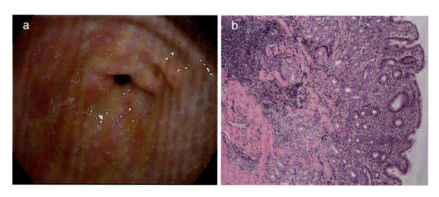

**病例 25 图 1　电子胃十二指肠镜及病理**

胃窦花斑样改变，病理见间质大量淋巴细胞浸润。

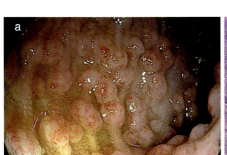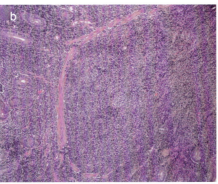

**病例 25 图 2 电子结肠镜及病理**

回肠末段滤泡状隆起，病理见大量淋巴细胞浸润。

## 二、诊疗经过

### （一）诊断

1. 胃肠道惰性 T 细胞淋巴组织增殖性疾病

2. T 细胞白血病

### （二）治疗及转归

先后行 COP 方案（长春新碱 2 mg d1 ＋环磷酰胺 1477.5 mg d1 ＋泼尼松龙 118.2 mg d1 ～ d5）、CVP 方案（长春新碱 2 mg d1 ＋环磷酰胺 1477.5 mg d1 ＋泼尼松龙 118.2 mg d1 ～ d5）＋西达本胺片化疗，以及水化、碱化、利尿、保肝、止吐、保胃等治疗，无再发热，腹痛、腹泻较前减轻。

3 个月后复查血常规：WBC 8.48×10⁹/L，LY% 38.3%，LYMPH 3.25×10⁹/L；复查骨髓细胞学：粒系比例正常，中性粒细胞各阶段细胞比值及形态均大致正常，淋巴细胞大致正常，为成熟淋巴细胞，可见形态异常淋巴细胞，占 5.5%。

复查胃镜：萎缩性胃炎 C1。胃镜活检组织病理学：胃窦黏膜慢性炎（＋＋）（病例 25 图 3）。

电子结肠镜：回肠末端滤泡样隆起，较前减轻。肠镜活检组织病理学：回肠末端黏膜局灶性炎，伴淋巴组织明显增生（病例 25 图 4）。

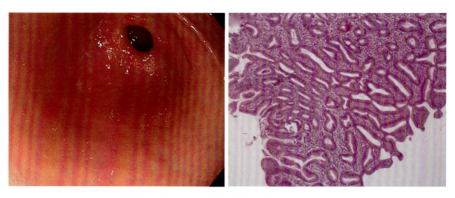

**病例 25 图 3　复查胃镜及病理（3 个月后）**

萎缩性胃炎，胃窦黏膜慢性炎（++）。

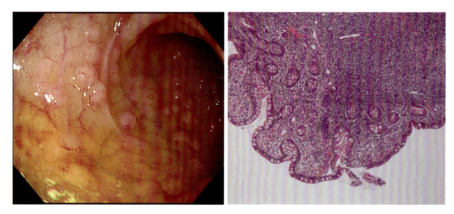

**病例 25 图 4　电子结肠镜及病理（3 个月后）**

回肠末端滤泡样隆起；病理：黏膜局灶性炎，淋巴组织明显增生。

## 三、病例讨论

本病例特点：年轻男性，以发热、腹痛、腹泻为主要表现，多次血常规提示淋巴细胞比例及淋巴细胞计数异常升高，腹部影像学提示腹腔多发淋巴结肿大，胃镜见胃窦花斑样改变，病理提示间质大量淋巴细胞浸润，肠镜见回肠末端多发滤泡样隆起，结合内镜活检组织病理学免疫组化，考虑胃肠道惰性 T 淋巴组织增殖性疾病诊断成立。

胃肠道惰性 T 细胞淋巴组织增殖性疾病在 2017 年世界卫生组织（world health organization，WHO）淋巴造血系统肿瘤分类中被列为肠道 T 细胞淋巴瘤的亚型之一。该病罕见，以其惰性的临床生物学行为特点，多见于成年男性。本病呈慢性复发性的惰性临床进程，少部分病例可能进展为更高级别的 T 细胞淋巴瘤，出现胃肠道外播散，2022 年 WHO 将本病更新为"胃肠道惰性 T 细胞淋巴瘤（indolent T-cell lymphoma of the gastrointestinal tract，ITCL-GI）。胃肠道惰性 T 细胞淋巴组织增殖性疾病的发病机制目前尚不明确。已有研究发现，CD 4 阳性、胃肠道惰性 T 细胞淋巴组织增殖性疾病病例 JAK-STAT 信号通路出现 JAK2 断裂、STAT3-JAJ2 融合等改变。其中，STAT3 的 D661Y 和 S614R 突变被认为是该通路的关键突变基因，这一发现为胃肠道惰性 T 细胞淋巴组织增殖性疾病的致病机制提供了新的视角。

胃肠道惰性 T 细胞淋巴组织增殖性疾病临床表现可以多样，但通常以持续性腹泻和腹痛为主要特征。病变以累及小肠和结肠多见，内镜表现缺乏特异性，可表现为糜烂、溃疡等，本病例患者仅表现为回肠末段明显的淋巴滤泡样增生，易被忽略，需要与炎症性肠病、侵袭性 T 细胞淋巴瘤等鉴别。胃肠道惰性 T 细胞淋巴组织增殖性疾病的病理表现如下：①HE 表现为大量的淋巴细胞浸润，主要位于黏膜固有层，较少累及黏膜肌层、黏膜下层，细胞形态单一、异型性低，无脉管浸润，Ki-67 常＜10%；②免疫表型较多表现为 CD 4 或 CD 8 阳性，几乎所有病例都表达 CD 2、CD 3，原位杂交 EBER 阴性；③分子遗传特征，目前所见报道克隆性 TCR 均（+）。炎症性肠病常有肠外表现，病理见隐窝结构的改变，与胃肠道惰性 T 细胞淋巴组织增殖性疾病不同，TCR 基因重排阳性可作为主要的鉴别手段。侵袭性 T 细胞淋巴瘤具有特征性的血管中心性坏死、血管浸润等，增生的淋巴组织多为中等到大的淋巴细胞构成，细胞形态多样，常见显著核仁，且 Ki-67 高表达及 EBER 阳性可与本病鉴别。

胃肠道惰性 T 细胞淋巴组织增殖性疾病目前缺乏标准的治疗方案，侵袭性不高的患者可采取观察随诊，侵袭性高的胃肠道惰性 T 细胞淋巴组织增殖性疾病治疗方案多为在淋巴瘤治疗方案基础上进行调整，然而化疗对这类患者疗效欠佳。有研究报道指出，接受针对 CD 52 抗体治疗的患者在一定程度上表现出临床缓解。此外，激素和放疗也被视为一种可能有效的治疗手段。部分患者常长期带病生存，虽然该病进展风险和大细胞转化的可能性较低，仍需密切随访观察。

## 四、体会

1. 发现血常规淋巴细胞增多怀疑此病时需要行内镜和组织病理学检查。

2. 在日常内镜诊治活动中，对于回肠末端多发淋巴滤泡增生样隆起病变，需

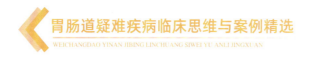
注意结合患者年龄、相关消化道症状，积极活检，排除胃肠道惰性 T 细胞淋巴组织增殖性疾病。

（丁 健 吴奕隆 刘益娟 王承党）

# 参考文献

[1] 姜可，夏忠胜．胃肠道惰性 T 细胞淋巴组织增殖性疾病 1 例 [J]．中华消化杂志，2022，42（3）：4．

[2] 李文洁，祝正慧，陈哲，等．胃肠道惰性 T 细胞淋巴组织增殖性疾病的研究进展 [J]．中华消化杂志，2022，42（6）：418-421．

[3] 黄文勇，曾磊，廖首生，等．浸润肠壁全层的胃肠道惰性 T 细胞淋巴组织增殖性疾病 1 例 [J]．中华病理学杂志，2022，51（10）：1051-1053．

[4] Auerbach A, Aguilera NS. Overview of gastrointestinal lymphoproliferative disorders[J]. Seminars In Diagnostic Pathology, 2021, 38（4）：1-5．

[5] Cheminant M, Bruneau J, Malamut G, et al. NKp46 is a diagnostic biomarker and may be a therapeutic target in gastrointestinal T-cell lymphoproliferative diseases：a CELAC study[J]. Gut, 2019, 68（8）：1396-1405．

[6] Liu H, Cao L, Zhao X, et al. Metronomic chemotherapy for indolent T-cell lymphoproliferative disorder of the gastrointestinal tract[J]. Cancer Science, 2023, 114（9）：3793-3796．

[7] Masciopinto P, Bellitti E, Arcuti E, et al. Indolent lymphoproliferative T-Cell disorders associated with gastrointestional disease：Diagnostic challenges and outcomes[J]. Clinical Lymphoma, Myeloma & Leukemia, 2022, 22（8）：e745-e750．

[8] Montes-Moreno S, King RL, Oschlies I, et al. Update on lymphoproliferative disorders of the gastrointestinal tract：disease spectrum from indolent lymphoproliferations to aggressive

lymphomas[J].Virchows Archiv：an International Journal of Pathology，2020，476（5）：667-681.

[9]Sanguedolce F，Zanelli M，Zizzo M，et al.Indolent T-cell lymphoproliferative disorders of the gastrointestinal tract（iTLPD-GI）：A review[J].Cancers，2021，13（11）：2790.

[10]Soderquist CR，Patel N，Murty VV，et al.Genetic and phenotypic characterization of indolent T-cell lymphoproliferative disorders of the gastrointestinal tract[J].Haematologica，2020，105（7）：1895-1906.

# 病例 26　凶险的腹痛、发热、消化道大出血

## 一、病历摘要

### （一）基本资料

患者男性，27 岁，因"反复下腹痛伴发热 2 周余"于 2020 年 9 月 11 日收住我科。

现病史：入院前 2 周余无明显诱因出现阵发性下腹痛，可忍受，未向他处放射，伴下腹胀、里急后重感，每日大便 1～2 次，成形，色黄；发热，最高 39.5℃（具体热型不详），就诊当地医院予"抗炎"治疗（具体不详），体温可降至正常，腹痛、腹胀好转，但腹痛、发热间隙性发作，性质相类似，就诊于当地某三甲医院，查血常规：WBC $8.52\times10^9$/L，N% 83%，HGB 118 g/L，LYM% 8.7%。CRP 47.5 mg/L（正常参考值 0～8 mg/L），降钙素原＜0.05 ng/mL；小肠磁共振增强："左中腹约近端空肠处肠管局限性环形增厚伴邻近腹膜增厚、肠系膜根部多发小淋巴结，考虑炎性病变"。诊断"克罗恩病合并腹腔感染"，予"左氧氟沙星片、美沙拉嗪肠溶片"口服后，症状好转，但仍反复，加服"醋酸泼尼松片 30 mg、匹维溴铵"后症状明显缓解，无再发热，偶有轻微腹痛。自起病以来无腹泻、便秘，无恶心、呕吐，无皮疹，无尿频、尿急、尿痛，无咳嗽、咳痰，无头晕、头痛，无胸闷、心悸，无肛周肿痛、口腔溃疡等。饮食、睡眠、精神状态欠佳，小便正常，体重下降约 5 kg。

其他病史：慢性胃炎病史；已婚已育；个人史、家族史无特殊。

### （二）体格检查

体温 36.6℃，脉搏 81 次/分，呼吸 19 次/分，血压 98/53 mmHg，BMI 15.8。神志清，发育正常，营养差，消瘦体型，慢性面容。全身皮肤黏膜色泽未见异常，全身浅表淋巴结未触及肿大。双肺呼吸音清，未闻及明显干湿性啰音。心律齐，各瓣膜听诊区未闻及杂音。腹平软，左下腹有压痛，无反跳痛，余腹部无压痛、反跳痛，未触及包块，肝脾未触及肿大，肠鸣音 3～4 次/分。肛门直肠指检无异常。双下肢未见水肿，双侧病理征阴性。

### （三）辅助检查

血常规：WBC $6.39\times10^9$/L，N% 72.1%，HGB 119 g/L，HCT 0.355 L/L，MCV 77.6 fL，MCH 26.0 pg，PLT $328\times10^9$/L。CRP 19.9 mg/L（正常参考值＜10 mg/L）；ESR、PCT 正常。

尿常规、粪便常规＋隐血、粪便钙卫蛋白、粪便病原学检查均正常。

血生化指标未见明显异常；血清铁蛋白 424.6 ng/mL（正常参考值 30 ～ 400 ng/mL）；$\beta_2$ 微球蛋白 3.38 mg/L（正常参考值 0.8 ～ 2.8 mg/L）。肿瘤指标、免疫学指标、结核感染 T 细胞免疫反应均正常。EB 病毒感染相关抗体 EB 病毒衣壳蛋白体 IgG　421 U/mL，EB 病毒核心抗体 IgG　597 U/mL，EB 病毒核酸 1.21E ＋ 06 拷贝数 /mL。

胃肠道彩超：左侧中下腹近十二指肠处较长一段空肠肠壁增厚、多发溃疡；下腹部偏右侧近膀胱处一段回肠肠壁增厚、与乙状结肠粘连；回肠末段肠壁增厚、与后腹壁及周围肠管粘连；腹腔内肠系膜多发淋巴结肿大；空回肠克罗恩病？局部空肠淋巴瘤未排（病例 26 图 1）。经直肠彩超：肛管及距肛缘约 10 cm 以内的直肠未见明显异常回声及异常血流信号。其他浅表彩超：双侧颈部未见明异常。

小肠＋盆腔磁共振平扫＋增强：左中腹部部分小肠及盆腔右侧部分回肠肠管局限性增厚，回肠末端壁增厚，考虑炎性病变；肠系膜根部多发淋巴结（病例 26 图 2）。

电子胃镜：十二指肠球部霜斑样溃疡。电子结肠镜：回肠末段溃疡（病例 26 图 3）。

肠镜活检组织病理学：回肠末段黏膜局灶慢性肠炎伴活动性溃疡形成及炎性渗出（病例 26 图 4）。

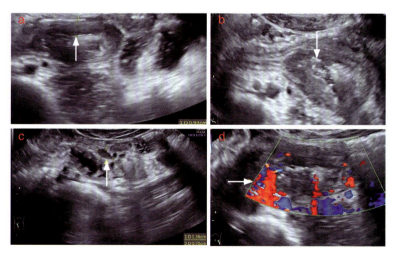

**病例 26 图 1　胃肠道彩超**

a：肠壁增厚呈"假肾征"，黄色测量游标测得肠壁厚度约 0.93 cm；b：箭头所示为溃疡灶；c：箭头所示为肠系膜淋巴结肿大；d：箭头所示为肠壁见条状血流信号。

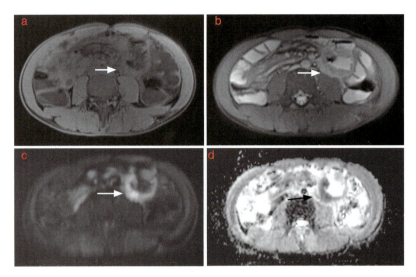

**病例 26 图 2　小肠 + 盆腔磁共振平扫 + 增强**

　　a：T₁WI 左中腹部分小肠管壁不规则增厚，呈等或稍低信号（箭头所示），相应管腔狭窄；b：T₂WI 左中腹部分小肠管壁不规则增厚，呈等或稍高信号（箭头所示），相应管腔狭窄；c：DWI 序列显示相应肠管管壁呈高信号；d：ADC 序列显示相应肠管管壁呈低信号。

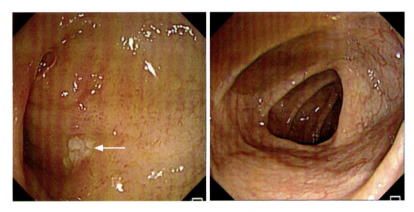

**病例 26 图 3　电子结肠镜**

　　回肠末段溃疡（箭头所示），结直肠未见明显异常。

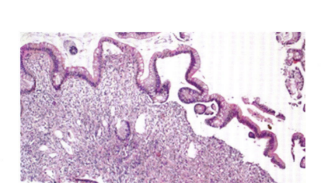

**病例 26 图 4　肠镜活检组织病理学**

黏膜局灶慢性肠炎伴活动性溃疡形成及炎性渗出。

## 二、诊疗经过

### （一）诊断

腹痛、发热原因待查：

　　腹腔感染

　　肠道淋巴瘤？

　　克罗恩病未完全排除

### （二）治疗及转归

经患者参与的多学科讨论认为：患者年轻、起病急，外院白细胞和中性粒细胞升高，因此，先行抗感染治疗和营养治疗，同时开始相关检查排查腹痛和发热的具体病因。入院后经过 10 余天的"头孢哌酮钠舒巴坦钠"抗感染等治疗后，未再发热，但仍反复阵发性下腹痛。经患者参与的多学科讨论认为：患者年龄轻，病程较短，虽反复高热，但血清炎症指标升高并不明显，肿瘤负荷相关指标血清铁蛋白、$\beta_2$ 微球蛋白有轻微升高，MRE 见小肠肠壁环形增厚，需进一步排查淋巴瘤等肿瘤性疾病。为此，需要完善骨髓穿刺＋骨活检术、PET-CT 检查。

骨髓常规：粒细胞系统明显增生伴中毒样改变，结合中性粒细胞碱性磷酸酶（NAP），不排除炎症或感染。骨髓病理学：造血细胞占 30%，粒／红比例约 3∶1，粒系以中幼及晚幼阶段为主，红系以晚幼及成熟阶段为主，巨核细胞 4～5 个／MPF；IHC：MPO、CD 15 粒系（＋），E-cad 红系（＋），CD 42b 巨核系（＋），CD 3（散在 T 细胞＋），CD 20（散在 B 细胞＋），CD 34（个别细胞＋），CD 117（个别细胞＋），

CD 38、CD 138（浆细胞 +），Ki-67（+，90%），AE1/AE3（-）。IHC：PAS（+），网状纤维染色（-）。骨髓形态学及免疫组化未提示淋巴瘤累犯骨髓的证据。

入院后第 12 天（2020 年 9 月 23 日）患者突发中上腹持续性剧烈疼痛，反复排暗红色血便，伴乏力、口干、尿少。查体：神志清楚，心率 120 次 / 分，血压 73/53 mmHg，全身皮肤湿冷，面色苍白，全腹肌紧张，全腹部压痛，左中下腹尤甚，轻反跳痛。此时 PET-CT 回报：左中下腹部分小肠及盆腔右侧部分回肠管壁局部增厚，异常放射性摄取增高，SUVmax = 9.6，延迟显像 SUVmax = 10.9（盆腔右侧），考虑恶性病变，淋巴瘤可能；肠系膜多发小淋巴结，部分代谢轻度增高，SUVmax = 2.8（病例 26 图 5）。急诊床边胃镜见幽门不断有鲜血涌入胃腔，十二指肠大量鲜血及血凝块，考虑"小肠出血、消化道穿孔、失血性休克"，转胃肠外科急诊开腹探查，术中见："腹腔内稍混浊淡黄色腹水约 300 mL，距屈氏韧带约 80 cm 处空肠、距回盲部约 40 cm 处回肠与左下腹小肠系膜根部形成内瘘，脓液包裹，局部粘连，内瘘处肠壁增厚水肿，质地硬脆；所有小肠沿内瘘粘连处逆钟位扭转 1800 度，肠管暗红色，肠壁水肿，肠管蠕动尚好；小肠腔内充满暗红色血液及血凝块。"遂行"回肠部分切除术＋空肠部分切除术＋小肠扭转复位术＋小肠瘘修补术＋腹腔脓肿切开引流术＋肠粘连松解术"。术后腹痛较前缓解，但仍反复发热，体温波动于 37.3 ～ 38.5℃，盆腹腔引流液为淡红色，量 70 ～ 100 mL/d。胸部 CT 提示"肺上叶下舌段及双肺下叶炎症，伴双侧胸腔积液"；腹腔引流液细菌培养提示"大肠埃希菌"，考虑"腹腔感染、手术切口感染、肺部感染"，予"亚胺培南西司他丁钠（泰能）"抗感染治疗后仍反复发热。

术后病理回报：大体见部分肠壁增厚，伴破口形成，病变区域镜下见异型淋巴细胞弥漫浸润肠壁全层，肿瘤细胞中等大小，核分裂、凋亡，伴大片坏死，结合形态学、免疫组化及原位杂交结果，考虑非霍奇金淋巴瘤，NK/T 细胞淋巴瘤伴坏死。空肠标本两切端、回肠标本两切端未见肿瘤累及。IHC：抗酸（-），PAS（-），CMV（-），CD 68（+），CD 3（+），CD 20（-），Ki-67（+，80%），TIA（+），GranB（+），CD 21（-），CD 4（部分 +），CD 8（部分 +），CD 5（散在 +），CD 56（+），bF1（+），CD 30（部分 +），CK-P（-）。ISH：EBER（-，对照 +）（病例 26 图 6 a）。IHC：PD-1：阴性 [ 肿瘤细胞（-），免疫细胞（-）（病例 26 图 6 b，克隆号：NAT）]；PD-L1：阳性，约 50% [ 肿瘤细胞（+），免疫细胞（部分 +）；CD 38：部分阳性（肿瘤细胞约 20%+，背景浆细胞 +）（病例 26 图 6 c，克隆号：28-8）]。

2020 年 10 月 13 日转入血液科继续治疗，2020 年 10 月 20 日开始予"替雷利珠单抗＋吉西他滨＋奥沙利铂（PD-1 ＋ Gemox）"等方案规律化疗，2021 年 9 月 1 日复查提示临床缓解（CR），目前仍继续规律化疗中。

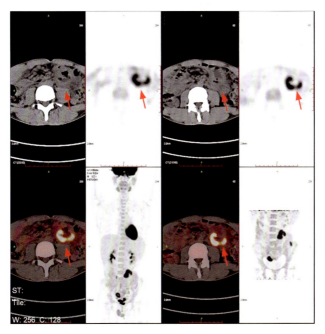

**病例 26 图 5　PET-CT**

左中下腹部分小肠及盆腔右侧部分回肠管壁局部增厚，异常摄取增高，SUVmax = 9.6，延迟显像 SUVmax = 10.9（盆腔右侧）。

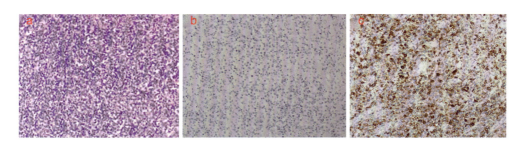

**病例 26 图 6　术后病理回报**

（空肠、回肠切除标本）考虑非霍奇金淋巴瘤，NK/T 细胞淋巴瘤伴坏死。

最终诊断：小肠 NK/T- 细胞淋巴瘤，腹腔感染，消化道穿孔，消化道出血伴失血性休克。

### 三、病例讨论

本病例特点：青年男性，急性起病，病程 2 周余，主要表现为阵发性下腹痛、高热、贫血、营养不良，影像表现为小肠多节段病变，在病程初期，予"美沙拉嗪、抗生素、激素"治疗似乎有效，与克罗恩病较为相似，容易误诊。但仔细剖析该病历，还发现以下特点：患者无排便习惯改变，无肛周病变、口腔溃疡、皮疹等肠外表现；感染相关指标、免疫指标均阴性，虽然高热但炎症指标无明显升高，EBV病毒阳性，血清铁蛋白、$\beta_2$微球蛋白均有轻度升高；腹部影像提示空回肠管壁节段性环形增厚、肠粘连，腹腔内肠系膜多发淋巴结肿大；疾病进展迅速，起病1个月余即并发小肠出血、消化道穿孔、失血性休克等严重并发症，病程凶险。结合PET-CT所见及最终小肠术后病理，小肠NK/T细胞淋巴瘤诊断明确。

胃肠道淋巴瘤是一组异质性较高的疾病，病灶可单发或多发于消化道不同部位，病理类型具有多样性。胃肠道淋巴瘤分原发性和继发性两大类。原发性胃肠道淋巴瘤（primary gastrointestinal lymphoma，PGIL）是指淋巴瘤起源于胃肠黏膜固有层或黏膜下层的淋巴组织，需符合如下标准：①无全身浅表淋巴结增大；②无纵隔淋巴结增大；③外周血白细胞计数正常；④无肝脾增大；⑤除胃肠局部淋巴结增大外未见其他部位病灶。而继发性胃肠道淋巴瘤是指全身性淋巴瘤侵及胃肠道。相对于消化道各种其他肿瘤，PGIL相对少见，占胃肠道恶性肿瘤的1%～4%，发病率为（2.10～2.97）/10万。PGIL按病灶发生部位可分为食管淋巴瘤、胃淋巴瘤、小肠淋巴瘤、结肠淋巴瘤，以及消化道多灶性淋巴瘤。国内最为多见的PGIL是胃淋巴瘤，小肠淋巴瘤或结肠淋巴瘤发生率次之。然而在全球不同地区PGIL亚型的比例不尽相同，在中亚、非洲和环太平洋地区，最多见的是小肠淋巴瘤。土耳其的一项研究发现，小肠淋巴瘤是PGIL中最常见类型，其比例高达50%。造成这种差异的原因可能与遗传背景、生活环境，以及医疗机构诊断能力差异等因素相关。本病例就是一例典型的原发性小肠淋巴瘤。

小肠淋巴瘤尤其是结外NK/T细胞淋巴瘤（extranodal NK/T cell lymphomas，ENKTL）的临床表现和内镜下所见极易与克罗恩病、肠结核或结缔组织病肠道受累混淆。早期症状非特异，部分患者因粪便隐血阳性而追踪发现小肠淋巴瘤病灶；大部分患者则在疾病进展出现诸如腹痛、消化道出血、消瘦、发热等临床症状才引起重视；少部分患者因发生肠道并发症如肠穿孔、肠梗阻、消化道大出血等接受手术治疗后，方明确诊断。小肠淋巴瘤好发于空肠上中部和回肠下段，与这些部位淋巴组织更丰富相关。病理类型中多见的是弥漫大B细胞和MALT淋巴瘤，其余病理类型包括外周T细胞淋巴瘤、NK/T细胞淋巴瘤、肠相关性T细胞淋巴瘤、Burkitt淋巴瘤、滤泡性淋巴瘤、套细胞淋巴瘤等。小肠T细胞和NK细胞淋巴瘤较为少见，约占总体PGIL的5%。2008年WHO分类将T细胞和NK细胞淋巴瘤分类如下：①肠病相关性 T 细胞淋巴瘤；②外周 T 细胞淋巴瘤和 ENKTL；③成人 T 细胞白血病／淋巴瘤。本病例的病理类型就是 ENKTL。ENKTL 是一种少见的结外 NHL，原发肠道 ENKTL 更为罕见，患者多以消化道症状首发，该类型小肠淋巴瘤在我国报道似有增加趋势，内镜下以弥漫不规则多发溃疡多见，也可为多发结节或肿块，与 EBV 感染关系颇为密切，且与肿瘤负荷相关的血清学指标如乳酸脱氢酶、铁蛋白、β 微球蛋白往往会伴随升高；病理学检查是小肠淋巴瘤诊断和分类的唯一标准。早期内镜检查可为疾病诊治提供重要线索。但本病临床症状及内镜表现缺乏特异性，且异型淋巴细胞常分布于肠道黏膜下层并向固有肌层浸润进展，有时可突破浆膜层，故内镜下活检钳钳取组织病理阳性率低，极易被误诊或漏诊为肠结核、炎症性肠病等。内镜下需行多处、多块活检，以提高病理检查的阳性率。目前诊断小肠淋巴瘤的主要内镜工具是气囊辅助式小肠镜，但是该检查临床开展不十分普遍、镜下活检组织量偏小，临床上通过小肠内镜诊断淋巴瘤的比例并不很高；半数以上的原发性小肠淋巴瘤需最终通过手术标本病理才明确诊断。另外小肠内镜的根本目的在于获取组织标本，而非行全小肠检查，对于病变范围的评估，小肠 CTE、MRE 或 PET-CT 这些影像学有其优势。小肠 CTE 对小肠淋巴瘤有一定价值，并可指导气囊辅助式小肠镜检查。小肠淋巴瘤在 CTE 的典型表现为：肠壁浸润增厚伴肠系膜淋巴结增大，呈单发或多节段分布；病变的肠壁"动脉瘤样"扩张、层次消失，肠壁可增厚达数厘米、肠腔缩小，病灶边界较光滑，肠腔周围存在脂肪层。也可表现为肠腔内分叶状息肉样软组织肿块、肠道周围及肠系膜、后腹膜淋巴结肿大，呈"夹心面包征"，必要时，结合 PET-CT 对鉴别诊断有一定帮助。ENKTL 因其恶性度高，容易合并消化道大出血、穿孔等严重并发症，预后极差。

### 四、体会

1. 具有腹痛、排便改变、肠道节段性病变、肠瘘等"类克罗恩病"表现的，并不全都是克罗恩病！若有腹痛、腹泻、便血，并伴有发热、肿瘤高负荷血清学指标（如 LDH、$\beta_2$ 微球蛋白、铁蛋白升高）、EBV 阳性，且病情进展快的患者，应警惕 NK/T 细胞淋巴瘤的可能。

2. 肠道 NK/T 细胞淋巴瘤进展快，早期的临床表现无特异性，诊断困难，易误诊，但在病程中易出现消化道大出血、消化道穿孔等凶险并发症。

3. 小肠属于深部器官，尽管有 MRE、胶囊内镜、胃肠彩色超声、小肠镜等检查手段，但是仍然有很多挑战。内镜病理和外科手术病理学（包括免疫组化）在诊断及鉴别诊断上具有重要意义。因病灶大多发生于黏膜下层，故取病理相对较

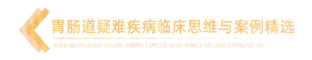
困难，内镜下需行多处、多块活检，以提高病理检查的阳性率。

（林艺娟 陈金通 王承党）

# 参考文献

[1]Alvarez-Lesmes J，Chapman JR，Cassidy D，et al.Gastrointestinal tract lymphomas[J].Arch Pathol Lab Med，2021，145（12）：1585-1596.

[2]Ding W，Zhao S，Wang J，et al.Gastrointestinal lymphoma in southwest china：Subtype distribution of 1，010 cases using the WHO（2008） classification in a single institution[J].Acta Haematol,2016,135（1）：21-28.

[3]Vetro C，Bonanno G，Giulietti G，et al.Rare gastrointestinal lymphomas：The endoscopic investigation[J].World J Gastrointest Endosc，2015，7（10）：928-949.

[4]赵玲莹，顾于蓓，邹多武.肠道淋巴瘤的分类和内镜特点.中华消化杂志，2023，43（8）：572-576.

[5]Wan Ahmad Kammal WS，Mohd Rose I，Md Zin RR，et al.Extranodal NK/ T-cell lymphoma mimicking Crohn's colitis[J].Malays J Pathol，2019，41（2）：195-199.

# 病例 27　年轻男性突发便血

## 一、病历摘要

### （一）基本资料

患者男性，17 岁，因"2 天排血便 10 次"于 2021 年 3 月 27 日收住我科。

现病史：患者 2021 年 3 月 25 日无明显诱因出现排鲜血样便，伴暗红色血块，共 5 次，每次量 100～200 mL。次日就诊我院急诊科，查血常规："WBC 10.42×10⁹/L，RBC 4.66×10¹²/L，HGB 135 g/L，PLT 318×10⁹/L"，初步诊断"急性下消化道出血"，予禁食、补液、奥曲肽等治疗，排柏油样便 3 次，每次量 200～300 mL，自感乏力，隧收住院。病程中无头晕、冷汗淋漓，无恶心、呕吐、呕血，无畏寒、发热。食欲正常，精神欠佳，小便正常，体重无改变。

其他病史：平素健康，大便每日 1 次，正常。无烟酒嗜好。家族史无特殊。

### （二）体格检查

体温 36.3℃，脉搏 78 次/分，呼吸 19 次/分，血压 122/71 mmHg。神志清楚，轻度贫血外观。巩膜无黄染，结膜轻度苍白。左锁骨上等处浅表淋巴结未触及。双肺呼吸音清，未闻及明显干湿性啰音。心率 78 次/分，心脏各瓣膜区未闻及杂音。腹软，无压痛及反跳痛，肝脾未触及，未触及包块，肠鸣音约 5 次/分，移动性浊音阴性。肛门指检：肛缘无肿物，肛门括约肌紧张度适中，直肠壁光滑，未触及肿物，指套染暗红色血迹。双下肢无水肿。

### （三）辅助检查

血常规：WBC 8.03×10⁹/L［正常参考值（3.5～9.5）×10⁹/L］，N% 61.2%（正常参考值 40.0%～75.0%），HGB 112 g/L（正常参考值 130～175 g/L），PLT 342×10⁹/L［正常参考值（125～350）×10⁹/L］。粪便检查：血液阳性、红细胞阳性，粪隐血阳性。CRP 11.98 mg/L（正常参考值 0.0～6.0 mg/L），PCT 正常。血液生化：ALB 36.9 g/L（40.0～55.0 g/L），ALT 43 U/L（正常参考值 9.0～50.0 U/L），AST 19 U/L（正常参考值 40.0～55.0 U/L）；凝血全套：PT 13.7 秒（正常参考值 9.8～12.9 秒），其余凝血指标正常。D-D 正常；CEA 等肿瘤指标、糖化血红蛋白、甲状腺功能指标正常。

全腹部 CT 平扫：脂肪肝，阑尾粪石征。电子胃十二指肠镜：浅表性胃炎，未见出血表现。电子结肠镜：横结肠见一凹陷，可疑憩室，覆血痂及新鲜血液（病例 27 图 1）。

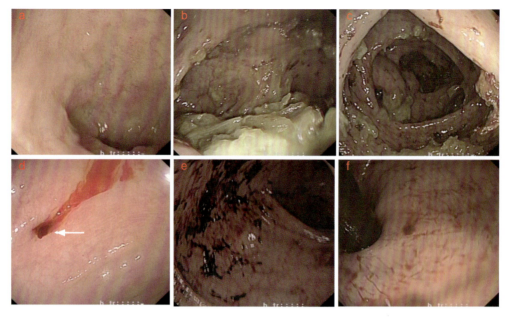

**病例 27 图 1　电子结肠镜**

回肠末端、回盲部见黄色大便，未见血迹（a、b），升结肠见少许血迹（c），横结肠可疑憩室，覆血痂及新鲜血液（d），乙状结肠、直肠见暗红色血迹（e、f）。

## 二、诊疗经过

### （一）诊断

1. 急性下消化道出血：结肠憩室出血可能

2. 轻度贫血

### （二）治疗及转归

经多学科讨论，拟治疗方案如下：①止血、稳定血容量：予补液、奥曲肽、营养支持等；②查找出血点、明确出血病因：急诊电子结肠镜检查前未能充分洗肠，在评估生命体征稳定、无活动性大出血情况下，经口服充分洗肠后再次进行电子回结肠镜检查：全结直肠覆着新鲜血迹，直肠段见血凝块，予圈套器辅助移除血凝块，进镜达回肠末段，退镜见：回肠末端未见溃疡、血迹等；回盲瓣呈唇样，阑尾开口半月形；回盲部、升结肠近回盲瓣各见一憩室，未见血管断端，未见活动性出血；距肛缘约 60 cm 横结肠见一憩室，其内见活动性渗血，予金属夹 2 枚夹闭完整夹闭憩室，经冲洗观察无活动性出血后退镜（病例 27 图 2）。

患者未再排血便，乏力症状改善，复查血常规：血红蛋白波动于 101 ～ 102 g/L。出院后随访：患者自觉良好，体力正常，大便每日 1 次，成形，无血便、腹痛等。

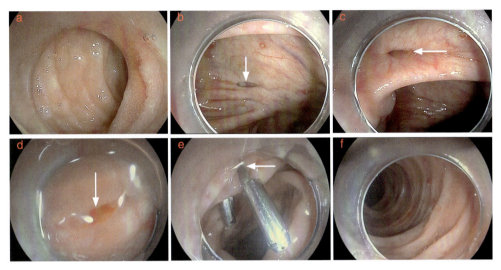

**病例 27 图 2　电子结肠镜检查**

回肠末端未见异常（a），结肠多发憩室（b、c），横结肠憩室并活动性出血（d），金属夹止血（e），降结肠未见异常（f）。

最后诊断：急性下消化道出血：横结肠憩室出血，结肠多发憩室。

### 三、病例讨论

本病例特点：青少年男性，急性起病，突然便血，最后明确是横结肠憩室并出血。

结肠壁上向外的袋状或囊状突出被称为结肠憩室，是结肠常见的解剖学改变。根据病理形态，结肠憩室可分为真性结肠憩室及假性结肠憩室，真性憩室的肠壁先天性发育薄弱，憩室壁含有肠壁各层结构；假性憩室又称获得性憩室，它是由于一处或多处肠壁薄弱或缺损，肠腔内压力增高，导致结肠黏膜通过肠壁薄弱处疝出，从而呈现出向外的囊状突出，在临床上以假性结肠憩室多见。结肠憩室病发病因素及机制尚不明确，据现有文献报道，可能与以下因素有关：结肠动力障碍、吸烟与饮酒、膳食纤维摄入不足、遗传因素和药物等。

结肠憩室病多见于西方发达国家老年人，在平均年龄为 55 岁的人群中患病率高达 42%。我国发病率为 0.2% ～ 1.9%，较西方国家相比不高，即使在 60 岁以上的群体中患病率也仍 ≤ 5%，远低于西方国家。该病在年龄 < 40 岁以下的人群中少见，发病率低于 20%。有相关研究显示男性患憩室病的可能性高于女性，尤其是在较年轻群体中。其部位西方人多发生于乙状结肠，占病例 75% ～ 95%，亚洲人多在右半结肠，为 70% ～ 90%。但随着年龄增长，左半结肠憩室的比例随之升高。该病通常

无症状，多于肠镜检查时偶然发现，一般无须特殊治疗。只有少部分的患者出现憩室炎、憩室出血才会出现腹痛、便血等表现。结肠憩室出血在下消化道出血中约占1/3以上，其典型临床表现为急性无痛性血便，也可出现急、慢性失血的相关症状，严重时可危及生命。70%～80%憩室出血可自发停止，出血有骤起骤停的特点，但止血后出血率仍高，1年内出血率为20%～30%，2年内出血率为33%～42%。本病例患者以无痛性血便为主要表现，2天排血便10次，伴乏力，其临床表现与文献报道一致。电子结肠镜检查是主要诊断方法，可以多方位、直接地观察结肠病变，但由于该病的发病特点，常不易捕捉到憩室出血的表现。CT可以提升结肠憩室出血的检出率，也可以作为一线检查，最好在出血后4小时内进行CT检查，但是一些因素会影响CT的检出率，如憩室太小、肠道未做准备（肠腔内容物、气体等干扰）、肠管重叠或者病变部位被掩盖、检查时机及没有做增强扫描等。当CT平扫检查结果为阴性时，需要进一步CT增强检查，在增强CT检查时发现造影剂外渗或局部聚集是结肠憩室出血的证据。

电子结肠镜也是结肠憩室出血的最佳治疗手段，当明确诊断后可行内镜下治疗，如肾上腺素溶液注射、热凝、止血粉喷洒、金属夹夹闭等，达到止血、减少输血甚至避免手术的目的。本病例患者经电子结肠镜下明确出血的病因及部位后，经金属架夹闭后，止血效果良好。少数镜下寻找出血部位困难或经药物、内镜治疗止血失败的患者，介入治疗为良好的替代方法，较为安全有效，其可通过肠系膜动脉血管造影定位到病变肠管，同时行经导管动脉栓塞术来达到止血的目的。当以上治疗无效时或病情危急时应及时行外科治疗。

结肠多发憩室患者，有再次出血的风险。建议患者改善生活方式，戒烟、戒酒，增加膳食纤维摄入、保持大便通畅，避免服用非甾体类抗炎药（NSAIDs）等。

## 四、体会

结肠憩室是下消化道出血的常见原因之一，会反复发生，有骤发骤停的特点，大量出血时可能危及生命；在不具备内镜检查条件时，CT增强扫描是一线检查手段；电子结肠镜是最佳的诊断手段和治疗手段；部分患者需要介入治疗或外科手术治疗。

（张　钦　李文清　郑玮玮　王承党）

# 参考文献

[1]Kaise M, Nagata N, Ishii N, et al.Epidemiology of colonic diverticula and recent advances in the management of colonic diverticular bleeding[J].Dig Endosc, 2020, 32（2）：240-250.

[2]Schultz JK, Azhar N, Binda GA, et al.European society of coloproctology：guidelines for the management of diverticular disease of the colon[J].Colorectal Dis, 2020, 22（Suppl 2）：5-28.

[3]韩平，刘静梅，晏维.结肠憩室出血内镜诊疗现状[J].内科急危重症杂志，2022，28（01）：15-19.

[4]张怡璇，郑松柏.结肠憩室病的流行病学、发病机制及诊治进展[J].老年医学与保健，2022，28（03）：699-704.

[5]Sebastian SA, Co EL, Panthangi V, et al.Colonic diverticular bleeding：An update on pathogenesis and management[J].Dis Mon, 2023, 69（11）：101543.

[6]Sugiyama T, Kojima Y, Hirata Y, et al.Urgent colonoscopy is not necessary in case of colonic diverticular bleeding without extravasation on contrast-enhanced computed tomography[J].Arab J Gastroenterol, 2024, 25（1）：22-27.

# 病例 28　间歇性上腹痛、血便、黄疸

## 一、病历摘要

### （一）基本资料

患者男性，50 岁，因"间歇性中上腹绞痛 7 天，伴血便 3 次"于 2022 年 9 月 30 日收住我科。

现病史：患者 7 天前无明显诱因出现中上腹阵发性绞痛，放射至后背，排便后腹痛较前缓解，腹痛与饮食、体位无明显关系，排暗红色血便 2 次，总量约 200 mL，伴恶心、乏力，就诊某卫生院，予"口服药（具体不详）"治疗后腹痛消失，排黄色成形便，每日 1 次。2 天前再次突发中上腹阵发性绞痛，性质同前，腹痛半小时后排黑便 1 次，量约 300 mL，排便后腹痛缓解，伴全身冷汗、乏力、头晕、心悸，当地卫生院测血压"80/60 mmHg"，查"血常规：WBC 16.24×10$^9$/L，N% 84.69%，HGB 125 g/L，PLT 466×10$^9$/L"，转诊我院。发病以来无恶心、呕吐、呕血，无畏冷、发热、皮疹，无意识不清。发病后精神、睡眠尚可，食欲正常，小便正常，体重无明显改变。

其他病史：平素健康，无腹痛等史，无服用 NSAIDs 药物史。已婚已育。吸烟 30 年余，每日约 10 支，未戒烟。机会性饮酒 30 年余，未戒酒。

### （二）体格检查

体温 36.5℃，脉搏 75 次/分，呼吸 20 次/分，血压 122/74 mmHg，BMI 25.76。神志清醒，无贫血外观，巩膜轻度黄染。左锁骨上等处浅表淋巴结不大。双肺呼吸音清，未闻及干湿性啰音。心率 75 次/分，心脏各瓣膜区未闻及杂音。腹软，右上腹压痛，无反跳痛，墨菲征可疑阳性，其余部位无压痛，肝脾未触及，未触及包块，肝区有叩击痛，移动性浊音阴性，肠鸣音 3 次/分。肛门直肠指检无异常。双下肢无水肿。

### （三）辅助检查

血常规：WBC 8.25×10$^9$/L，N% 64.2%，HGB 130 g/L，PLT 347×10$^9$/L。尿常规：尿胆原（1+），胆红素（1+），蛋白质（+-）。粪便常规：红细胞（4+）、白细胞阴性；粪便隐血阳性；粪钙卫蛋白阳性（≥60 μg/g）；粪便培养、粪找阿米巴均阴性。CRP 75.30 mg/L（正常参考值 0～6 mg/L），PCT 0.21 ng/mL（正常参考值 0～0.09 ng/mL）。血生化：ALB 37.8 g/L（正常参考值 40～55 g/L）、ALT 86 U/L（正常参考值 9～50 U/L）、AST 41 U/L（正常参考值 15～40 U/L）、γ-GGT

508 U/L（正常参考值 10 ~ 60 U/L）、ALP　354 U/L（正常参考值 45 ~ 125 U/L）、TBIL　84.5 μmol/L（正常参考值 0 ~ 26 μmol/L）、DBIL　78.4 μmol/L（正常参考值 0 ~ 8 μmol/L）；血清铁 7.8 μmol/L（正常参考值 10.6 ~ 36.7 μmol/L）、可溶性转铁蛋白 52.4 nmol/L（正常参考值 22.4 ~ 55.8 nmol/L），铁蛋白、转铁蛋白、叶酸、维生素 $B_{12}$ 正常。肿瘤指标：CA199　80.60 U/mL（正常参考值 0 ~ 34 U/mL）；CEA、AFP、CA125、CA153 均正常。

　　全腹部 CT 平扫：肝Ⅳ段 - 胆囊区见团块状软组织影，范围约 6.5 cm×4.9 cm，内见结节状致密影，周围脂肪间隙模糊，与邻近肠壁分界不清（考虑肝Ⅳ段 - 胆囊区占位病变），肝右叶见斑点状致密影（叶钙化灶或结石），肝内胆管无扩张（病例 28 图 1）。

　　上腹部磁共振平扫＋增强：胆囊体积增大，形态不规则，腔内见多发结节状短 $T_2$ 信号影，大者大小约 2.1 cm×1.8 cm，下壁及底壁不规则，局部壁见中断，增强呈明显不均匀强化，周围脂肪间隙见不规则明显强化影，与结肠肝曲及十二指肠分界不清，局部见一管状强化影与十二指肠降部相通，邻近Ⅳ段见片状长 $T_1$ 长 $T_2$ 信号影，DWI 呈高信号，增强动脉期见斑片异常强化影，余期呈等信号；肝内胆管稍扩张。诊断：①胆囊多发结石，胆囊炎症性病变伴胆囊局部破裂包裹纤维化可能，局部可见瘘管与十二指肠降部相通，病灶与结肠肝曲及肝Ⅳ段粘连；②肝内胆管轻度扩张（病例 28 图 2）。

　　上腹部彩超：胆囊窝混合回声区，范围约 6.2 cm×3.9 cm（胆囊结石伴局部胆囊壁破裂并周围包裹形成）。

　　胃十二指肠镜：胃角溃疡（H1）（病例 28 图 3）。电子回结肠镜：回肠末段、结直肠未见明显异常。

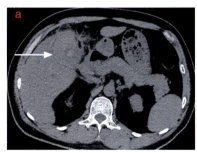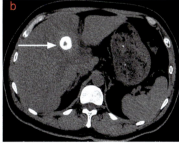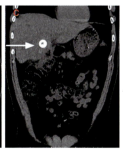

**病例 28 图 1　全腹部 CT 平扫**

　　肝Ⅳ段 - 胆囊区团块状软组织影（图 a 白色箭头），内见结节状致密影（图 b 白色箭头），与邻近肠壁分界不清（图 c 白色箭头）。

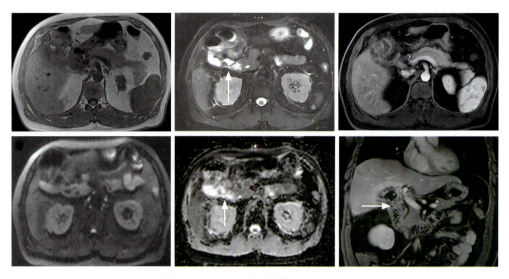

病例 28 图 2　上腹部磁共振平扫＋增强

　　胆囊体积增大，形态不规则，下壁及底壁不规则，局部壁见中断，增强呈明显不均匀强化，周围脂肪间隙见不规则明显强化影，与结肠肝曲及十二指肠分界不清，局部见一管状强化影与十二指肠降部相通（白色箭头）。

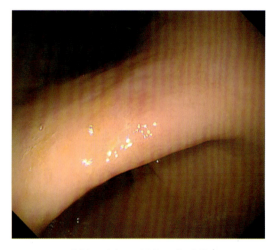

病例 28 图 3　胃十二指肠镜

胃角溃疡，直径约为 4 mm。

## 二、诊疗经过

### （一）诊断

1. 上消化道出血：胆道出血

2. 胆囊结石并感染，胆囊穿孔

3．胆囊 - 十二指肠瘘

4．胃角溃疡

**（二）治疗及转归**

经患者参与的多学科讨论，拟治疗方案如下：①一般治疗：暂禁食，营养支持治疗；②予头孢哌酮舒巴坦抗感染、艾司奥美拉唑＋铝碳酸镁抑酸保胃、谷胱甘肽保肝、屈他维林解痉等；③做好术前准备，拟住院期间择期外科手术。

住院一周后（2022 年 10 月 7 日）在全身麻醉下行"腹腔镜探查＋胆囊切除术"，术中见：胆囊约 8 cm×6 cm×3 cm，明显充血水肿，张力较高，胆囊三角不清晰，胆囊与周围十二指肠、结肠、肝脏粘连明显，胆总管无扩张。术后病理：（胆囊）慢性胆囊炎急性发作，胆囊结石，胆囊局灶黏膜缺失，黏膜面及浆膜面见炎性肉芽组织形成，符合胆囊穿孔改变（病例 28 图 4）。

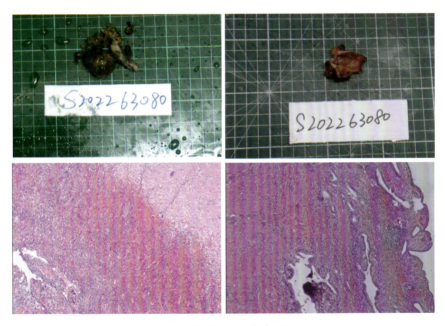

病例 28 图 4　手术病理

（胆囊）慢性胆囊炎急性发作，胆囊结石，胆囊穿孔改变。

## 三、病例讨论

病例特点：中年男性，急性起病，表现为间断性中上腹绞痛、然后消化道出血和黄疸等比较典型的胆道出血表现，查体有右上腹压痛，肝区叩击痛，上腹部彩超及磁共振提示"胆囊多发结石，胆囊炎症性病变，胆囊壁破裂，周围形成包裹，局部可见瘘管与十二指肠降部相通"，"胆道出血；胆囊结石；胆囊－十二指肠瘘"诊断明确，本病在临床并不常见，诊断难度并不大，但是需要与其他引起消化道出血的疾病进行鉴别，如消化性溃疡、胆道系统恶性肿瘤、缺血性肠病等。

胆肠瘘是各种原因引起的胆道系统与周围胃肠道之间形成的病理性通道，临床上罕见，90%以上继发于胆石症，约6%继发于消化性溃疡穿孔，其他原因还包括恶性肿瘤（胆囊、胆管、十二指肠、胰腺、胃肠道）、胆道或十二指肠旁脓肿等。胆肠瘘最常见的类型是胆囊十二指肠瘘（61%～77%），其次是胆囊结肠瘘（14%～17%）和胆囊胃瘘（6%）。女性自发性胆瘘的发病率是男性的3～5倍，且60岁以上多见。肠胆瘘的识别非常重要，因为它们与潜在的并发症相关，死亡率为15%～22%，甚至高达50%。胆肠瘘的机制是反复发生的炎症导致胆囊壁遭到破坏，侵蚀邻近器官（如十二指肠），形成瘘管、粘连。

胆肠瘘缺乏特异性临床表现，术前诊断具有挑战性，大多数报告的病例是术中诊断的。临床可表现为长期的右季肋部疼痛和（或）上腹痛、腹胀、发热、黄疸、体重减轻等，也可表现为反复发作的胆管炎、急性或慢性胰腺炎、胆石性肠梗阻，以及罕见的胃肠道出血，可通过ERCP/MRCP、CT或腹部超声等检查来辅助诊断胆肠瘘。胆肠瘘的影像学表现分为直接征象和间接征象。直接征象表现为异常瘘管，瘘口可表现为管条状、哑铃型、裂隙状、束腰征等。间接征象有胆囊变形、萎陷，胆囊壁增厚，胆囊及肝内胆管系统积气（需排除气肿性胆囊炎及各种手术导致的胆系积气），胆囊周围及其邻近结构境界不清，以及肠腔内异位结石及肠梗阻的表现。

胆囊十二指肠瘘引起的胆道出血是消化道出血的少见病因。大多数病例报告指出，出血来源通常是十二指肠溃疡或胆结石侵蚀胆囊动脉。典型的胆道出血临床表现为Quincke三联征，即右上腹痛、梗阻性黄疸、消化道出血［呕血和（或）黑便］。当大量出血时，胆道压力骤然升高，引起Oddi括约肌痉挛，血凝块堵塞胆管，出现胆绞痛，继之黄疸，随后呕血或便血。故胆道出血常表现为周期性出血，即腹痛、黄疸后出血，出血后腹痛缓解，出血量大时可出现失血性休克表现。Oddi括约肌功能正常者，胆道出血可自行停止，但易反复发作。胆囊十二指肠瘘出血通常需要手术切除胆囊，并修复十二指肠瘘管。

总之，胆肠瘘大多无特异性症状，临床表现差异较大，诊断困难。对于慢性上腹痛、胆管炎反复发作、胆石性肠梗阻甚至消化道出血的患者，应进行鉴别诊断。典型的临床症状加上适当的影像学检查有助于诊断，适时的手术干预至关重要，该患者经手术治疗后，预后良好。

## 四、体会

1. 胆囊十二指肠瘘无特异性临床表现，术前确诊有一定难度，术前应仔细询问病史，如有间断性右上腹痛－黄疸－出血－出血后腹痛缓解表现者应高度怀疑胆道出血，合理应用辅助检查，如超声、CT、ERCP/MRCP 辅助诊断。

2. 胆囊十二指肠瘘虽然是胆石症的罕见并发症，但死亡率较高，及时诊断和适时的手术治疗至关重要。

（薛梦丽 张琳琳 刘益娟 王承党）

# 参考文献

[1]Vadioaloo DK, Loo GH, Leow VM, et al.Massive upper gastrointestinal bleeding：a rare complication of cholecystoduodenal fistula[J].BMJ Case Rep, 2019, 12（5）：e228654.

[2]Park JM, Kang CD, Kim JH, et al.Cholecystoduodenal fistula presenting with upper gastrointestinal bleeding：A case report[J].World J Clin Cases, 2021, 9（2）：410-415.

[3]Malik A, Bani Fawwaz BA, Michael M, et al.Endoscopic retrograde cholangiopancreatography（ERCP）：Used to diagnose and treat cholecystoduodenal fistula, a rare clinical entity[J].Cureus, 2021, 13（10）：e18962.

[4]Lee CK, Ramcharan DN, Alaimo KL, et al.Cholecystoduodenal fistula evading imaging and endoscopic retrograde cholangiopancreatography：A case report[J].Cureus, 2021, 13（11）：e20049.

[5]孔倩倩,张礼荣,马聪,等.MSCT 检查在胆肠瘘的诊断价值[J].医学影像学杂志, 2021, 31（12）：2071-2073.

[6]Young A, Yusuf GT, Fang C, et al.Cholecystoduodenal fistula identified on oral contrast-enhanced ultrasound[J].J Ultrasound, 2022, 25（2）：339-342.

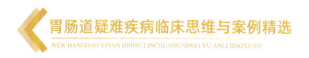
[7]Fukuda Y，Michiura T，Ito D，et al.Indirect cholecystoduodenal fistula via hepatoduodenal ligament secondary to gangrenous cholecystitis：a case report[J].Surg Case Rep，2022，8（1）：201.

[8]Senthil Kumar P，Harikrishnan S.Cholecystoduodenal fistula：A case series of an unusual complication of gallstone diseases[J].Cureus，2022，14（11）：e31651.

[9]Chen CC，Wang SC，Chen TH，et al.A rare case of cholecystoduodenal fistula complicated with gallstone ileus and upper gastrointestinal bleeding[J].Cureus，2022，14（5）：e24846.

# 病例 29　腹痛、高血压、低钠血症

## 一、病历摘要

### （一）基本资料

患者女性，21 岁，因"间断腹痛伴恶心、呕吐 2 年余，再发 4 天"于 2017 年 11 月 18 日收住我科。

现病史：患者 2015 年 5 月突发中上腹持续性闷痛，渐累及左下腹持续性闷痛，无向他处反射，排便、排气减少，伴恶心、呕吐非血性胃内容物数次，每次 10 ～ 30 mL，呕吐后腹痛未见明显缓解。外院查腹部平片：腹部见多发肠管扩张、积气，可见气液平，考虑"不全性肠梗阻"。予禁食、抑酸、补液、灌肠等处理后症状好转后出院。此后上述类似腹痛症状又发作 3 次，多于月经前 3 ～ 5 天出现，每次发作前伴有咽痛、发热数日，最高体温 38.0℃，继而出现上述腹痛症状，疼痛时血压升至 140 ～ 170/100 ～ 120 mmHg，经对症治疗后腹痛好转，血压于腹痛好转 1 周后恢复正常。2016 年 2 月 7 日腹痛时出现 1 次四肢抽搐伴意识障碍，经抗惊厥治疗后好转。2017 年 11 月 14 日再次出现上述腹痛、感恶心、呕吐少许水样胃内容物，急查血电解质：K 3.47 mmol/L，Na 129 mmol/L，CL 96.4 mmol/L，血淀粉酶、脂肪酶、血常规未见明显异常。经补液、对症治疗无好转，拟"腹痛待查"收住院。自发病以来，患者无腹泻，无颜面红斑、关节痛，无发热等。精神、睡眠欠佳，大便如上述，小便如常，体重未见明显下降。

其他病史：月经 12 岁初潮，5 ～ 6/28 ～ 30 天，末次月经：2017 年 10 月 20 日，平素无痛经史。母亲在绝经前有类似腹痛病史。

### （二）体格检查

体温 36.4℃，脉搏 102 次 / 分，呼吸 19 次 / 分，血压 150/106 mmHg，BMI 21。全身皮肤黏膜未见黄染，淋巴结未及肿大。双肺呼吸音清，未闻及干湿性啰音。腹平软，中上腹及左下腹轻压痛，无反跳痛。神经系统查体未见异常。

### （三）辅助检查

血常规、血沉、粪常规、肝肾功能、肿瘤指标均正常。多次尿常规：胆红素（2+），尿胆原（1+）;血电解质：K 3.47 ～ 4.16 mmol/L，Na 126.5 ～ 136.1 mmol/L，CL 91.7 ～ 105.0 mmol/L。血淀粉酶 121 U/L，血脂肪酶 132 U/L。尿妊娠试验阴性。泌乳素 514.2 mIU/L（正常参考值 102 ～ 496 mIU/L）。IgE、IgG4、抗核抗体、抗核抗体谱、抗 dsDNA、抗中性粒细胞胞浆抗体、C3、C4：正常。甲状腺功能、血浆皮质醇、醛固酮卧立位、促肾上腺皮质激素、肾上腺素＋去甲肾上腺素＋多巴胺均正常。

电子胃镜：浅表性胃炎。电子结肠镜：回肠末段、结直肠未见异常。全腹CT平扫＋增强未见明显异常。垂体磁共振未见异常。尿液光照结果：尿液于紫外灯下照射2小时后，尿液由淡黄色变为酒红色(病例29图1)。HMBS(hydroxymethylbilane synthase)测序结果（病例29图2）：*HMBS* 基因第8号外显子（E8）突变检测测序峰图，先证者E8的405号位点发生了C→T的突变，其母亲在该位点出现同样突变，父亲该位点未发现有突变。

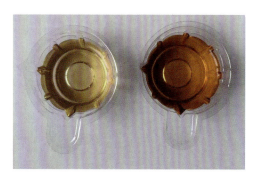

**病例29图1　尿液光照结果**

左侧：照射前黄色，右侧：照射后酒红色。

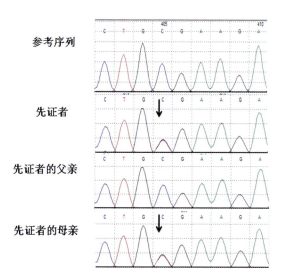

**病例29图2　*HMBS* 基因检测结果［第8号外显子（E8）突变检测测序峰图］**

先证者E8的405号位点发生了C→T的突变，其母亲在该位点出现同样突变，父亲该位点未发现有突变。

## 二、诊疗经过

### （一）诊断

1. 急性间歇性卟啉病
2. 继发性高血压
3. 低钠血症

### （二）治疗及转归

入院后予补充葡萄糖、纠正电解质紊乱等治疗后患者腹痛好转。门诊随访，偶有腹痛发作，每次发作摄入高糖食物或静脉输注葡萄糖后症状逐渐好转。目前一般情况良好，嘱避免劳累、感染、酒精等诱发或加重疾病的因素。

## 三、病例讨论

本病例特点：育龄期女性，表现为不全性肠梗阻，每次腹痛发作前均有"上呼吸道感染"和（或）"月经来潮"诱因，腹痛时伴有反复低钠、高血压，曾出现1次癫痫发作；母亲有类似病史。结合基因检测和尿液光照结果，明确诊断"急性间歇性卟啉病"。

该患者反复腹痛，外院腹部立位平片曾见气液平，但我院腹部CT、内镜等检查未见异常，按常见的急腹症病因（如胰腺炎、肠梗阻）难以解释患者腹痛伴随的神经系统症状和持续低钠血症等，是否可以用"一元论"解释腹痛病因。排查了免疫系统、内分泌系统等相关指标和检查，排除了相关病因。患者在我科住院期间，追问病史发现患者腹痛发作多数出现在月经前 3 ～ 5 天，说明腹痛发作与月经存在一定关联，常规检查已排除妇科疾病，因此经查阅相关文献发现，临床上怀疑与卟啉病相关的疾病的诊断，引发卟啉病发作的因素包括禁食、月经、感染、手术等，与患者相符，最终经过全面检查确诊急性间歇性卟啉病。

急性间歇性卟啉病是最常见的卟啉病，属于常染色体显性遗传病，是胆色素原脱氨酶部分缺乏引起的急性神经内脏卟啉病。急性间歇性卟啉病发病年龄轻，主要在 20 ～ 40 岁，女性高于男性，临床较少见，常被误诊为急腹症。急性间歇性卟啉病的临床表现复杂多样，最常见为胃肠道和神经系统受累，胃肠道症状如腹痛、呕吐、便秘，神经系统症状如肌无力、抽搐、意识障碍，同时可伴精神症状。研究表明，中国急性间歇性卟啉病患者最常见的症状是腹痛，其次是中枢神经系统症状。该病例以胃肠道症状首发，病程中曾伴随抽搐、精神症状，临床表现与急性间歇性卟啉病相似。急性间歇性卟啉病患者尿中无色的卟胆原（porphobilinogen，PBG）经光照可转变为有色卟啉类化合物，将患者新鲜尿液置于阳光下数小时可呈棕红或酒红色。根据不同类型卟啉病特征性的临床表现，结合家族史、实验室检查、血液／尿液／粪便中相应的卟啉物质增加和 *HMBS* 基因分析结果可以明确急性间歇性卟啉病诊断。当患者的症状和体征符合急性卟啉病发作时，如果尿 PBG 升高，则足以诊断急性卟啉病，并启动治疗。同时，基因型－表型关联有助于指导急性间歇性卟啉病的临床诊断和治疗。

由于急性间歇性卟啉病病机制尚不完全明确，目前尚无特效药物治疗，主要是对症治疗及预防复发。急性发作期以支持治疗为主，维持体液平衡和纠正电解质紊乱，特别是低钠血症和低镁血症，缓解腹痛，改善精神症状及神经症状，输注正铁血红素以及补充葡萄糖，该患者每次发作在摄入高碳水化合物饮食后症状缓解进一步验证急性间歇性卟啉病的诊断。同时部分急性间歇性卟啉病患者存在可预见的发作诱因，应尽量避免或减少这些诱因，如吸烟、饮酒、饥饿、禁食、急性感染，与月经周期相关的患者，通过促性腺激素释放激素类似物抑制排卵，可以预防于黄体期频繁反复发作的卟啉病。因此，未来需要更多的研究进一步发现急性间歇性卟啉病的药物预防和治疗。

## 四、体会

急性间歇性卟啉病临床少见，容易漏诊和误诊，临床医生只有不放过任何蛛丝马迹才能不断接近真相。①消化系统症状为首发的急性间歇性卟啉病早期不容易被识别：当患者出现周期性腹痛合并继发性高血压、低钠血症以及神经精神症状时候，需警惕急性间歇性卟啉病，可予完善尿 PBG 日晒检测、必要时加查基因检测；②急性间歇性卟啉病尚无特效药物治疗：急性发作期以支持治疗为主，可补充葡萄糖及输注正铁血红素。

（陈雪娥　陈金通　王承党）

# 参考文献

[1]Amy K Dickey, Rebecca Karp Leaf, Manisha Balwani.Update on the Porphyrias[J].Annu Rev Med, 2024, 75：321-335.

[2]Redmond J, Fazio T, Buzzard K.Acute intermittent porphyria presenting with first episode seizure and rhabdomyolysis[J].Acta Neurol Belg, 2023, 123（4）：1611-1614.

[3]Yi Ren, Shuang Li, Jia-Jia Lei, et al.Clinical feature and genetic analysis of HMBS gene in Chinese patients with acute intermittent porphyria：a systematic review[J].Front Genet, 2023, 14：1291719.

[4]李青阳，李茹，任毅，等．中国急性间歇性卟啉病患者临床特点及治疗分析[J]．中国全科医学，2022，25（03）：312-319.

[5]Stolzel U,Stauch T,Kubisch I.Porphyria[J].Internist(Berl),2021,62(9)：937-951.

[6]中华医学会血液学分会红细胞疾病（贫血）学组．中国卟啉病诊治专家共识[J]．中华医学杂志，2020，100（14）：1051-1056.

# 病例30　老年、慢性腹泻、低免疫球蛋白血症

## 一、病历摘要

### （一）基本资料

患者男性，72岁，因"反复腹泻1年余，加重7天"于2022年2月21日收住我科。

现病史：患者2020年4月起无明显诱因出现反复腹泻，排糊状便或黄色稀水便，最初每日2～3次，每次量中等。多次就诊当地医院，查电子肠镜提示"乙状结肠溃疡、横结肠息肉"，予对症止泻（"黄连素、蒙脱石散、固肠止泻丸"）、调整肠道菌群等治疗后，腹泻症状缓解，大便每日1次，糊状便。但短时间内腹泻又反复发作，2020年9月起多次就诊上海某二甲医院，加用"美沙拉嗪（剂量不详）"治疗9个月余（2020年9月至2021年5月），大便次数波动性增加，最多可达每日10余次，性质大致同前，间断加服止泻治疗。2021年5月上海某二甲医院复查胃镜提示"慢性萎缩性胃炎、十二指肠球部霜斑样溃疡"，电子肠镜提示"所见无明显异常"，但仍反复腹泻，大便每日3～6次，排糊状便或黄色稀水便，无黏液脓血，每次量中等，进食多时排便量增加，同时出现反复双下肢水肿、口腔溃疡，消瘦（1年余体重下降约25kg），遂收住院。病程中无腹痛、腹胀、恶心、呕吐，无畏冷、发热，无眼黄、尿黄，大便无黏液、脓血，无恶臭、油脂漂浮物等。精神状态欠佳，食欲稍减退，因为进餐后大便量增多而自我控制饭量，小便正常，无血尿、泡沫尿等；睡眠尚好。

其他病史：40年余前因为"急性阑尾炎"行"阑尾切除术"。8年余前外伤大腿骨折，治愈。2年前诊断"慢性乙型病毒性肝炎"，规则"恩替卡韦"抗病毒治疗。近1年内多次出现咳嗽、咳痰等，外院诊断"呼吸道感染"（具体不详），本次住院前3天再发咳嗽、咳黄色脓痰，量少，无咯血、胸痛、发热等。无高血压、糖尿病，无烟酒嗜好，否认冶游史和吸毒史。子女健康，家族史无特殊。

### （二）体格检查

体温36.5℃，脉搏100次/分，呼吸20次/分，血压130/87mmHg，身高166cm，体重40kg，BMI 14.52。神志清楚，消瘦外观，睑结膜稍苍白。口腔腭部、双侧颊部、舌背黏膜均见大量散在白色斑块，无法擦去，部分黏膜出现破溃。双肺呼吸音粗，右下肺可闻及少许湿性啰音。心律齐，各瓣膜区未闻及病理性杂音。

腹平，右下腹见长约 7 cm 陈旧性手术瘢痕，全腹软，无压痛、反跳痛，肠鸣音 4 次 / 分。肛门周围和直肠指检未见明显异常。双下肢轻度凹陷性水肿。病理征未引出。

**（三）辅助检查**

血常规：WBC $6.56×10^9$/L，N% 76.2%，HGB 108 g/L，PLT $137×10^9$/L，LYMPH $1.25×10^9$/L，LY% 19.0%。粪便常规：黄色软便，白细胞（−）、粪隐血（−）；血液生化：TP 38.8 g/L（正常参考值 65.0 ~ 85.0 g/L），ALB 27.2 g/L（正常参考值 40.0 ~ 55.0 g/L），GLOB 11.6 g/L（正常参考值 20 ~ 40 g/L），ALT 60 U/L，AST 49 U/L；K 2.92 mmol/L（正常参考值 3.5 ~ 5.3 mmol/L）、Ca 1.71 mmol/L（正常参考值 2.11 ~ 2.52 mmol/L）、Na 130.7 mmol/L（正常参考值 137 ~ 147 mmol/L）；CRP 69.04 mg/L、血沉正常，PCT 1.41 ng/mL；CEA、AFP、CA199 正常；$FT_3$ 2.150 pmol/L，$FT_4$ 9.770 pmol/L，sTSH 0.638 μIU/mL，甲状旁腺素 15.540 pmol/L。

免疫相关指标：ANA、dsDNA、抗中性粒细胞胞浆抗体、抗核抗体谱 IgG 均阴性；补体 3 0.52 g/L（正常参考值 0.76 ~ 1.70 g/L）、补体 4 0.24 g/L（正常参考值 0.11 ~ 0.32 g/L）、血清 IgG 3.63 g/L（正常参考值 7.51 ~ 15.6 g/L）、IgM 0.13 g/L（正常参考值 0.46 ~ 3.04 g/L）、IgA 1.32 g/L（正常参考值 0.82 ~ 4.53 g/L）；外周血 B 细胞百分比 0.2%（正常参考值 9.0% ~ 14.1%）；$CD_4^+$ T 细胞 315 个 / μL（正常参考值 300 ~ 2000 个 / μL）、$CD_8^+$ T 细胞 913 个 / μL（正常参考值 300 ~ 1800 个 / μL）、T 淋巴细胞 $CD_4^+$/$CD_8^+$ 细胞比值 0.35（正常参考值 1.3 ~ 2.0）。

HBsAg、HBeAb 阳性，HBeAg 阴性，HBV-DNA $< 5×10^2$ U/mL；HIV 阴性。粪便真菌培养提示白色念珠菌生长；粪便细菌培养和霍乱弧菌培养、粪阿米巴、艰难梭菌抗原和毒素均阴性；痰培养提示医院不动杆菌和白色念珠菌生长；巨细胞病毒核酸 $1.14×10^3$ Copies/mL（正常参考值 $< 4×10^2$ Copies/mL），抗巨细胞病毒抗体 IgG 阳性，抗巨细胞病毒抗体 IgM 阴性；EB 病毒核酸、半乳甘露聚糖、结核感染 T 细胞检测均阴性。

小肠胶囊内镜：空肠见 2 处红斑，空回肠共见 4 处小糜烂，覆少许白苔或褐色苔（病例 30 图 1）。全腹部 CT 平扫＋增强：乙状结肠冗长、腹盆腔积液、肝Ⅷ段海绵状血管瘤。胸部 CT 平扫及增强（病例 30 图 2）：中纵隔左旁团块状密度增高影，大小约 4.5 cm×3.5 cm，CT 值约 42 Hu，边界清，呈宽基底附着，增强呈持续轻度增强；双侧胸腔少量积液。PET-CT：中纵隔左侧软组织占位，病灶大小约 4.5 cm×3.4 cm×4.2 cm，低代谢，未见明显放射性摄取增高影（与纵隔血池相当）。骨髓穿刺细胞涂片：有核细胞增生减低，G 48%、E 12.0%、G/E 4.0；红细胞系统比例偏低（中幼红细胞 3.0%、晚幼红细胞 9.0%），形态未见异常；淋巴细胞、单核细胞比例偏高。骨髓流式细胞学：成熟淋巴细胞群 38.16%、幼稚及成熟粒细胞群 44.49%、成熟单核细胞群 5.01%、幼稚红细胞群 4.89%、嗜酸性粒细胞群 0.12%、嗜碱细胞群 0.12%，未见 B 淋巴细胞，T 淋巴细胞 $CD_4^+/CD_8^+ = 0.31$，比值减低。CT 引导下纵隔肿物穿刺活检组织病理学：梭形细胞肿瘤，免疫组化：TdT（-）、CK19（+）、CD 99（+）、CD 34（-）、VIM（-）、STAT6（-）、SOX10（-）、S100（-）、Ki-67（+，3%），考虑胸腺瘤（A 型可能）（病例 30 图 3）。

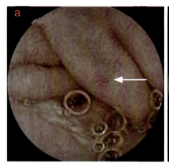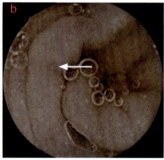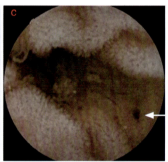

**病例 30 图 1　小肠胶囊内镜**

空肠见红斑（a），空回肠多发小糜烂（b、c）。

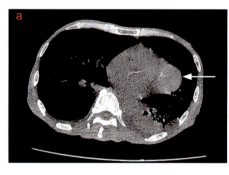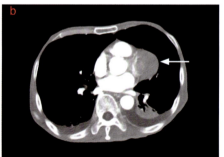

**病例 30 图 2　胸部 CT 平扫及增强**

中纵隔左旁团块状密度增高影（a），持续轻度增强（b）。

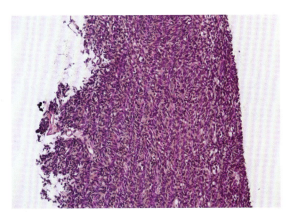

病例 30 图 3　纵隔肿物穿刺活检组织病理学：梭形细胞肿瘤

## 二、诊疗经过

### （一）诊断

1. 慢性腹泻：Good 综合征（Good's Syndrome），伴重度营养不良、慢性病贫血、电解质代谢紊乱、低蛋白血症性水肿

2. 胸腺瘤（A 型可能）

3. 免疫功能紊乱，伴多部位感染（肺部感染、口腔真菌感染、肠道真菌感染）

4. 继发性甲状旁腺功能亢进

### （二）治疗及转归

经患者参与的多学科讨论，拟治疗方案如下：①补充丙种球蛋白：静脉用免疫球蛋白 5～10 g 1 次／日静脉滴注（总输注剂量 40 g）；②抗感染：头孢曲松抗细菌感染，氟康唑抗真菌感染；③加强营养支持：肠内营养、部分肠外营养，输注白蛋白；④支持治疗：调节肠道菌群、纠正电解质紊乱、输注白蛋白、恩替卡韦抗病毒、保肝等。

经治疗后，患者逐渐恢复正常经口饮食，腹泻缓解，大便每日 1 次，呈黄色糊状便，咳嗽、咳痰好转，口腔溃疡愈合，监测电解质稳定，CRP、PCT 恢复正常。2022 年 4 月 11 日复查血清 IgG 20.70 g/L，血清 IgM 0.20 g/L，血清 IgA 1.12 g/L。建议患者行胸腺瘤切除术，于 2022 年 4 月行胸腺瘤切除术，术后病理回报：胸腺瘤（AB 型）。

术后大便每日 1 次，糊状便，无血，体重增加约 10 kg。术后一年再发腹泻，每日 3～4 次，糊状，无血便，自行间断输注白蛋白、口服止泻药物。大约术后一年半之后（2023 年 10 月）因肺部严重感染（具体不详）病故，未做尸检。

最后诊断：胸腺瘤（AB 型），Good 综合征，伴发：多部位感染（肺部感染、口腔真菌感染、肠道真菌感染）、重度营养不良、慢性病贫血、电解质代谢紊乱、低蛋白血症性水肿、继发性甲状旁腺功能亢进。

### 三、病例讨论

本病例特点：老年男性，慢性病程，以难治性腹泻为主要表现，伴反复感染（呼吸道、口腔、肠道）、明显营养不良，检查发现存在低丙种球蛋白血症、外周血 B 淋巴细胞缺失，纵隔占位（病理证实为 AB 型胸腺瘤），诊断 Good 综合征。患者高龄，起病隐匿，腹泻呈复发性、难治性，迁延不愈，伴明显消瘦，既往肠镜提示结肠溃疡、胶囊内镜提示非特异的小肠红斑、糜烂，需要与功能性腹泻（特别是初诊时）、药物相关性胃肠道黏膜损伤、炎症性肠病、感染性肠炎、恶性肿瘤（尤其是淋巴瘤）等相鉴别。口腔和肠道念珠菌感染是机体免疫紊乱的结果，可能会加重腹泻的症状，但不是慢性腹泻的根本原因。

Good 综合征是一种成人发病的免疫缺陷性疾病，世卫组织和国际免疫学会联盟的专家委员会将其归为原发性免疫缺陷病（primary immunodeficiency disease，PID）的一种特殊类型，定义为胸腺瘤伴低 γ 球蛋白血症，可出现体液免疫及细胞免疫的异常，其免疫学特征包括：低 γ 球蛋白血症、外周血 B 淋巴细胞减少或缺失、$CD_4^+$ T 淋巴细胞减少、$CD_4^+$ T/$CD_8^+$ T 细胞比值倒置和 T 细胞有丝分裂原增殖反应降低。

Good 综合征通常发生在 40～70 岁的成人患者，儿童非常罕见，男女患病率无差异。该病患者胸腺瘤最常见的组织学类型是 AB 型，可发生在胸腺瘤诊断之前、同时或之后。Good 综合征通常表现为反复感染、慢性腹泻、自身免疫性疾病如纯红细胞再生障碍性贫血、重症肌无力、口腔扁平苔藓等。反复感染是 Good 综合征患者最常见的临床表现，感染部位包括呼吸道、消化道、中枢神经、血流、皮肤等，可发生各种机会性感染（如黏膜皮肤念珠菌病、卡氏肺孢子虫）和潜伏病毒激活（如巨细胞病毒、水痘带状疱疹、单纯疱疹病毒）。腹泻也是 Good 综合征的常见症状之一，近 50% 患者以腹泻为主要表现，甚至为唯一的表现，多为慢性、难治性、复发性腹泻，可伴明显的营养不良。本病例患者以慢性腹泻为主要症状，对症治疗效果不佳，症状迁延不愈，病程中曾反复出现呼吸道感染，最初未引起充分的重视，未将两者联系在一起，忽视了免疫功能缺陷这一系统性因素。该病的免疫缺陷主要表现为低 γ 球蛋白血症、外周血 B 淋巴细胞减少或缺失，也可有 T 细胞缺陷，故倾向于将 Good 综合征定义为联合免疫缺陷，这可与另一种免疫缺陷性疾病——普通变异型免疫缺陷病（common variable immunodeficiency，CVID）相鉴别。CVID 是一种常见的抗体缺陷病，其临床表现与 Good 综合征相似，容易混淆。CVID 可见于成人，也可发生于儿童，血清 IgG 浓度明显降低，大多数患者外周 B 淋巴细胞正常或轻微减少，其显著特征是低记忆 B 淋巴细胞，而本病例患者检查提示多种血清 IgG 浓度明显下降，外周血 B 淋巴细胞明显减少，T 淋巴细胞基本正常，这也进一步支持诊断。

目前 Good 综合征尚缺乏明确的诊断标准，且因其罕见、临床症状不特异、临床医生对该疾病认识仍有欠缺等，诊断难度相当大，漏诊率高，尤其是 Good 综合征症状出现之前无明确胸腺瘤诊断的患者，类似本病例患者。因此，认识并深入了解该病对提升临床医生的诊治能力、避免误诊及漏诊，有着重要意义。

目前 Good 综合征的治疗主要是免疫球蛋白的替代治疗改善免疫缺陷状态，如果合并感染、营养不良等，需要同时抗感染、营养支持等。

Good 综合征的预后，其临床预后主要取决于感染、相关血液病及自身免疫性疾病的严重程度，而不是胸腺瘤本身的严重程度，其中感染是最常见的死亡原因。对于胸腺瘤本身，建议手术完整切除，但是，手术并不能逆转机体的免疫紊乱，也很难改善 Good 综合征患者的预后。

### 四、体会

1. 老年人慢性腹泻比较常见，易被诊为功能性胃肠病。对于迁延不愈、治疗棘手的腹泻，尤其老年人慢性腹泻、伴明显消瘦、反复感染的，建议全面评估免疫状态；Good 综合征诊断比较困难，医生常常会把重点精力放在腹泻的治疗上，而忽略深层次病因的探寻。

2. Good 综合征缺乏特异性治疗，主要以抗感染、补充免疫球蛋白为主，尽管切除胸腺瘤可能短时间改善病情，但无法逆转病情，预后差。

（黄燕妮　陈雪娥　郑玮玮　王承党）

# 参考文献

[1] Bousfiha A, Jeddane L, Picard C, et al. Human inborn errors of immunity：2019 update of the IUIS phenotypical classification[J]. Journal of clinical immunology, 2020, 40（1）：66-81.

[2]Bousfiha A, Moundir A, Tangye SG, et al.The 2022 Update of IUIS phenotypical classification for human inborn errors of immunity[J]. Journal of clinical immunology, 2022, 42 (7) : 1508-1520.

[3]Sipos F, Műzes G.Good's syndrome : brief overview of an enigmatic immune deficiency[J].APMIS : acta pathologica, microbiologica, et immunologica Scandinavica, 2023, 131 (12) : 698-704.

[4]Xu Y, Wang L, Chen Z, et al.Thymoma with immunodeficiency, combined diffuse panbronchiolitis, and latent autoimmune diabetes in adults-case report and systematic review[J].Journal of translational autoimmunity, 2024, 8 : 100230.

[5]Ni J, Zhang J, Chen Y, et al.Variable clinical characteristics and laboratory results in five patients with chinese Good's syndrome (thymoma and hypogammaglobulinemia) : an 8-year retrospective analysis in a university hospital in China[J].BMC immunology, 2021, 22 (1) : 50.

[6]Dong JP, Gao W, Teng GG, et al.Characteristics of Good's Syndrome in china:A Systematic Review[J].Chinese medical journal,2017,130(13): 1604-1609.

[7]Shi Y, Wang C.When the good syndrome goes bad : A systematic literature review[J].Frontiers in immunology, 2021, 12 : 679556.

[8]Thongngarm T, Boonyasiri A, Pradubpongsa P, et al.Features and outcomes of immunoglobulin therapy in patients with good syndrome at Thailand's largest tertiary referral hospital[J].Asian Pacific journal of allergy and immunology, 2019, 37 (2) : 109-115.

[9]Yazdani R, Habibi S, Sharifi L, et al.Common variable immunodeficiency : Epidemiology, Pathogenesis, Clinical manifestations, Diagnosis, Classification, and management[J].Journal of investigational allergology & clinical immunology, 2020, 30 (1) : 14-34.

# 缩略表

| 英文缩写 | 英文全称 | 中文全称 |
|---|---|---|
| 血常规 | | |
| WBC | white blood cell count | 白细胞计数 |
| N | white blood cell count | 中性粒细胞数 |
| N% | neutrophil granulocyte ratio | 中性粒细胞百分比 |
| LYMPH | lymphocyte count | 淋巴细胞数 |
| LY% | lymphocyte count ratio | 淋巴细胞百分比 |
| EOS | eosinophil count | 嗜酸性粒细胞数 |
| EOS% | eosinophil count ratio | 嗜酸性粒细胞百分比 |
| RBC | red blood cell | 红细胞计数 |
| HGB | hemoglobin | 血红蛋白 |
| HCT | hematocrit | 红细胞比积 |
| MCV | mean corpusular volume | 平均红细胞体积 |
| MCH | mean corpusular hemoglobin | 平均红细胞血红蛋白量 |
| MCHC | mean corpusular hemoglobin concerntration | 平均红细胞血红蛋白浓度 |
| PLT | platelet count | 血小板计数 |
| 肝功能 | | |
| TBIL | total bilirubin | 总胆红素 |
| DBIL | direct bilirubin | 直接胆红素 |
| TP | total protein | 总蛋白 |
| ALB | albumin | 白蛋白 |
| GLOB | globulin | 球蛋白 |
| ALT | alanine amiotransferase | 丙氨酸氨基转移酶 |
| AST | aspartate aminotransferase | 门冬氨酸氨基转移酶 |
| γ-GGT | γ-glutamyl transpeptadase | γ-谷氨酰转肽酶 |
| LDH | lactate dehydrogenase | 乳酸脱氢酶 |

| 英文缩写 | 英文全称 | 中文全称 |
| --- | --- | --- |
| ALP | alkaline phosphatase | 碱性磷酸酶 |
| CK | creatine kinase | 肌酸肌酶 |
| 肾功能 | | |
| GFR-EPD | Glomerular filtration rate | 肾小球滤过率（EPI 公式） |
| UREA | urea | 尿素 |
| CREA | creatinine | 肌肝 |
| UA | uric acid | 尿酸 |
| 血脂 | | |
| GLU | glucose | 葡萄糖 |
| TCHOL | Total cholesterol | 总胆固醇 |
| TG | triglyceride | 甘油三脂 |
| HDL | c high-density lipoprotein cholesterol | 高密度脂蛋白 |
| LDL-C | low-density lipoproteins cholesterol | 低密度脂蛋白胆固醇 |
| 电解质 | | |
| Ca | serum calcium | 钙 |
| IP | inorganic phosphate | 磷 |
| K | kalium | 钾 |
| Na | sodium | 钠 |
| Cl | chloride | 氯 |
| 凝血功能 | | |
| PT | prothrombin time | 凝血酶原时间 |
| APTT | Activated partial thromboplastin time | 活化部分凝血活酶时间 |
| FG | fibrinogen | 纤维蛋白原 |
| TT | thrombin time | 凝血酶时间 |
| D-D | D-Dimer | D- 二聚体定量 |
| 血沉 | | |
| ESR | erythrocyte sedimentation rate | 血沉 |
| PCT | proealei tonin | 降钙素原 |
| CRP | C-reactive protein | C 反应蛋白 |

| 英文缩写 | 英文全称 | 中文全称 |
|---|---|---|
| 肿瘤标志物 | | |
| CEA | carcinoembryonic antigen | 癌胚抗原 |
| AFP | Alpha-fetoprotein | 甲胎蛋白 |
| CA199 | Carbohydrate antigen199 | 糖类抗原 199 |
| CA125 | Carbohydrate antigen125 | 糖类抗原 125 |
| CA153 | Carbohydrate antigen153 | 糖类抗原 153 |
| CA242 | Carbohydrate antigen242 | 糖类抗原 242 |
| PSA | Prostate-Specific Antigen | 前列腺特异性抗原 |
| 甲状腺功能 | | |
| $FT_3$ | free triiodothyronine | 游离 3，5，3- 三碘甲腺原氨酸 |
| $FT_4$ | free thyroxine | 游离 3，5，3′，5′- 四碘甲腺原氨酸 |
| TSH | thyroid stimulating hormone | 超敏促甲状腺素 |
| 乙肝五项 | | |
| HBsAg | hepatitis B surface antigen | 乙肝表面抗原 |
| HBsAb | antibody to hepatitis surface antigen | 乙肝表面抗体 |
| HBcAb | antibody to hepatitis B core antigen | 乙肝核心抗体 |
| HBeAg | hepatitis B e-antigen | 乙肝 e 抗原 |
| HBeAb | antibody to hepatitis B e-antigen | 乙肝 e 抗体 |
| 病原学指标 | | |
| HBV | hepatitis B virus | 乙型肝炎病毒 |
| HIV | human immunodeficiency virus | 人类免疫缺陷病毒 |
| TRUST | Toluidine Red Unheated Serum Test | 甲苯胺红不加热血清试验 |
| HCV | hepatitis C virus | 丙型肝炎病毒 |
| EBV | epstein-barrvirus | EB 病毒 |
| EB-DNA | epstein-barrvirus DNA | EB 病毒核酸 |
| CMV | Cytomegalovirus | CMV 病毒 |

| 英文缩写 | 英文全称 | 中文全称 |
|---|---|---|
| CMV-DNA | Cytomegalovirus DNA | 巨细胞病毒核酸 |
| HBV-DNA | hepatitis B virus deox yribonucleic acid | 乙肝病毒脱氧核糖核酸 |
| Tox-IgG | Anti-Toxoplasma IgG | 抗弓形虫抗体 IgG |
| Rub-IgG | Anti-rubella virus antibody IgG | 抗风疹病毒抗体 IgG |
| CMV-IgM | Anti-cytomegalovirus IgM | 抗巨细胞病毒抗体 IgM |
| CMV-IgG | Anti-cytomegalovirus IgG | 抗巨细胞病毒抗体 IgG |
| HSV 1 + 2-IgG | Anti-herpes simplex virus 1 + 2 antibody IgG | 抗单纯疱疹病毒 1 + 2 型抗体 IgG |
| EBV-CA-IgG | EB virus capsid antigen IgG antibody | EB 病毒衣壳抗原 IgG 抗体 |
| EBV-NA-IgG | EB virus nuclear antigen IgG antibody | EB 病毒核抗原 IgG 抗体 |
| EBV-CA-IgM | EB virus capsid antigen IgM antibody | EB 病毒衣壳抗原 IgM 抗体 |
| 免疫指标 | | |
| IgG | immunoglobin G | 免疫球蛋白 G |
| IgA | immunoglobin A | 免疫球蛋白 A |
| IgM | immunoglobin M | 免疫球蛋白 M |
| IgG4 | immunoglobin G4 | 免疫球蛋白 G 亚型 4 |
| IgE | immunoglobin E | 免疫球蛋白 E |
| C3 | complement C3 | 补体 C3 |
| C4 | complement C4 | 补体 C4 |
| ANA | antinuclear antibody | 抗核抗体 |
| dsDNA | Anti-dsDNA | 抗双链 DNA 抗体 |
| AMA | Anti-mitochondrial antibody | 抗线粒体抗体 |
| AMA-M2 | Anti-mitochondrial antibody M2 | 抗线粒体 M2 抗体 |
| 抗 Sm 抗体 | anti-smith antibodies | 抗史密斯抗体 |
| ANCA | neutrophil cytoplasmic antibody | 中性粒细胞胞浆抗体 |
| pANCA | Perinuclear anti-neutrophil cytoplasmic antibody | 核周型中性粒细胞胞浆抗体 |
| HLA-B27 | Human Leuc oocyte Antigen-B27 | 人类白细胞抗原 -27 |